ISBN 978-3-662-34944-1   ISBN 978-3-662-35278-6 (e-Book)
DOI 10.1007/978-3-662-35278-6

Inhaltsverzeichnis.

Seite

Einleitung.

Der Versuch einer monographischen Zusammenfassung unserer Erfahrungen über die epidemische Encephalitis, die Vermehrung der bisherigen vielen Arbeiten durch eine neue, bedarf einer gewissen Begründung.

Mit ungewöhnlichem Eifer hat sich die Wissenschaft auf die klinische, anatomische und ätiologische Erforschung der Krankheit geworfen, die, durch Cruchet und seine Mitarbeiter bereits im Jahre 1915/16 bemerkt, erst durch die grundlegenden Arbeiten Economos im Winter 1916/17 auf eine feste Grundlage gelegt wurde, auf der weiter gearbeitet werden konnte. Ja, man kann sagen, daß uns in den letzten Jahren kein Gebiet der Neurologie soviel Neues geboten hat, daß selbst die großen Erfahrungen auf dem Gebiet der Kriegsverletzungen und Erkrankungen des Nervensystems nicht in demselben Maße unser klinisches und anatomisches Wissen bereichert, pathologische und ätiologische Fragestellungen angeregt haben wie die neue Krankheit. Denn als eine neue Krankheit steht sie vor unseren Augen, wenn wir auch jetzt retrospektiv imstande sind, schon früher epidemische und sporadische Fälle des Leidens festzustellen, da die Kenntnisse dieser früheren Fälle in Archiven und historischen Berichten verstreut in Vergessenheit lagen und die Bedeutung und Eigenart der Krankheit uns unbekannt war.

Das große Interesse für die epidemische Encephalitis gründet sich vor allem auf die ungeheuere pandemische Ausbreitung der Seuche, die an Gesamtzahl der Erkrankungsfälle wohl alle bisherigen Erkrankungen des Hirns übertrifft, wenn auch die anderen für Europa bisher allein bemerkenswerten epidemischen Erkrankungen des Nervensystems, die epidemische Genickstarre und spinale Kinderlähmung, in lokalen Regionen einen größeren Prozentsatz der Bevölkerung ergriffen hatten. Ihre besondere Gefährlichkeit zeigt aber die Encephalitis weniger in der Menge der oft im besten Lebensalter ihr Erliegenden als wegen der immer bekannter werdenden Häufigkeit der heimtückischen Art, mit der sich die Krankheit in den Organismus einschleicht und zu einem langdauernden, trostlosen Siechtum führt. Mit einer grauenvollen Unsicherheit sieht sich der Arzt vor der Frage, ob eine leichte, mit zerebralen Symptomen verbundene, grippeartige Erkrankung für den Patienten nur ein harmloses, in wenigen Tagen vergessenes Intermezzo darstellt oder ob vielleicht erst nach Monaten oder Jahren die Bewegungen verarmen, die Glieder erstarren und eine zunehmende Hilflosigkeit sich einstellt, die unaufhaltsam fortschreitet und zu den traurigsten Krankheitsbildern führt, die wir kennen. Um so mehr, als dieses Siechtum viele Jahre lang bestehen kann. Unser Interesse für die Krankheit, deren Häufigkeit jetzt an vielen Orten die der häufigsten organischen Erkrankungen des Zentralnervensystems übersteigt, ist demnach ein wohl begründetes.

Freilich ist das Bauwerk der encephalitischen Störungen noch Torso. Dunkel sind vor allem noch die ätiologischen Bedingungen der Erkrankung; mit der Erkenntnis, daß eine filtrierbare ultravisible Noxe mit Wahrscheinlichkeit besondere ätiologische Bedeutung hat, ergeben sich erst neue Fragestellungen, die vorläufig vielleicht noch kaum richtig begrifflich faßbar sind. Die anatomischen Befunde verraten eine gewisse Einheitlichkeit. Aber auch hier sind noch mannigfache Fragen zu klären, und insbesondere existieren über Befunde bei chronischen Erkrankungen noch viel zu wenig Untersuchungen. Der klinische Befund wird durch neue Arbeiten immer mehr ausgebaut; zu einseitig ist bisher den Nervenfunktionen im engeren Sinne Beachtung geschenkt worden. Daß aus der Menge der klinischen Symptome bei der Encephalitis in Hülle und Fülle sich allgemein hirnpathologische Fragestellungen und Probleme ergeben, braucht hier nicht weiter gesagt zu werden.

Wenn ich nun versuche, aus den bisherigen Publikationen und eigenen Untersuchungen diesen spröden und unabgeschlossenen Stoff zusammenzufassen, so tue ich es vor allem aus dem praktischen Bedürfnis heraus, die nosologische Gestaltung des Krankheitsbildes unter einheitlicheren Gesichtspunkten zu betrachten als das nach vielfältigen Mitteilungen über die große Variabilität der Symptome geschehen ist. Es ist meine Überzeugung, daß die klinischen und pathogenetischen Erwägungen über die Encephalitis nur von den Symptomen ausgehen können, die durch alle Teilepidemien hindurch in mehr oder weniger größerer Regelmäßigkeit und Stärke immer wieder kehren. Die klinische und anatomische Sonderstellung der Krankheit ergibt sich vor allem aus der trotz aller Polymorphie im Einzelfall überraschenden Einheitlichkeit (nicht Einfachheit) der Herdsymptome, die wir in charakteristischer Ausprägung durch alle Epidemien hindurch verfolgen können. Diesen und einigen auffallend häufig die Hauptsymptome begleitenden Erscheinungen gebührt unser größtes Interesse in nosologischer Beziehung, und es wird sich aus der Kombination dieser Erscheinungen auch vielleicht eine Anregung zur Erklärung des Symptoms finden, nach welchem die epidemische Encephalitis ihren ersten Namen als lethargische erhalten hat. In pathogenetischer Beziehung verdienen aber auch ein bisher nicht genügend gewürdigtes Interesse die konstanten allgemeinen Veränderungen des Organismus, deren Erforschung allerdings noch so brach liegt, daß auch hier mehr Anregungen als Tatsachen gegeben werden können.

Im wesentlichen wird also in dieser Arbeit der Versuch gemacht werden, einen einheitlichen klinischen Aufbau der Encephalitis zu geben; als eine Arbeitsgrundlage für spätere Forschungen möge auch der Versuch dienen, unsere bisherigen pathologischen, pathogenetischen, diagnostischen und therapeutischen Erfahrungen zusammenzufassen. Es ergab sich dabei die Gelegenheit, auch eigene nicht geringe Erfahrungen zu benutzen; selbstverständlich habe ich versucht, auch in diesem Abschnitt nicht eine einfache Kompilation der bisherigen Befunde zu bringen, sondern zu den schwebenden wichtigsten Fragen selbstständig Stellung zu nehmen; vielleicht wird nach meinen Erwägungen über die Pathogenese der chronischen Zustände auch der Anreiz gegeben, weitere noch wenig ausgeführte Untersuchungen der nicht nervösen Funktionen. stärker in Angriff zu nehmen als es bisher geschehen ist. Leider verbot es der Raum, auf die pathophysiologische Bedeutung der klinischen Symptome des näheren einzugehen. Auf eine Erschöpfung der Literatur macht die Arbeit keinen Anspruch. Bei der ungeheuren Produktion auf diesem Gebiete dürfte sie auch kaum möglich sein. Auch aus raumökonomischen Gründen konnte nicht jede Äußerung einer dem Verfasser bekannten Arbeit, die sich mit früheren deckt, zitiert werden. Die in der Arbeit genannten Publikationen sind fast durchweg im Original gelesen; wo nur ein Referat zur Verfügung stand, ist dies im Literaturverzeichnis besonders erwähnt.

Infolge der noch nicht ganz einheitlichen Ansichten über die Stellung der epidemischen Encephalitis, namentlich der Grippe-Encephalitis gegenüber, wird in der Einteilung von dem gewöhnlichen Brauch der Krankheitsbeschreibung abgewichen und zunächst die Synthese der Krankheit in der jetzigen großen, etwa seit 1916 bestehenden, Epidemie unter besonderer Berücksichtigung der typischen Erscheinungen versucht werden. Erst im Anschluß daran können kurze Bemerkungen über die Historie der Krankheit und Epidemiologie der letzten Epidemien folgen, denen dann die pathogenetischen Betrachtungen angeschlossen werden können.

Meinem Chef, Herrn Geheimrat Prof. Dr. E. S c h u l t z e , möchte ich nicht nur für die Überlassung des großen klinischen Materials, sondern auch für das rege Interesse, das er stets der Arbeit entgegengebracht hat, meinen herzlichsten Dank aussprechen. Der gleiche Dank gebührt meinem früheren Chef, Herrn Geheimrat Prof. Dr. S i e m e r l i n g , der mir auch in liebenswürdiger Weise das anatomische Material eines großen Teils der von mir anatomisch untersuchten Fälle zur Verfügung stellte. Ferner möchte ich auch dem Herrn Direktor der medizinischen Klinik in Göttingen und des Provinzial-Sanatoriums Rasemühle meinen verbindlichsten Dank für die Erlaubnis, einige klinische Fälle untersuchen und beobachten zu können, sagen.

· Die eigenen Untersuchungen erstrecken sich auf 105 klinisch in Göttingen beobachtete und 9 anatomisch untersuchte Fälle. Einige neue Fälle sind hinzugekommen, nachdem die Arbeit im wesentlichen beendet war. (Die Zusammenstellung der Literatur und des eigenen Materials wurde im Dezember 1921 im wesentlichen beendet.)

I. Klinik der epidemischen Encephalitis.

Erster Abschnitt.

Prodrome und Initialerscheinungen.

Die Vorläufererscheinungen der epidemischen Encephalitis und ihre Initialsymptome sind nicht nur im Einzelfall verschieden, sondern auch in den Teilepidemien generell gewissen Schwankungen unterworfen. Hieraus können nicht nur bedeutende differential-diagnostische Schwierigkeiten resultieren, sondern auch zum Teil die Divergenzen der Forscher in ihren Anschauungen über die Beziehungen zwischen Grippe und Encephalitis erklärt werden. Es ist ohne weiteres klar, daß jeder Autor in seinen Anschauungen über diese Beziehungen nicht nur dadurch beeinflußt wird, ob er zufällig seine Encephalitiskranken während einer schweren Grippeepidemie oder auch außerhalb derselben beobachtete, sondern auch dadurch, ob seine Encephalitisfälle selbst zufällig in größerer Menge „Grippeerscheinungen" boten oder nicht. Hierin bestehen aber große Unterschiede.

Es ist durchaus nicht richtig, anzunehmen, daß solche Grippeerscheinungen in der großen Mehrzahl der Encephalitisfälle als Prodromal- oder Initialsymptome bestanden haben, wenn man die Fälle der Gesamtliteratur betrachtet. Unsere Feststellungen erfordern allerdings dadurch besondere Zurückhaltung, daß wir eigentlich nicht recht wissen, was wir alles unter Grippeerscheinungen buchen sollen. Gewiß weiß jeder — namentlich in Epidemiezeiten —, daß er eine Grippe bekommt, wenn er akut mit Fieber, Mattigkeit, Dösigkeit und Zerschlagenheitsgefühl, Kopf-, Gliederschmerzen und Katarrhen erkrankt, aber man kann nicht behaupten, daß diese Krankheitserscheinungen sehr spezifische sind, namentlich wenn ein oder das andere Symptom fehlt, und eine bakteriologische Untersuchung des Rachenschleims oder Sputums auf Influenzabazillen hat natürlich in den wenigsten Fällen der Encephalitis bzw. ihrer grippösen Vorstadien stattgefunden. Leichtenstern hat bekanntlich die Influenza auf Grund seiner Erfahrungen in der Pandemie 1889/94 in eine rein toxische Grippe (Influenzafieber ohne Katarrh und nervöse Form-dengueartig) und in eine toxisch-entzündliche Form (katarrhalisch-respiratorische Influenza und gestrointestinale Form) eingeteilt. Diese Einteilung dürfte auch für die späteren Influenzaepidemien ihre Geltung behalten; es darf aber doch nicht übersehen werden, daß besonders die nervöse bzw. toxisch-nervöse Form der Grippe in ihren Erscheinungen überaus uncharakteristisch ist und nur darum zur Grippe mitgerechnet werden muß, weil die Fälle mit den rein fieberhaft-toxischen (und nervösen) Erscheinungen eben auch innerhalb der aktuellen Grippeepidemie erkranken, eventuell auch, weil Influenzabazillen bei ihnen gefunden wurden, aber nicht wegen der Art der Symptome. Wenn aber außerhalb einer Grippeepidemie oder nach Abklingen derselben unsere Encephalitiskranken auch mit Fieber, Kopfschmerzen, Neuralgien und Prostration ihre Erkrankung einleiten, dann ist es billig, bei ihnen eine Kopf- oder Gehirngrippe zu konstatieren; der Beweis wird sich bei ihnen klinisch nicht leicht erbringen lassen, da wir in diesen Erscheinungen schließlich nichts weiter als den Ausdruck irgend einer Infektion überhaupt sehen und dasselbe Prodromalstadium etwa bei der epidemischen Genickstarre beobachten können. Die Bezeichnung nervöse Grippe ist für diese toxischen Influenzaerkrankungen übrigens etwas irreführend, da wir in den Erscheinungen, den heftigen Kopf-, Rücken-, Glieder-, Gelenkschmerzen, Neuralgien, der Prostration und Benommenheit oder Schlaflosigkeit doch nur den subjektiv sich am Nervensystem besonders manifestierenden Ausdruck der schweren allgemeinen Vergiftung durch Toxine des Influenzavirus zu sehen haben und pathologisch diesen Symptomen etwas anderes zugrunde liegt, als etwa den z. T. wenigstens echt entzündlich bedingten Neuralgien usw. der Encephalitis. Anderseits wird es im Einzelfall oft unmöglich zu entscheiden sein, ob die initialen Allgemeinerscheinungen des Encephalitikers, wie Kopfschmerzen, Schwindel, Gliederschmerzen, bereits auf encephalitischen Veränderungen beruhen oder noch in ein toxisches Prodromalstadium hineingehören; diese Schwierigkeit liegt namentlich den vielen Fällen zugrunde, die wir erst in späteren Stadien zur Untersuchung bekommen, die in den Prodromalerscheinungen weder neurologisch noch auf Liquorveränderungen untersucht werden konnten.

Aus den eben angestellten Erwägungen ergibt sich meines Erachtens die Berechtigung, unter den Prodromalerscheinungen der Encephalitis zwischen echt grippösen oder grippeverdächtigen Erscheinungen mit katarrhalischer Affektion der Schleimhäute und zwischen unbestimmt fieberhaften Affektionen mit reinen Allgemein- und nervösen Störungen zunächst zu differenzieren; die seltene „gastrische" Grippe bedarf keiner besonderen Besprechung, da sie selten als Prodrom erwähnt wird, und da sich noch dazu häufig die ärztlich diagnostizierten gastrischen Symptome als ein zerebrales Erbrechen entpuppen, ohne daß eine Magen-Darminfektion angenommen werden kann. Diesen beiden Gruppen reihen sich dann als weitere an: 3. Beginn mit vagen Allgemeinsymptomen und neuralgischen Erscheinungen ohne Fieber; 4. Beginn mit zerebralen Herdsymptomen, zu denen auch die Schlafsucht gehört (eventuell später Fieber, Allgemeinsymptome); 5. Langsam schleichender, subakuter bis chronischer Beginn.

Hinsichtlich der Beziehungen zu katarrhalisch grippösen Erscheinungen läßt sich dann folgendes sagen: Leichte Erscheinungen dieser Art sind in manchen Epidemien häufig; so findet Sainton häufig eitrige Nasopharyngitiden; in der italienischen Epidemie 1920 besteht häufig Konjunktivitis; Economo, Dimitz, Dreyfus, Schupfer finden bei den Epidemien in Wien, Frankfurt a. M., Italien im Winter 1919/20 viel katarrhalische Erscheinungen: Laryngitis, entzündliches Ödem des Pharynx, der Tonsillen, der Gaumenbögen; ähnliche Befunde erheben im Jahre 1919 in Amerika Bassoe und Tucker. Schwere katarrhalisch-pulmonale Erkrankungen (eitrige Bronchitis, Bronchopneumonie) werden klinisch zwar auch konstatiert (Kayer-Petersen, Eichhorst, Moeves, Staehelin, Naef), sind aber im ganzen im Verhältnis zur Häufigkeit der Encephalitis auffallend selten. Ronchetti z. B. bemerkt ausdrücklich, daß er unter 24 Fällen niemals eine bronchopneumonische Komplikation sah; ähnlich drücken sich Strümpell, Moritz, Herxheimer aus. An vielen Orten fehlen die „grippösen" Prodrome gänzlich (Lauxen, House) oder sehr häufig (Bonhöffer, Schlichting); in England waren im Jahre 1918 die Grippesymptome offenbar so gering, daß die Möglichkeit der Grippeerkrankung gar nicht ventiliert wurde (Nonne). Alexander und Allen finden in ihrer Zusammenstellung von 100 Fällen nur 17 mal Influenza verzeichnet.

In dieser letzten Statistik ist offenbar eine Trennung in katarrhalische Grippe und nicht katarrhalische fieberhafte Prodrome, deren Beziehungen zur Grippe noch fraglicher sind als die katarrhalischen Erkrankungen, nicht erfolgt. Dies ist in vielen Fällen der Literatur nicht möglich, in denen nur von einer prodromalen Grippe ohne weiteren Zusätze gesprochen wird. Daß im allgemeinen die katarrhalischen Grippeerkrankungen ziemlich zurücktreten, geht aus einer dem eigenen Material entnommenen Statistik hervor, die groß genug erscheint, um einen gewissen Durchschnittswert darzustellen, zumal sie sich auf Fälle verschiedener Teilepidemien von 1918—1921 erstreckt.

Statistik der ersten 100 hier beobachteten Fälle hinsichtlich der Prodromalerscheinungen.

I. Katarrhalisch-grippöse Prodrome unmittelbar oder fast unmittelbar vor Entwicklung der Encephalitiserscheinungen[1] . . . . 17 Fälle

II. Fieberhafte Initialerkrankung ohne Katarrh als Einleitung der Encephalitis (häufig als „Kopfgrippe" diagnostiziert auch außerhalb Grippeepidemien). . . . . 40 Fälle

III. Encephalitische Erscheinungen 14 Tage bis 1 Jahr nach Ablauf einer sog. (meist leichten, nicht immer katarrhal.) Grippe bzw. grippeartigen febrilen Erkrankung entwickelt[2]. . . . . 13 Fälle

IV. Beginn der Encephalitis mit Allgemeinerscheinungen (Schwindel, Kopfschmerz, Mattigkeit, Delirien usw.) ohne Fieber[3]. . . . . 12 Fälle

V. Allmählicher fieberloser Beginn.[4] . . . . 9 Fälle

VI. Beginn mit Herderscheinungen[5]. . . . . 8 Fälle

VII. Atypischer Beginn mit plötzlichem heftigen Delirium (perakut) 1 Fall

Hinsichtlich der ersten Gruppe ist ein weiterer Kommentar überflüssig. Die zweite Gruppe, die bei weitem die größte ist, setzt sich aus Fällen zusammen, die akut mit Fieber, Kopfschmerzen, Schwindel, häufig auch Erbrechen, Gliederschmerzen oft außerordentlich heftigen Grades und Nasenbluten erkranken. Diese sind es, die, wenn sie erst im chronischen Zustande zum Arzte kommen, angeben, sie hätten die „Kopfgrippe", die „Hirngrippe", eine „komische Grippe"

---

[1]) Hierunter auch die Fälle, bei denen klinisch katarrhalische Erscheinungen nachweisbar waren. Stets leichte Katarrhe.

[2]) Nur 1 mal Grippepneumonie: $^1/_4$ Jahr vor Beginn der Encephalitis. Gewöhnlicher Beginn der Encephalitis 1—3 Monate nach Ablauf der akuten Grippe.

[3]) 2 mal nach angeblicher Erkältung, 1 mal nach Biergenuß.

[4]) 6 mal allmählich beginnende Amyostase. 3 mal allmählich Ermattung oder Gereiztheit, Übergang in „klassisches" Stadium mit Heilung.

[5]) 2 mal akut „lethargisch", 1 mal einen Tag Schlafsucht, erst dann Delir, Allgemeinerscheinungen und Fieber, 1 mal Ophthalmoplegie, erst darauf hohes Fieber, 1 mal Chorea, 1 mal epileptischer Insult, dann lethargisch ophthalmoplegisch, 1 mal akut bulbärparalytischer Verlauf.

gehabt, die auch bei eingehenderem Befragen gewöhnlich alle katarrhalischen Erscheinungen vermissen lassen. Viele geben an, sie hätten eine ganz leichte Grippe ohne Katarrh gehabt. Sicher wird es sich in manchen Fällen um eine echte pandemische Influenza gehandelt haben, wie teils die zeitliche Zugehörigkeit zu einem örtlichen Schub der Pandemie, mehrfach auch die Tatsache beweist, daß in der Familie alle die „Grippe" hatten. In anderen Fällen fehlen diese epidemiologischen Grippemerkmale; die Frage nach der Natur der prodromalen oder initialen fieberhaften Erkrankung ist fraglich. Den ersten fieberhaften Symptomen schließen sich unmittelbar die sicher zerebralen Erscheinungen an, je nachdem Schlafzustände, Augenmuskellähmungen, Chorea usw.

Die dritte Gruppe, die auch in ca. 13% vorkommt, scheint mir von erheblichem Interesse, da sie auch nach den Krankengeschichten anderer Autoren gar nicht selten zu sein scheint. Wir sehen auffallend oft, daß eine katarrhalische Grippe oder eine als Grippe angesehene sonstige fieberhafte Krankheit nach wenigen Tagen abläuft, eine Genesung einzusetzen scheint, die nur wegen einer gewissen Mattigkeit oder Nervosität nicht total zu sein scheint, und daß dann nach vielen Wochen oder gar Monaten die Encephalitis zum Ausbruch kommt. Nicht immer werden wir die Erlaubnis haben, einen Zusammenhang zwischen Grippe und Encephalitis zu konstruieren, und wenn die Influenza etwa schon ein Jahr zurückliegt und zwischendurch völlige Gesundung bestanden hat, wäre eine solche Annahme gekünstelt. Ohne daß wir aber im Einzelfall immer die Fähigkeit zur Entscheidung haben, ob ein Zusammenhang besteht oder nicht, werden wir ihn in vielen Fällen annehmen müssen, da wir in einheitlicher Kette die Encephalitisfälle mit Beginn der Hirnerscheinungen unmittelbar nach der initialen fieberhaften Erkrankung, und Tage und Wochen und vielleicht sogar Monate nach Ablauf derselben zur Entwicklung kommen sehen, da die Fälle mit Beginn der Erkrankung einige Wochen nach Ablauf der primären „Grippe" häufig sind und im „Latenzstadium" keine völlige Gesundheit, sondern nur eine Scheingenesung mit Mattigkeit usw. besteht. Für die Fälle, die 1—3 Monate nach der Grippe zum Ausbruch kommen, möchte ich den Zusammenhang im allgemeinen annehmen. (Wir sehen hier dasselbe Verhalten, welches wir nachher in verstärktem Maße noch bei der Entwicklung der chronischen Encephalitis sehen werden, nur daß da das Latenzstadium nicht zwischen Grippe und Encephalitis, sondern zwischen akuter Encephalitis und Beginn der Entwicklung der amyostatischen Erscheinungen besteht, während wir hier in dieser III. Gruppe der Encephalitis als Nachkrankheit einer grippeartigen Erkrankung nur die Entwicklung der ersten sicher encephalitischen Erscheinungen im Auge haben. Wir wissen allerdings, wie ich schon erwähnte, nicht immer, ob nicht schon im ersten anscheinend reinen Grippeschub Entzündungsvorgänge im Gehirn sich abspielen.)

Die Häufigkeit, mit der schon eine akute Encephalitis als Nachkrankheit einer Grippe auftritt, ist jedenfalls bemerkenswert und pathogenetisch wichtig.

Die Fälle der nächsten Gruppen haben das Gemeinsame, daß ihnen fast durchgehend auch die vagesten grippösen Vorboten fehlen oder wenigstens nicht eruierbar sind. Hierbei haben die nicht ganz seltenen Fälle, die direkt mit encephalitischen Herdsymptomen anfangen, ein besonderes Interesse, da sie am klarsten das mögliche Fehlen der grippalen Prodrome zum Ausdruck bringen. Solche Fälle werden auch in der Literatur nicht selten vermerkt, in den einzelnen

Teilepidemien anscheinend auch nicht gleich häufig. Ich erwähne nur Fälle von Gutzwiller (plötzliches Einschlafen auf dem Wege zur Arbeit, folgende Schlafsucht), Wieland (ähnliche Symptome), Nonne (mehrere Fälle z. B. mit Diplopie, Ohrensausen, Bulbärstörungen), Melland, Francken, Fragnito, Zuccola, Alexander-Allen. Solche Fälle brauchen später durchaus nicht besonders leicht zu verlaufen. Schwere Allgemeinstörungen können den Herderscheinungen folgen. Einer meiner Kranken z. B. verfiel akut in einen 24stündigen schlafsüchtigen Zustand; erst dann stellten sich Allgemeinstörungen ein, Fieber, Delirien; gleichzeitig traten nunmehr auch Doppelbilder auf. Außerhalb des Rahmens der grippösen Prodrome steht auch jenes Vorläuferstadium, das sich in eigenartigen psychomotorischen Unruhezuständen äußert (manischer Rededrang ohne Fieber, achttägiger poriomanischer Zustand — H. W. Maier, nicht delirante psychomotorische Unruhe — Nonne). Der ganz allmählich schleichende Beginn bezieht sich in unseren Fällen meist auf chronisch amyostatische Zustände; er schien uns im Anfang bei diesen Zuständen noch häufiger zu sein; doch gelang es bei tieferem Eindringen in die Antezedenzien, doch in mehreren Fällen noch die akute fieberhafte Erkrankung, die den Erscheinungen vorausging, festzustellen; sie war nur so leicht, daß sie die Aufmerksamkeit des Kranken und seiner Umgebung nicht mehr erweckt hatte, als die merkwürdige psychomotorische Umwandlung des Kranken ihre Entwicklung nahm. Vielleicht ist in allen diesen Zuständen eine ganz leichte infektiöse Allgemeinstörung vorangegangen, die wegen ihrer Geringfügigkeit aber öfters ganz in Vergessenheit gerät.

Die relative Häufigkeit der Encephalitisfälle mit fehlenden manifesten Grippeprodromen wird uns nicht veranlassen dürfen, die Möglichkeit der Grippeinfektion a limine abzulehnen, da andere Gründe für einen Zusammenhang zwischen Grippe und Encephalitis sprechen, wie später auseinandergesetzt wird. In dem festgestellten Befunde sehen wir aber schon ein wichtiges Zeichen dafür, daß die Beziehungen zwischen Grippe und Encephalitis sehr eigenartige sein müssen, da auf der einen Seite schwere katarrhalische Grippeerkrankungen direkt selten zu einer epidemischen Encephalitis führen, auf der anderen Seite bei vielen schweren und schwersten Encephalitisfällen Grippeerscheinungen fehlen oder nicht manifestierbar oder jedenfalls nur gering sind. In dem Teil dieser Arbeit, der sich mit der Pathogenese beschäftigt, wird auf diesen Befund, der auch für die nosologische Abgrenzung der epidemischen Encephalitis wichtig ist, zurückzukommen sein.

Aus unseren Ausführungen über die vorhandenen oder fehlenden grippösen Prodromalerscheinungen der Encephalitis ergibt sich im wesentlichen die Art der encephalitischen Initialsymptome. Genauere Schilderung derselben ist uns von Sainton, Sabatini, Schupfer, Economo, Dimitz, Mingazzini u. a. gegeben worden. Wir können diese Initialerscheinungen auch unter Ausschaltung der Frage nach der Zugehörigkeit zur Grippe etwas schärfer, als bisher geschehen, gruppieren, um die häufigen vor den atypischen Anfangssymptomen nosologisch voneinander hervorzuheben. Wir schalten dabei die Prodrome aus, die bereits längere Zeit vor dem Beginn der eigentlichen Encephalitisentwicklung abgelaufen waren.

1. Der typische Krankheitsbeginn, der in der großen Mehrzahl der Fälle zu beobachten ist, äußert sich in einem mehrtägigen Stadium mit Allgemein-

erscheinungen: Kopfschmeizen, Ohrensausen, Mattigkeit, Zerschlagenheitsgefühl, nervöser Reizbarkeit, Schwindel, häufig Erbrechen. Die Temperatur schwankt zwischen afebrilen, subfebrilen bis mäßig febrilen Graden; höhere Temperaturen von mehr als 39° sind bei diesem häufigsten Typus seltener, doch gibt es kein eindeutiges Temperaturschema. Sainton schätzt die Dauer dieser Phase auf 2—3 Wochen; im allgemeinen ist diese Schätzung zu hoch gegriffen, durchschnittlich dauern die Allgemeinerscheinungen nur wenige Tage, mitunter nur ganz kurze Zeit; sie können sich aber auch auf 4 Wochen hinausdehnen. Die Frage, ob es sich bei diesen Allgemeinerscheinungen um noch prodromale Symptome der der Encephalitis voraufgehenden Allgemeininfektion oder schon um Krankheitserscheinungen, denen bereits ein encephalitischer Prozeß mit zugrunde liegt, handelt, ist im Einzelfall eine ziemlich müssige, da wir die Kranken gewöhnlich erst mit voll manifestem, encephalitischem Syndrom zur Beobachtung bekommen und daher gewöhnlich keine Gelegenheit haben, durch neurologische Feinuntersuchung in den Anfangsstadien nach sicher encephalitischen Erscheinungen zu fahnden. In vielen Fällen wird sich sicher schon im Stadium der anscheinend reinen Allgemeinstorungen ein encephalitischer Entzündungsprozeß entwickeln. Dies müssen wir z. B. auf Grund der Beobachtung der Fälle annehmen, die zunächst unter dem Bilde einer anscheinend reinen und leichten Allgemeininfektion verlaufen, nach wenigen Tagen abzuklingen scheinen und nach Wochen oder Monaten ein chronisch progressives amyostatisches Syndrom erkennen lassen; es ist wahrscheinlich nur ein gradueller Unterschied, wenn leichte lethargische Zustände oder flüchtige Augenmuskellähmungen hinzutreten und die scheinbar abortive Encephalitis deutlicher manifestieren. Ein weiteres Zeichen dafür, daß schon in den initialen Allgemeinstadien lokale Erkrankungsprozesse sich ausbilden, haben wir in den häufig von Anfang an die Allgemeinerscheinungen begleitenden, öfters dominierenden lokalisierten, oft zentralen Schmerzen kennen gelernt, unter denen die Schmerzen der Unterbauchgegend eine diagnostisch besonders markante Bedeutung erlangt haben; sie können aber auch an beliebig anderen Stellen auftreten, z. B. am Daumen, an der Hüfte. Eine meiner Kranken, die auch gleich mit den Initialerscheinungen an so lokalisierten Schmerzen erkrankte, wurde daraufhin auf Hüftgelenkentzündung behandelt.

Den initialen Allgemeinerscheinungen mischen sich dann, bald rasch, bald langsamer die eigentlichen encephalitischen Symptome bei, bald erst Schlafzustände, bald ophthalmoplegische, bald hyperkinetische, myoklonische, choreatische Symptome, bald auch akute Amyostasen. Die Verbindung dieser Erscheinungen ist zu mannigfach, als daß bestimmte Regeln aufgestellt werden können. Nur ein Merkmal, das die Initialerscheinungen der akuten hyperkinetischen von der „lethargisch-ophthalmoplegischen" Encephalitis und verwandten Formen wirklich in gewissem Maße trennt, finde ich bestätigt: Das ist die Häufigkeit, wenn auch nicht Regelmäßigkeit, der heftigen lokalisierten Schmerzen, welche den Hyperkinesen vorausgehen, oft in dem nachher von Zuckungen befallenen Körperabschnitt. (Stertz, Dimitz, H. W. Maier, Massari, Economo, Hunt, Cohn). Diese Schmerzen waren den ersten Epidemien mit lethargisch-ophthalmoplegischen Erscheinungen im allgemeinen fremd. Auch diese lokalisierten Schmerzen können den Ausdruck einer umschriebenen spinalen Meningitis bilden, (Mingazzini), in der Mehrzahl der Fälle gehen sie aber entweder einer hyperkinetischen Encephalitis voraus oder auch amyostatischen Erscheinungen. Wie sie sich in die vollentwickelten Syndrome einmischen können, wird später zu erörtern sein. Eine Ausnahme bilden die Kopf-Genickschmerzen, Quintusneuralgien, die, auch wenn sie von äußerster Stärke sind, häufig die Ouverture einer meningitischen E. oder „klassischen" Lethargica bilden.

2. Die zweite Gruppe unterscheidet sich von der ersten nur durch den stürmischeren Beginn mit hohem Fieber von 39, 40° und mehr, Schüttelfrost, Zeichen raschest eintretender Allgemeinvergiftung, rapid entwickelten encephalitischen Symptomen. Es ist bekannt, daß diese Entwicklung bei der akut hyperkinetischen Encephalitis nicht selten ist, obwohl auch hier den schweren Erscheinungen des Akmestadiums ein leichteres Initialstadium recht häufig vorausgeht. Im Bereich der Gesamtepidemie ist der perakute Beginn jedenfalls selten. Schüttelfrost findet sich unter den oben statistisch zusammengestellten 100 eigenen Fällen 8 mal, zu den perakut entwickelten Fällen gehört dann noch ein Knabe, der plötzlich mit einem heftigen Delirium aus heiterem Himmel heraus erkrankte; (ob Fieber bestand, fraglich), später stellten sich Schlafzustände ein. Die zweite Gruppe ist von der ersten natürlich nicht mathematisch scharf geschieden, ihre Abgrenzung empfiehlt sich aber aus nosologischen Gründen, um die Atypizität der perakuten Einleitung von den gewohnheitsmäßig leichteren Prodromal-Initialsymptomen zu charakterisieren.

3. Die dritte Gruppe ist die schon oben charakterisierte, in welcher Herdsymptome inkl. Schlafsucht das erste Krankheitssymptom darstellen. Beim Beginn der Herdsymptome bleibt es dem untersuchenden Arzt noch völlig dunkel, ob der Fall abortiv verläuft, ob neue Herdsymptome hinzukommen, ob die Krankheit auf Herdsymptome beschränkt bleibt oder sich eine schwere Erkrankung mit Zeichen einer Allgemeininfektion einstellt. Die Häufigkeit der dritten Gruppe ist bei der Verschiedenheit der Teilepidemien und darum, weil sicher ein großer Teil abortiver Fälle hierhergehört, nicht mit Sicherheit einzuschätzen; sie wird — auch nach Abzug der ganz abortiven Fälle — kaum geringer als die zweite sein.

4. Apoplektiformer Beginn, also Beginn mit plötzlicher Bewußtlosigkeit und schweren Zerebralsymptomen oder auch mit solchen Erscheinungen nach kurzen unbestimmten Prodromen ist bei der echten epidemischen Encephalitis extrem selten; auch in den Fällen, die während eines Fieberstadiums erkranken, manifestieren sich die zerebralen Symptome nicht in schlaganfallartiger Heftigkeit. Ausnahmen kommen vor (Siemerling, Fall II, Grinker). (Die meisten Fälle mit apoplektiformem Beginn gehören anatomisch groben Herderweichungsprozessen an, die wir von der epidemischen Encephalitis trennen. Wir haben die Berechtigung, diese klinisch und anatomisch differenten Fälle schon darum abzutrennen, weil im Rahmen großer Teilepidemien niemals apoplektiforme Erscheinungen beobachtet wurden). Im eigenen Material fehlen Fälle mit apoplektiformen Symptomen ganz. Sehr selten, wenn auch nicht ganz so exzeptionell ist Beginn mit epileptischen bzw. Jacksonzuckungen (im eigenen Material 1. Fall, Cruchet 3 mal unter 145 Fällen, Siemerling 1 Fall).

5. Diese letzte Gruppe umfaßt die Fälle mit schleichendem Beginn: allmählich sich einstellende Mattigkeit, scheinbare Charakterumwandlung, Reizbarkeit, subjektive Gedächtnisstörungen, ganz langsam progressive „striäre" Symptome, oft anfangs für banale Muskelschwäche, Apathie, Abgespanntheit

gehalten. Die Gruppe schmilzt zusammen, wenn man sehr genaue Anamnesen aufnimmt, da sich dann, wie schon erwähnt, häufig die vergessenen kurzen initialen Infekterscheinungen aufdecken lassen. Aber auch bei bestmöglicher Anamnese bleibt eine kleine Gruppe mit fehlender akuter Phase, im eigenen Material beträgt sie unter den 100 ersten sogar 9 Fälle, davon 6 in Amyostase übergehend, während in 3 anderen, die sich mehr subakut einschlichen, allmählich der Schlafzustand, z. T. mit Fieber und den andern Erscheinungen der Encephalitis zur Ausbildung kam. Es ist klar, daß diese letzte Gruppe besondere differentialdiagnostische Schwierigkeiten machen kann; hierüber wird Einiges in der Differentialdiagnose besprochen werden.

Unsere nächste Aufgabe wird es sein, die während des Akmestadiums der Encephalitis und in den Spätstadien beobachteten Symptome im einzelnen zu besprechen.

Zweiter Abschnitt.

Symptomatologie.

A. Die typischen Hauptsymptome.

1. Die Störungen der Schlaffunktion.

Aus historischen Gründen beginnen wir die Besprechung der Hauptsymptome mit den Schlafzuständen, denen Economo eine Art ausschlaggebender Bedeutung nach den Beobachtungen der von ihm erstlich beobachteten Epidemie zuerkennen mußte. Es unterliegt gewiß keinem Zweifel, daß sich die bei der epidemischen Encephalitis beobachteten Störungen des Gesamtbewußtseins nur zum Teil in den Begriff der Schlafzustände einreihen lassen; wir finden bei jeder Epidemie Fälle, in denen nur die banale Benommenheit, die Hemmung und Verlangsamung aller zentripetalen, intrapsychischen und zentrifugalen Bewußtseinsvorgänge mit der typischen Begleiterscheinung der Somnolenz, dem eventuellen Übergang in Sopor und Koma hervorsticht, wir können diese Form der Bewußtseinsstörung in besonders ausgesprochenem Maße, wie ich schon im Frühjahr 1919 bei

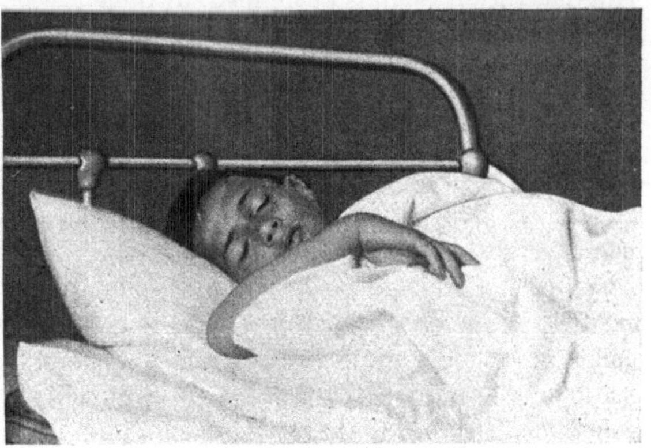

Abb. 1. Encephalitische Schlafsucht.

einem der ersten Fälle unserer Kieler Epidemie sah, bei den unter dem Bilde einer Meningitis verlaufenden Erkrankungen feststellen, vermissen sie aber auch nicht bei Fällen, in denen die bekannten meningitischen Erscheinungen fehlen.

Demungeachtet dürfen wir daran festhalten, daß eine von Benommenheitszuständen scharf abzutrennende echte Schlafsucht (Abb. 1) häufig namentlich

in den akuten Stadien und bei akutem Verlauf der epidemischen Encephalitis
beobachtet wird. In der Schilderung dieses Symptoms können wir uns der grundlegenden Beschreibung Economos, die von verschiedenen Autoren, namentlich
Sabatini, Mingazzini usw. bereichert worden ist, anschließen. Die Krankheit
beginnt manchmal damit, daß die Kranken plötzlich, z. B. auf dem Wege zur
Arbeit, einschlafen (Gutzwiller, Wieland usw.) und im schlafsüchtigen Zustand verharren; oder gemeinsam mit der Entwicklung der anderen akuten
Krankheitssymptome stellt sich ein stark vermehrtes Müdigkeitsgefühl ein,
das zur Vermehrung der täglichen Schlafdauer, zum Übergang in fast dauernden Schlaf führt, oder aber das lethargische Stadium schließt sich dem hyperkinetischen (s. u.) an (Dimitz, Mingazzini). Die ausgesprochenen Zustände
dieser Art sind ganz charakteristisch; die Kranken befinden sich vielfach
in einem tiefen Schlaf mit geschlossenen Augen, verengerten Pupillen, in be-
quemer schlaffer Haltung, ohne auffallende Anomalien des Pulses, der Atmung,
mitunter schnarchend, der Gefäßtonus ist herabgesetzt (Meggendorfer);
wichtig ist, daß, wie von Sabatini betont wurde, das Traumleben dem des
gesunden Schlafes entsprechen kann, im Gegensatz zu den schlafartigen Bewußtseinstrübungen der somnolent benommenen Kranken. Besondere Beachtung hat
die schon von Economo gewonnene Beobachtung gefunden, daß die Kranken
auch aus tiefem Schlafe erweckt, häufig mit derselben Schnelligkeit wie aus dem
physiologischen Schlafe erwachende Gesunde sich orientieren und die Agilität
des Bewußtseinsklaren gewinnen können, ihre Bedürfnisse befriedigen, aber
spontan wieder schnell schläfrig werden und in ihren Schlaf zurücksinken, nicht
nur im Bett, sondern überall, wo sie sich gerade befinden, im Sitzen, im Hocken,
im Stehen einschlafen. Wir können diese Beobachtung durchaus bestätigen,
brauchen aber nicht dem Schematismus zu verfallen, nur die so rein charakterisierten Zustände den Schlafzuständen zu subsumieren. Wir können von gewöhnlichen Benommenheitszuständen auch noch die nicht seltenen Zustände tiefen
langdauernden Schlafs abtrennen, in denen, wie schon Sainton betonte, auch im
Wachzustande die Auffassung erschwert bleibt; namentlich Kinder antworten dann
verspätet oder überhaupt nicht. (Mingazzini). Delirante Zustände im Halb-
wachen sind häufig (s. u.). In noch anderen Fällen wird die Neigung zu ausgesprochenen Schlafzuständen durch Zustände des dauernden Halbschlafes, der
dösigen Schläfrigkeit (Umber) ersetzt, die freilich schon stark ins Gebiet der
Benommenheit überleiten. Sicher sind Benommenheit und Schlafsucht häufig
gemischt, und in solchen Fällen kann auch eine umschriebene Amnesie einige
Tage, mitunter sogar längere Zeit bestehen; aber die von allen Kennern der Encephalitis gesehenen relativ häufigen Zustände mehr oder weniger reiner Schlafsucht garantieren die Notwendigkeit zur Hervorhebung dieses Symptoms. Häufig
ist dabei das subjektive Müdigkeitsgefühl stark gesteigert. Die Kranken haben
selbst das bestimmte Bedürfnis zu schlafen: „Wenn ich nur ordentlich geschlafen
habe, werde ich wieder gesund.“ (Repond). Weckt man sie, sind sie zwar klar,
aber höchst aufgebracht, daß man sie nicht noch schlafen läßt. Auffallend häufig
wird auch eine gewisse Euphorie (Umber) oder fehlendes Krankheitsbewußtsein
beobachtet, letzteres auch bei apathisch moroser Stimmung. Daß diese Neigung
zu Schlafzuständen wochen- und monatelang in diesem Umfange anhalten kann
ist ein wichtiges Zeichen ihrer Sonderstellung gegenüber einer banalen Vermehrung

des Schlafbedürfnisses bei akuten infektiös-toxischen Schädigungen des Gehirns. Schon Economo hat in seiner Monographie über Fälle von 2—4 monatiger Dauer berichtet. In dem eigenen Material, das ja wesentlich andersartige Zusammensetzung zeigt, habe ich fast niemals eine so weitreichende kontinuierliche Dauer des akuten „Schlafstadiums" gefunden, nur einmal eine 9 wöchentliche Dauer. (In einem Fall, den ich erst im Spätstadium sah, will die Kranke $^1/_4$ Jahr „bewußtlos" gewesen sein; es ließ sich nicht genau feststellen, ob neben tiefen Schlafzuständen eine weitgehendere Benommenheit bestand.) Auch in den Fällen, die erst im chronischen Stadium in die Klinik kamen, ergab die Anamnese noch häufig genug charakteristische Befunde, daß die Kranken „ 3 Wochen lang Tag und Nacht schliefen" usw. Von Wichtigkeit ist weiterhin die uns wiederholt sehr auffällig gewesene, auch von anderer Seite (Holthusen - Hopmann) bestätigte Erfahrung, daß die Neigung zu leichteren Schlafzuständen sehr lange ins chronische Stadium hinein anhalten kann Auch wenn im akuten Stadium oder bei von vornherein schleichenderem Verlauf in der ersten Krankheitsphase die Schlafsucht gar keine besonders große war, findet sich mitunter noch nach Monaten, wenn andere Krankheitserscheinungen prädominieren, in diagnostisch beachtenswerter Weise diese eigenartige Fixation der Schlaftendenz, die Erleichterung des Schlafeintritts mit und ohne subjektives Müdigkeitsgefühl bei körperlich robusten, vollblütigen, fieberfreien jugendlichen Patienten, die man trotz guten Nachtschlafs bei jeder Visite schlafend vorfindet, die über ihrer Lektüre einschlafen und erst nach Behandlung oder bei hinreichender Beschäftigung ihre gesunde Schlafdauer wieder erreichen. Auch die Schlaftiefe kann in diesen Zuständen noch eine vermehrte sein, die Unterhaltungen im Krankenraum stören den Patienten nicht, er erwacht erst bei kräftiger Berührung, um dann sofort zum Wachbewußtsein zu gelangen. Die differentielle Bedeutung dieses Phänomens ergibt folgendes Beispiel:

Ein vorher gesunder, etwas aufgeregter, sehr kräftiger, intellektuell hochstehender junger Arbeiter erkrankt im Januar 1920 ohne grippale Vorboten bei höchstens geringem Fieber akut mit vorübergehenden (zentralen ?) Sehstörungen, rechtsseitiger Hemiparese mit besonders starker Ataxie, Nystagmus. Gleichzeitig auffallend vermehrtes Schlafbedürfnis; schlief einige Wochen fast dauernd, sobald er sich zur Ruhe gesetzt hatte, ein. Der Augenarzt findet Opticus und Pupillen normal. Ein Nervenarzt, der leichte Lymphozytose und Globulinvermehrung bei negativer Wassermann-Reaktion im Liquor findet, denkt an multiple Sklerose. In der Stadt, in der T. arbeitet, sollen, wie T. behauptet, zu gleicher Zeit mehrere ähnliche Fälle bestanden haben. Die Erscheinungen bilden sich rasch zurück, im August 1921, wo T. von mir untersucht wird, besteht nur noch Andeutung von Nystagmus bei negativem Fundusbefund und ganz leichte Ataxie der rechten Hand ohne Tremor mit leichten, aber noch deutlichen kinaesthetischen Störungen der Finger, Bauchdeckenreflexe usw. regelrecht. Außerdem aber gibt der im Habitualzustand völlig agile, beruflich tätige und frisch aussehende, fieberfreie, völlig unaffektierte Patient an, daß er noch jetzt eine auffallende Verlängerung der Schlafzeiten aufweist, so lange schläft, bis er geweckt wird; wenn er sich mittags hinlegt, trotz guten Nachtschlafs ununterbrochen weiter schläft und bis zum nächsten Morgen schlafen würde, wenn man ihn nicht am Spätnachmittage gewöhnlich weckte. Durch den positiven Liquorbefund, die transitorische Ataxie und Nystagmus wird die Krankheit als eine groborganische erwiesen.

Eine multiple Sklerose wird nach dem langdauernd remittierenden Verlauf und vor allem der starken Schlafsucht in den akuten Stadien unwahrscheinlich. Ich selbst sah den Kranken erst mit den geschilderten Restsymptomen und habe ihn, da die Diagnose nicht ganz eindeutig erschien, in meine Statistik nicht aufgenommen. Der Verdacht, daß eine atypische epidemische Encephalitis bestanden hat, scheint mir aber besonders dadurch gegeben, daß der akuten Schlafphase ein so langdauerndes Stadium vermehrten Schlafbedürfnisses folgt, um so mehr darum, weil mehrere Kranke in derselben Stadt gleichartig erkrankt gewesen sein sollen und die Erkrankung in die Hauptepidemiezeit Norddeutschlands fällt. Eine erneute Lumbalpunktion wurde leider abgelehnt.

Marinesco hat nun darauf hingewiesen, daß der Schlaf der Encephalitiker in Wirklichkeit mit dem echten Schlaf nichts zu tun hat, und Fälle beschrieben, in denen die Kranken trotz des offenbaren Zustandes von Lethargie nur wenige Augenblicke in der Nacht schliefen, tatsächlich aber gewöhnlich auch im Zustande der Akinese eventuell bei geschlossenen Augen alles im Zustande der „Somnolenz" bemerkten, was um sie herum vorging. Ähnliche Fälle, in denen eine schwere zerebrale Akinese in den primären Stadien der Krankheit Schlafzustände vortäuschte, sind auch von anderer Seite (d'Antona) beobachtet worden, rein semiotisch stellen aber die akinetischen Pseudoschlafzustände Marinesco's nur einen kleinen Bruchteil der tatsächlich beobachteten Fälle dar. Entsprechend den offenbaren Beobachtungen der meisten anderen Autoren handelte es sich auch in unsern Fällen, in denen Schlafzustände überhaupt beobachtet wurden, meist um richtigen Schlaf mit den oben gegebenen Kennzeichen. (Kürzlich sah ich einen Fall, wo echte Schlafzustände mit Pseudoschlafzuständen eigenartig gemischt vorkamen.)

Um die sog. lethargischen Zustände von andersartigen Bewußtseinsstörungen abzugrenzen, empfiehlt es sich terminologisch durchaus, die einfache und eindeutige Bezeichnung der Schlafzustände festzuhalten (entsprechend der von Sabatini gewählten Bezeichnung „Sonni") und das gesteigerte Schlafbedürfnis als Hypersomnie zu bezeichnen. Alle anderen Bezeichnungen wie Somnolenz und erst recht der mitunter von englischen und amerikanischen Autoren gewählte Ausdruck Stupor sind vieldeutig und führen zu Mißverständnissen, wenn auch oft genug Benommenheits- und Somnolenzzustände mit echten Schlafzuständen gemischt sein mögen. Eindeutiger wäre die von Economo gewählte Bezeichnung Lethargie, wenn nicht von Sabatini mit Recht darauf hingewiesen wäre, daß wir diesen Ausdruck bereits für die hysterische Lethargie reserviert haben und der durch Unerweckbarkeit ausgezeichnete psychogene Lethargus doch recht different gegenüber den encephalitischen Schlafzuständen ist.

So eindeutig die Erkennung und Abgrenzung der Schlafzustände in den ausgesprochenen Fällen von wochen- und monatelanger Dauer ist, so schwierig, ja unmöglich wird die Entscheidung der Bedeutung der Hypersomnie in den Fällen sein, in denen nur auf dem Höhestadium der akuten Erkrankung eine kurztägige Müdigkeit mit vermehrtem Schlafbedürfnis und etwaiger Benommenheit besteht. Hier haben wir es selbstverständlich nur mit Erscheinungen zu tun, die jeder toxämischen Infektion gemein und gerade bei der Grippe besonders alltäglich sind. Gerade die gemeinsamen symptomatischen Berührungspunkte der Schlafzustände mit dem physiologischen Schlaf machen hier von vornherein qualitativ eindeutige Differenzierungsversuche in der Symptomatik banaler toxämischer Hypersomnien und encephalitischer Schlafzustände ziemlich aussichtslos und führen zu dem Ergebnis, daß das charakteristische klinische Merkmal der encephalitischen Schlafzustände im Wesentlichen in quantitativen Faktoren, der langen Dauer und Stärke der Schlafzustände zu suchen sein wird. Hieraus ergibt sich gewiß die Notwendigkeit größter Reserve in der Anerkennung einer Hypersomnie als encephalitischen Symptoms, andererseits aber bestehen keine Bedenken an der prinzipiellen Sonderstellung des Symptoms festzuhalten, da eine oft genug von den verschiedensten Autoren festgestellte Hypersomnie von wochenlanger Dauer bei oft sehr geringen oder fehlenden Allgemeinveränderungen des Organismus gewiß ein besonderes Symptom darstellt, das mit den gewöhnlichen toxämischen Ermattungs- und Vergiftungsschlaf- und Benommenheitszuständen nichts zu tun hat.

Bei Berücksichtigung der notwendigen Einschränkungen in der Abgrenzung des Symptoms werden wir seine relative Häufigkeit nicht so hoch ansetzen dürfen, als dies nach den ersten Publikationen der Encephalitis angenommen werden mußte. Weiterhin werden aber die statistischen Verhältnisse auch noch durch die Veränderung des Krankheitsbildes in den späteren Epidemien verschoben. Wurde schon in den Epidemien mit vorwiegenden Hyperkinesen in den akuten Stadien die Schlafsucht häufig durch Errregungszustände mit Schlaflosigkeit abgelöst, denen später nicht immer ein „lethargisches" Stadium zu folgen brauchte, die auch häufig zum Tode führten, bevor nur die Möglichkeit zur Entwicklung einer Schlafsucht gegeben war, so trat in den späteren „chronisch" verlaufenden Fällen mit extrapyramidalen Bewegungsstörungen die Schlafsucht noch mehr zurück, wenn sie auch in diesen Fällen keineswegs immer fehlt. Economo fand unter seinen 13 Fällen der Monographie fast stets Schlafsucht, Alexander und Allen in ihrer Statistik von 100 Fällen in 80%, ebensoviel Moritz, viel seltener schon Schupfer. In einer selbst zusammengestellten Statistik von 200 wahllos gesammelten im Einzelnen genauer beschriebenen Fällen verschiedener Epidemien in verschiedenen Ländern fand sich ausgesprochene Schlafsucht in $51^{1}/_{2}\%$ und sichere Benommenheit, Somnolenz, Koma in 12%, in 11% fraglich, ob Schlafsucht oder Benommenheit, in den andern Fällen Fehlen der Somnolenz oder schnell zum Tode führende irritative Erkrankung. Noch geringer sind die Prozentzahlen im eigenen Göttinger Material, nämlich unter 100 Fällen in akuten Stadien:

Ausgesprochene Schlafsucht 41%
Vorübergehende Schläfrigkeit 9%
Traumhaftes Dösen 3%
Andere Benommenheits- oder Verwirrtheitszustände . . . . 14%.

Im Ganzen wird man mit 40% die Häufigkeit echter Schlafzustände in allen Epidemien noch reichlich hoch finden.

Nur die symptomatologischen Vergleichspunkte veranlassen uns nunmehr den Schlafzuständen gleich die Besprechung der pathogenetisch vielleicht ganz anders zu bewertenden Schlaflosigkeitszustände und die damit verwandten nächtlichen Unruhezustände zu besprechen, die wir hier trotz der späteren gemeinsamen Besprechung der psychischen Phänomene nicht umgehen können, ohne eng zusammenhängende Konnexe zu zerreißen.

Nachdem Pfaundler zuerst darauf aufmerksam gemacht hatte, daß er im Winter 1919/20 eine Reihe von Kindern sah, die an „akuter hämorrhagischer

Encephalitis", an „Kopfgrippe" gelitten hatten und im Anschluß daran an einer hochgradigen Schlafstörung, motorischer Unruhe von der Dämmerung bis zum nächsten Morgen, erkrankt waren, hat eine größere Reihe von Forschern (Walter, Hofstedt, Rütimeyer, Homburger, Mingazzini, Progulski und Gröber, Findlay und Shiskin, Rosenhain, Bychowski u. a.) die Häufigkeit dieser Störungen und der Schlafstörungen überhaupt nach Ablauf der akuten Encephalitiserscheinungen bestätigt.

Wenn wir von den agrypnischen Zuständen absehen, die in akuten Fällen die hyperkinetischen Erregungszustände begleiten, handelt es sich um ein Syndrom, das vielfach mit Vorliebe, aber durchaus nicht ausschließlich dem Ausgangsstadium der Encephalitis angehört, subchronischen bis chronischen Verlauf zeigt und mehrfach, schon von Pfaundler, als postencephalitische Erscheinung bezeichnet wurde.

Die einfachste Form, der wir besonders bei Erwachsenen begegnen, ist die reine Schlaflosigkeit, besonders gekennzeichnet durch ungemein starke Erschwerung des Einschlafens, von einer mitunter ungewöhnlichen Hartnäckigkeit auch gegenüber den gebräuchlichen Schlafmitteln, obwohl nicht Schmerzen das Einschlafen zu verhindern brauchen. In dieser Hartnäckigkeit konkurriert die Agrypnie der Encephalitiker nur mit der einiger Psychosen und organischer Gehirnkrankheiten, namentlich gewissen Fällen der Paralyse; sie kann für den Kranken ungemein quälend sein. Nach mehr oder weniger langer Dauer, meist doch wohl unter dem gleichzeitigen Einfluß einer rationellen Therapie, pflegt auch diese hartnäckige Schlaflosigkeit allmählich normalen Verhältnissen zu weichen oder wenigstens gemildert zu werden; mir ist kein Fall bekannt geworden, in dem die Agrypnie unverändert quälend blieb. In mehreren Fällen (10) meiner Beobachtung setzte die hartnäckige Schlaflosigkeit gleich mit andern akuten Erscheinungen der Encephalitis (ohne begleitende Hyperkinesen), z. B. Augenmuskellähmungen, Schmerzen, ein und ging ins „Ausgangsstadium" mit über, in den anderen Fällen entwickelte sie sich erst nach Ablauf der akuten Erscheinungen, wie das der Mehrzahl fremder Beobachtungen auch zu entsprechen scheint, mitunter erst mehrere Monate nach Ablauf der akuten Erscheinungen in einem scheinbaren Rekonvaleszenzstadium, in dem nur noch wenige Restsymptome bestanden. Schlafsucht hatte im akuten Stadium oft bestanden, aber mitunter nur ganz wenig, mitunter auch gar nicht; so blieb in einem Falle die Agrypnie eins der Restsymptome nach Ablauf einer rein choreatischen Encephalitis.

Schon bei Erwachsenen ist häufig die Schlaflosigkeit nicht rein, sondern mit einem subjektiven Gefühl der Unruhe verknüpft, das weit stärker sein kann als die Unruhe, die auch bei der „nervösen" Agrypnie bekannt ist und durch ihre allmähliche Zunahme das Einschlafen erst recht verhindern kann. Dieses Gefühl der Unruhe kann vor allem auch das erste Symptom sein, das jeden Abend sich vor dem Hinlegen einstellt und die „primäre" Ursache der Schlafstörung bilden. Geistige Arbeit oder andere exogene schlafverhindernde Faktoren spielen dabei im allgemeinen keine Rolle. Der Unruhe parallel geht mitunter eine eigenartige sensible Hyperästhesie in Form von Parästhesien, Kribbeln, Empfindungen, als ob der Kopf platzen wolle, die sich auch erst gewohnheitsmäßig am Abend einstellen können (eigene Beobachtung). Nur in einer Eigenbeobachtung steigerte sich diese Unruhe bei einem Erwachsenen bis zu heftigeren motorischen Entladungen, aber gerade hier verwischten sich mit dem Fortschreiten des Leidens die Gegensätze zwischen Tag- und Nachtverhalten, die Unruhe wurde konstant. Immerhin fanden andere Autoren (Bychowski) auch schon bei Erwachsenen öfters motorische Unruhezustände als Folge der Agrypnie. Am Tage sind diese Kranken müde und denkträge, schlafen aber auch selten, zu einer eigentlichen Schlafverschiebung in dem Sinne, daß die Kranken nur tags schlafen und nur nachts agrypnisch sind, kommt es offenbar selten. Da wir in diesem Verhalten der Müdigkeitsumkehr nur die Steigerung eines Phänomens sehen, das uns aus dem Gebiete der rein „neurasthenischen" Agrypnie nur zu gut vertraut ist, Müdigkeit am Tage, Aufleben des Abends und Nichtzurruhekommenkönnen im Bett, halten wir es für unnötig das Symptom der „Schlafverschiebung" besonders hervorzuheben.

Dieses Stadium der nächtlichen Exzitation gewinnt nun bei Kindern (nach Pfaundler solchen von 2—14 Jahren) dadurch oft eine besondere Färbung, daß sich der Agrypnie und inneren Unruhe besonders starke psychomotorische Exzitationserscheinungen hinzugesellen, die schon von Pfaundler und Rütimeyer eingehend geschildert worden sind und mit den Erfahrungen späterer Autoren, auch mit den spärlichen eigenen, völlig übereinstimmen. Im wesentlichen handelt es sich um das Auftreten eines Betätigungsdranges, der sich in fortgesetztem lautem, mitunter etwas ideenflüchtigem, Erzählen oder in dauerndem Umherwühlen im Bett, Umräumen des Bettzeugs, An- und wieder Ausziehen, Kämmen usw. äußert. Das Kind kriecht fortgesetzt in den Bettbezug hinein und wieder heraus, „baut Betten auf", klopft sein Kopfkissen aus, lutscht, kaut und lacht, grimassiert, wälzt sich umher, macht klownartige Bewegungen, dabei finden alle Handlungen wie beim Beschäftigungsdeliranten mit einer gewissen scheinbaren Zweckmäßigkeit statt, doch sind die Kinder auf Anruf sofort klar, orientiert, vorübergehend fixierbar und ruhig, die pädagogischen Maßnahmen pflegen freilich nur kurze Zeit Erfolg zu haben. Walter hat darauf aufmerksam gemacht, daß die vorübergehende Erzielung einer gewissen Orientierung und Aufklärung des Bewußtseins sehr wohl mit der Annahme einer deliranten Bewußtseinstrübung während der Unruhephasen vereinbar ist, daß freilich die deliranten Sinnestäuschungen meist zu fehlen scheinen; tatsächlich besteht auch in den meisten Fällen wohl eine Einengung, öfters auch eine dämmerhafte Trübung des Bewußtseins. Dennoch wird aus phänomenologischen Gründen (Fehlen der plastischen Phantasmen, oft besonders weitgehende Erweckbarkeit) wie wegen der strengen Gebundenheit der Zustände an die Nacht eine semiotische Abtrennung von den encephalitischen Delirien geboten sein. Gegenüber dem manischen Betätigungsdrang wird auf das gewöhnliche Fehlen der Hyperthymie, die geringe Ideenflucht und geringe oder ganz fehlende Hyperprosexie in diesen rein nächtlichen Exzitationen Wert zu legen sein; die semiotische Verschiedenheit ergibt sich auch aus den Feststellungen Pfaundler's, daß diese komplizierten Handlungen oft ganz lautlos von den Kranken ausgeführt werden, was ich auch an einem sehr charakteristischen Falle sah; aber in anderen Fällen kann sich die Nachtunruhe auch wieder fast nur in Erzählungen an imaginäre Personen erschöpfen. Der von Pfaundler und Rütimeyer gewählte Ausdruck „Zwangshandlungen" dürfte besser durch den eindeutigeren der Dranghandlungen zu ersetzen sein, da wir unter Zwangshandlungen psychiatrisch etwas ganz anderes verstehen. Seltener sind monotone identische psychomotorische Impulse; eine gewisse Ähnlichkeit mit choreatischen Pseudospontanbewegungen ist schon von Rütimeyer, Progulski und Gröber u. a. betont worden, wie ja auch ein Teil der choreatischen Phänomene karikierten und in Bruchstücke zerfallenen Zweckbewegungen gleichen kann, meist sind aber die Handlungen der encephalitischen Nachtunruhe doch wohl weniger bruchstückhafte Anakoluthe als die choreatischen Bewegungen. Roasenda erwähnt auch (sicher sehr selten) athetoseartige Bewegungen. Interessant ist die Beobachtung Progulski-Gröber's, daß die Durchführung „künstlicher Nacht" im ruhigen Dunkelzimmer nicht geeignet ist, die Unruhe in derselben Weise herbeizuführen wie die natürlichen Verhältnisse; die „monophasische Ruheperiode der Nacht ist in eine Aktivationsperiode, unabhängig von optischen Eindrücken, umgewandelt". In ähnlicher Weise wie beim Erwachsenen die Unruhe das erste Symptom ist, das sich vor dem Zubettgehen einstellt, kann auch beim Kinde eine jedesmal abends auftretende Angstverstimmung, die der motorischen Unruhe und Unfähigkeit einzuschlafen vorausgeht, darauf hinweisen, daß weniger die Schlaffunktionen an sich geschädigt sind, als eine Störung des Schlafs in Abhängigkeit von einer primären jeden Abend auftretenden emotionalpsychischen oder psychomotorischen Erregungswelle besteht. Einer meiner kindlichen Kranken, der am Tage müde und schläfrig war, wurde jeden Abend ängstlich, bat den Vater zu Hause zu bleiben, glaubte, es sei jemand hinter seinem Bett, schloß die Türen zu und schob auch den Riegel vor; nach dem Zubettgehen in der Nacht (der Knabe hatte zu Haus Schlafmittel bekommen) begann dann die elementare Unruhe, der eine bewußte Angstkomponente fehlte. Oft sind die Kinder, wie die agrypnischen Erwachsenen, am Tage müde und schläfrig, aber in leichteren Fällen kann die Agilität am Tage ganz ungestört sein, so daß einer meiner Kranken längere Zeit hindurch noch mit Erfolg die Schule weiter besuchen konnte.

Es begegnet wohl keinem Zweifel, anzunehmen, daß die symptomatischen Verschiedenheiten der kindlichen Nachtunruhe gegenüber der der Erwachsenen ihre Grundlage vor allem in der geringeren Entwicklung der Hemmungsmechanismen der kindlichen Psyche haben. Der organische Kern ist bei der Nachtunruhe und Agrypnie der Erwachsenen derselbe, ein für ein bestimmtes Zeitalter physiologisches psychisches Moment bedingt die besondere Färbung des Zustandes. Mit dieser Betonung eines psychischen Momentes wird es aber auch ohne weiteres verständlich, daß, wie besonders Rütimeyer, Progulski und Gröber betonen, bei neuropathischen Kindern die Störung besonders leicht auftritt. Rütimeyer's Fälle hatten alle von Haus aus kein gesundes Nervensystem. Ich selbst habe die Störung bei zu wenig Kindern gesehen, um die Häufigkeit der psychopathischen Antezedentien bei der kindlichen Nachtunruhe nachprüfen zu können; unbedingt notwendig erscheint diese Vorbedingung keineswegs, da die Störung serienweise in manchen lokalen Epidemien bei Kindern aufgetreten ist. In einem meiner Fälle ließen sich denn auch mit ziemlicher Bestimmtheit nervöse Antezedentien ausschließen. Suggestionswirkung, die bei einzelnen Krankenhausepidemien natürlich mitgewirkt haben kann, ist sicher nicht von ausschlaggebender Bedeutung; die sporadischen Fälle, in denen ich den Zustand in ganz ausgeprägtem Maße sah, hatten gar keine Gelegenheit zu gegenseitiger suggestiver Beeinflussung gehabt.

Die Häufigkeit der agrypnischen und nächtlichen Exzitationszustände wird sehr verschieden beurteilt werden, je nachdem man nur die ausgeprägten Zustände oder auch alle abortiven Fälle von schlechtem Schlaf nach Ablauf der Encephalitis statistisch verwertet. Will man (nach Abzug der Schlafstörung in akut hyperkinetischen Encephalitiden) nur die ausgesprochenen langdauernden Störungen des Schlafes, die eine hartnäckige und markante Klage der Kranken bilden, in Rechnung stellen, so finde ich nach Abzug von Einzelfällen, in denen hartnäckige Schmerzen den Schlaf störten, 21 Fälle unter 100, also ca. 20%. Auch Holthusen und Hopmann finden die Schlaflosigkeit als die häufigste Klage nach Encephalitis. Irgendeine Beziehung der Schlafstörung zu aktuellen Herdsymptomen ist nicht mit Sicherheit konstatierbar; wenn ich bei vielen gleichzeitig erhebliche chronische hypertonische Erscheinungen und Speichelfluß finde, so liegt das an den Eigenheiten des Materials wie an der Häufigkeit der chronisch hypertonischen Zustände überhaupt, aber ein eindeutiger Parallelismus besteht zwischen diesen Zuständen keineswegs, und sehr viele Amyostatiker haben die Störung überhaupt nicht. Nur in einem Falle fand ich die Agrypnie bei einem Kranken, der an ausgesprochener Choreaencephalitis gelitten hatte; sicher werden hier andere Statistiken größere Prozentzahlen aufweisen können. Die Schädigungen, die zur Schlaflosigkeit führen und vielleicht schon im akuten Stadium der Krankheit wirken können, sind in den einzelnen Teilepidemien sicher nicht immer gleich stark; soweit ich feststellen kann, wirkten hier die ersten Epidemien viel weniger deletär als spätere (vom Winter 1919/20 ab). Hier prägen sich Umwandlungen der Syndrombildung innerhalb der Einzelepidemien aus, die uns auf anderem Gebiete noch eindeutiger werden.

2. Die durch Hirnstammläsion bedingten Lähmungen der Hirnnerven.

Die Anreihung der Schilderung der Hirnnervenlähmungen ergibt sich wiederum aus historischen Gründen, da in den ersten Epidemien ihre Häufigkeit so groß erschien, daß ihnen von den Erstbeschreibern der Encephalitis besonderes symptomatisches Gewicht zugeschrieben wurde und Sainton die häufigsten dieser Hirnnervenläsionen, die Augenmuskellähmungen, in seine symptomatische Trias (Schlaf, Augenmuskellähmungen, Fieber) aufgenommen hatte. Auch Cruchet hatte in den französischen Frontepidemien der Jahre 1915/16 und 1916/17 Augenmuskellähmungen sehr häufig gefunden, Economo und Wilson hatten sie fast nie vermißt.

Wir wollen uns diesen Ausfallserscheinungen am Augenmuskelapparat nun zunächst etwas näher zuwenden. Unsere Ausführungen werden durch das vorzügliche eingehende Referat, das Cords über dieses Gebiet geliefert hat, erleichtert. Es wäre eine unnötige Raumverschwendung, alle Publikationsangaben und statistischen Ergebnisse, die Cords anführt, hier wiederzugeben, und würde auch dem Zwecke dieser Studie nicht entsprechen. Andererseits sollen die kurzen Ausführungen dieses Abschnittes auch keineswegs einen einfachen Auszug aus dem Referat von Cords darstellen, sondern nach eigener Auffassung und Anordnung die für die nosologische Darstellung dieser Symptome bei der epidemischen Encephalitis notwendige Schilderung geben.

Cords hebt hervor, daß die Augensymptome bei der Encephalitis auch jetzt bei Betrachtung des gesamten zur Verfügung stehenden Materials ihre Bedeutung durch ihre ganz besondere Häufigkeit behalten haben. Seine Schätzung der Augensymptome auf 85—90% der Gesamtfälle erscheint mir immerhin als etwas hoch, wenn auch zu berücksichtigen ist, daß Cords bei dieser Statistik nicht nur die einfachen Ausfallserscheinungen am Augenmuskelapparat, die wir hier allein betrachten wollen, sondern auch die amyostatischen Augensymptome, die vestibulogenen, die ophthalmoskopischen Veränderungen einbezieht, und wenn auch ohne Zweifel damit gerechnet werden muß, daß in vielen Fällen Augensymptome subjektiv und objektiv übersehen wurden. Alexander und Allen fanden in 100 Fällen der Literatur 57% Augenmuskelstörungen, Moritz in 75% Pupillenstörungen, in 60% Nystagmus, ebensooft Ptosis, in 40% Doppelsehen, Bartels vermißt sie unter 15 Fällen nur einmal. Unter 200 einzeln genauer beschriebenen Fällen der Literatur fand ich diese äußeren und inneren Augenmuskelstörungen 132 mal (61%). Und wenn wir von den leichtesten transitorischen Störungen an dem ein besonders feines diagnostisches Reagens abgebenden Pupillenapparat absehen, Störungen, die sich in transitorischen leichten Verengerungen, Ungleichheiten der Pupille usw. äußern, so wird diese Zahl für die motorischen Störungen am Auge (abgesehen von den amyostatischen) auch wohl ungefähr stimmen. Wenn Widal meint, daß das etwaige objektive Fehlen der Augensymptome nur daher komme, daß man kein Mittel habe sie zu erkennen, so heißt das klinisch eben für uns, daß keine Störung vorliegt, wenn man wirklich alle aktuellen Methoden zur Feststellung der Störung angewandt hat und auch keine subjektiven Störungen bestehen. Daß eine geringfügige histologische Läsion des Kerngebiets öfter, als klinisch nachweisbar ist, besteht, ist natürlich möglich. Cords meint, daß gerade in den hyperkinetischen Fällen die Augensymptome zurücktreten; hier wäre allerdings der Einwand möglich, daß sie häufig übersehen worden sind, da die hyperkinetischen Kranken meistens erregt und verworren sind, der Untersuchung Schwierigkeiten in den Weg legen und nicht in der Lage sind, sich subjektiv mit ihren Störungen zu befassen. Eher scheint es, daß mit der Umwandlung des Krankheitsbildes, die sich in dem gehäuften Auftreten der chronisch-progressiven amyostatischen Erkrankungen ausprägt, eine gewisse Verringerung der Augensymptome, insbesondere der Augenmuskellähmungen stattfindet. Doch ist eine auf einwandfrei genügend großem Material basierende Statistik noch nicht möglich, und auch bei diesem Verlaufstyp stellen echte Ausfallserscheinungen keineswegs ein seltenes Symptom dar, sei es als Restsymptom, sei es als Teilsymptom der akuten Initialzustände. Die Statistik des eigenen Materials ergibt unter 106 Fällen insgesamt 58 mal Störungen des äußeren und inneren Augenmuskelapparates, darin unter 56 Fällen chronischer Amyostase 27 Fälle mit solchen Störungen. Die Statistik darf nicht zu streng verwertet werden, da unter den amyostatischen Fällen viele von uns erst in den chronischen Stadien beobachtet wurden und bei den objektiv von andern Ärzten beobachteten Veränderungen und subjektiven Klagen in akuten Stadien natürlich manches übersehen worden ist, namentlich von Feinläsionen. Bei der verminderten objektiven Beweiskraft dieser Statistik ist es immerhin bemerkenswert zu erfahren, wie relativ häufig gerade diese chronisch amyostatischen Kranken niemals subjektiv an Doppelbildern gelitten haben.

Wir haben keine Bedenken, die Ausfallserscheinungen zum großen Teil auf eine nukleare Läsion zurückzuführen. Die anatomische Betrachtung wird uns lehren, mit welcher Häufigkeit die Kerngebiete der Hirnnerven von dem Entzündungsgebiet betroffen sind; und schon ohne die Kenntnis des anatomischen Befundes ergibt die klinische Betrachtung der Erscheinungen einen wichtigen Hinweis auf ihre vorwiegend nukleare und nicht peripher-faszikuläre Genese, die allseitig bestätigte Häufigkeit der Dissoziierung der Lähmungserscheinungen im Okulomotoriusgebiet. Diese Dissoziation ist das erste charakteristische Symptom der Augenmuskellähmungen. Ausnahmen dieser Regel, totale ein- oder doppelseitige Ophthalmoplegien oder totale Okulomotoriuslähmungen stellt Cords in 17 Fällen zusammen, eine überaus geringe Zahl gegenüber der Menge dissoziierter oder monomuskulärer Ausfallserscheinungen am Okulomotorius. (Der eine der total ophthalmoplegischen Fälle, von Siemerling beschrieben, wurde von mir anatomisch untersucht.) Unter den 106 Fällen, die ich in Göttingen sah, befindet sich kein einziger Fall dieser Art.

Über die Häufigkeit der im einzelnen betroffenen Augenmuskeln, der vom Okulomotorius, wie der von IV und VI betroffenen Muskeln, macht Cords genauere Angaben, die für das klinische Gesamtsyndrom bei Encephalitis keine besondere Bedeutung haben. Am häufigsten unter den Störungen der äußeren Muskeln ist wohl die ein- oder doppelseitige Ptosis, der dann durchaus nicht immer andere Teilgebiete des III. oder des IV. oder VI. Hirnnerv zu folgen brauchen, bemerkenswert ist nach der Zusammenstellung von Cords auch die Häufigkeit ein- oder doppelseitiger Abduzenslähmung. Wegen der häufigen Fälle, in denen Blickparese fehlt, nimmt Cords verschiedene Zellen im Abduzenskern, solche für den Abduzens allein und solche für die Seitwärtswendung an. Man muß immerhin auch daran denken, daß die isolierten Abduzenslähmungen öfters auch durch eine noch intrapontine Läsion der Abduzenswurzel bedingt sein können. Nosologisch bedeutungsvoll ist dann weiterhin die relative Häufigkeit der Akkommodationsparesen und Lähmungen, die Economo noch vermißt, Wilson aber schon in der englischen Epidemie des Jahres 1918 so häufig gefunden hatte. Man wird Lapersonne Recht geben dürfen, daß gerade die Akkommodationsparese häufig übersehen wird. Sie kann, wie ich wiederholt sah, das einzige und langdauernde Symptom am Augenmuskelapparat darstellen und in Fällen von späterem Parkinsonismus dann diagnostischen Wert erlangen, wenn vorher die Akkommodationsstörung akut eingesetzt hatte. Nach Cords fand sich die Störung unter 69 augenärztlich untersuchten Fällen 51 mal! Die Pupillenstörungen, die anfangs (Economo) selten auftraten, haben später große klinische Bedeutung erlangt (s. u.). Sehr häufig beschränkt sich die Störung an den Augenmuskellähmungen auf rein subjektive Doppelbilder, doch ist die Geringfügigkeit der encephalitischen Augenmuskellähmungen kein entscheidendes Merkmal, da auch ausgesprochener Strabismus und grob erkennbare Hemmung der Augenmuskelfunktion nicht selten ist.

Neben den nukleären Läsionen sind supranukleäre Blicklähmungen nicht so selten, wie namentlich wieder die Statistik von Cords erweist. Sie müssen zweifellos gemeinsam mit den nukleären Paresen besprochen werden, da sie sicher in den meisten Fällen ebenfalls Folge einer Hirnstammläsion, sei es in der Brücke, dem Höhlengrau des Aquädukts oder vielleicht auch, soweit die vertikale Blicklähmung in Betracht kommt, im Vierhügelgebiet, sind. Leider verhindert die Diffusion des encephalitischen Entzündungsprozesses bisher die genauere Lokalisation der assoziierten, namentlich der vertikalen, Lähmungen. Es ist interessant, daß Cords aus der Literatur 42 Fälle von Blickparesen nach oben und unten oder isoliert nach oben oder unten, oft gemeinsam mit Rucknystagmus nach der entsprechenden Seite sammeln konnte; selten handelte es sich um völlige Lähmung. Nach der Zusammenstellung von Cords sind diese Störungen sogar häufiger als die sonst bekannte seitliche Blicklähmung, die schon Economo, Lapersonne, Moritz, Bollack festgestellt hatten. Im eigenen Material von 106 Fällen finde ich je einmal schwere und fast totale Blicklähmung nach den Seiten und in vertikaler Richtung nach oben und unten; letztere bei einer chronisch amyostatischen Kranken. Die Konvergenzlähmung und Parese, deren Häufigkeit Cords besonders betont (genaue Statistiken sind leider nicht möglich) wurde von mir in einem Falle gesehen; sie bildete hier das einzige — transitorische — Augenmuskelsymptom. Sehr häufig ist endlich von verschiedenen Seiten seitlicher Nystagmus und zwar wohl meist in Form des Rucknystagmus beobachtet worden. (Nach Cords in etwa 50%, häufig als paretischer Nystagmus eventuell gleichzeitig mit Blickparese). Die Häufigkeit des Symptoms auch außerhalb der Blickzentren überrascht nicht bei dem langen Verlauf des hinteren Längsbündels in dem meist stark alterierten Hirnstamm.

Die zweite charakteristische Eigentümlichkeit der Augenmuskellähmungen bei der epidemischen Encephalitis zeigt sich in der schon von Lapersonne und Sainton gewürdigten großen Flüchtigkeit der Lähmungen, die dritte in dem häufigen Wechsel der Erscheinungen, ihrer starken Wandelbarkeit. Die Ptosis des einen Auges, die heute deutlich ist, verschwindet schon am nächsten Tage und macht einer Pupillendifferenz oder trägen Lichtreaktion Platz, oder der Kranke klagt über Doppelsehen, das in wenigen Stunden schon verschwunden ist usw. Sehr oft beträgt die Gesamtdauer der polymorphen Erscheinungen am Augenmuskelapparat nur wenige Tage; in unsern Fällen war das meist so. Aber auch hier darf man ebensowenig wie bei dem Befunde der häufigen Dissoziiertheit der Lähmungen schematisieren. Gelegentlich halten die Ausfallserscheinungen auch an, werden dauernd, gehen ins Ausgangsstadium über. Dies war bei den Fällen von Lähmungen äußerer Augenmuskeln in unseren Fällen, abgesehen von den schon erwähnten beiden Fällen von Blicklähmung, zweimal der Fall; einmal handelte es sich um schweren Strabismus, der operativen Eingriff nötig machte, einmal um einen leichten Strabismus, der nach Urteil des Facharztes keinen deutlichen Lähmungscharakter mehr hatte, aber vor der Encephalitis nicht bestanden hatte und als Rest einer Augenmuskellähmung in akuten Phasen zurückgeblieben war. Etwas anders verhält es sich mit den Erscheinungen an den inneren Augenmuskeln, die wir nachher kurz zusammenfassend zu betrachten haben. Die prinzipielle Benignität der Augenmuskellähmungen war für mich im Jahre 1919 mit der Anlaß gewesen, von der relativen Geringfügigkeit der klinischen Narben bei der epidemischen Encephalitis als eines recht charakteristischen Phänomens bei dieser Krankheit zu sprechen. Die vielfachen neuen Erscheinungen, die wir seitdem feststellen mußten, zwingen mich natürlich diese Anschauung generell zu modifizieren; die auch weiterhin bestätigte gewohnheitsmäßige Rückbildung auch schwerer Lähmungszustände auf nuklearer Basis wenigstens im Gebiet der äußeren Augenmuskeln, die Reversibilität der anatomischen nuklearen Läsion, wird aber auch weiterhin ihren nosologischen Wert behalten.

Daß die Augenmuskelausfallerscheinungen gewöhnlich in akuten Krankheitsstadien und vor allem bei akut verlaufenden Fällen auftreten, kann als eine vierte Eigentümlichkeit dieser Erscheinungen, als ein Charakteristikum des Symptoms im encephalitischen Gesamtsyndrom, bezeichnet werdem. So waren sie wohl tatsächlich am häufigsten in den akut verlaufenden Schüben der großen Epidemie, die mit mehr oder weniger großer Konstanz mit Lethargie als Dominanzsymptom verliefen (Economo's meningeale Form mit Somnolenz und Ophthalmoplegie in Wien, einfach ophthalmoplegische Form mit Somnolenz und Fieber in Frankreich usw.). In den ersten großen irritativ hyperkinetischen Schüben waren namentlich Ptosis und Pupillenstörungen nicht selten (Dimitz), auch andere Autoren sahen hier häufig Augenmuskelstörungen; unter den eigenen hyperkinetischen Fällen fehlten sie merkwürdigerweise 5 mal ganz; aber ich erwähnte schon, daß leichte subjektive Störungen (Doppelbilder) gerade in diesen Fällen öfters unbemerkt geblieben sein können. Wir konstatierten schon, daß auch bei chronisch amyostatischen Erkrankungen die Augenmuskelerscheinungen nicht fehlen, aber auch hier sind die Symptome in der Mehrzahl der Fälle reversible Initialsymptome in dem häufig dem chronisch amyostatischen Stadium vorausgehenden akut fieberhaften Stadium gewesen; Restsymptome im chronischen amyostatischen Stadium finde ich nur 3 mal an den äußeren Augenmuskeln[1]), 5 mal an den Pupillen[2]). Nosologische Bedeutung haben die Fälle, in denen die Augenmuskellähmungen das erste Krankheitssymptom darstellen, auch vor den Allgemeinerscheinungen auftraten (H. W. Maier); meist folgen die Lähmungen freilich erst den initialen Allgemeinstörungen. Ob Augenmuskellähmungen oder Schlafsucht zeitlich vorausgehen, ist im Einzelfall verschieden.

Im Gegensatz zu den guten Rückbildungstendenzen dieser äußeren Augenmuskeln finden wir Resterscheinungen an den inneren Augenmuskeln häufiger. Diese Störungen haben klinisch diagnostische Bedeutung erhalten, vor allem, wie Nonne zuerst gezeigt hat, die reflektorische Pupillenstarre. Dieses Symptom ist nun schon sehr häufig beschrieben worden (Adler, Herzog (4 mal), Economo Siemerling, Dreyfus, Cords usw.). Besondere Bedeutung erhält das Symptom dadurch, daß es nicht nur, wie in den meisten Fällen, als transitorisches Symptom in akuten Stadien beobachtet wird, sondern als unheilbares Restsymptom dauernd feststellbar ist. Hierin liegt die diagnostische Wichtigkeit, die Nonne betont hat. Ich selbst sah als derartiges Restsymptom mehrfach träge, zweimal sehr träge und rein reflektorische Pupillenreaktion (bei gutem Visus), einmal auch völlige einseitige Lichtstarre (bei negativem Liquor- und Serumbefund). In diesem Falle war interessanterweise die reflektorische Starre unter unsern Augen aus einer absoluten Starre heraus erwachsen, was von einem gewissen theoretischen Interesse ist, da dieser Befund entschieden für die Bumke-Trendelenburg'sche Auffassung von der Entstehung der reflektorischen Starre in der Gegend des Iriskerns spricht. Als Restsymptom der schweren Läsion des

---

[1]) In einem vierten Fall mit Dauerausfallssymptomen fehlten amyostatische Erscheinungen. (Neuerdings sahen wir einen 5. Fall mit Strabismus als Restsymptom neben leichter blander Hemichorea bei sonstiger Genesung.)

[2]) Außerdem mehrfach bei Nichtamyostatikern.

Iriskerns bleibt die Dauerschädigung der besonders lädierbaren Reflexkollateralen. Sicher kann in diesen Fällen nur noch eine Dauerausfallsläsion angenommen werden, nicht, woran Cords in vielen Fällen denkt, die Wirkung eines Sphinkterkrampfes, der auch die Miosis in vielen akuten Fällen bedingen soll; eine Anschauung, der man skeptisch gegenüberstehen muß, da auch die begleitende Schlafsucht nicht ein Reiz- sondern ein Ausfallssymptom darstellt (s. u.). Jedenfalls würde diese Hypothese nur für ganz transitorische Erscheinungen in akuten Stadien annehmbar sein. Absolute Starre, die ja in akuten Stadien auch nicht selten ist, habe ich als Dauerausfallssymptom nicht finden können. Die ziemlich häufige isolierte Konvergenzstarre oder Trägheit, die meist mit Konvergenzlähmung verbunden ist (Cords), kann dagegen auch ins Dauerstadium übergehen, wie Danadschiieff und ich an je einem Falle sahen. Hess fand unter den Folgeerscheinungen (Residuärsymptomen) vor allem oft Pupillenstörungen, Störungen der Licht- und Konvergenzreaktion, Gestaltsveränderungen der Pupille und außerordentlich wechselnde Anisokorie; Holthusen und Hopmann beobachteten Ähnliches. Endlich ist noch bemerkenswert die häufige Schädigung der Akkommodation, die wir auch im chronisch amyostatischen Stadium öfter sahen (dreimal), also doch nicht im Entferntesten mit der Konstanz von Danatschieff in seinen 13 Fällen.

Seltenere Augenlähmungserscheinungen, wie Divergenzlähmung, monokuläre Diplopie haben vorwiegend ophthalmologisches Interesse und können hier unbesprochen bleiben. Andere Erscheinungen werden an späterer Stelle besprochen.

Unter den Lähmungen der übrigen Hirnnerven stehen hinsichtlich ihrer Häufigkeit an erster Stelle die dem peripherischen Typ folgenden Lähmungen und Paresen des Fazialis. Bei den Fazialisstörungen, die wir in späteren Stadien sehen, handelt es sich meist wahrscheinlich um Bewegungshinderungen anderer Natur (s. u.). Nicht ganz selten sind die eigentlich bulbären Lähmungserscheinungen eines Teils oder der gesamten kaudalen motorischen Hirnnerven. Während Economo einen Fall mit supranukleären Lähmungszuständen „pseudobulbärer" Natur beschreibt, dürfte es sich in der Mehrzahl der Fälle um nukleäre Ausfallserscheinungen handeln. Siemerling beschrieb einen akut zum Tode führenden Fall encephalitischer Bulbärparalyse, ebenso sah Nonne viele Störungen des Schluckens und Sprechens in der Hamburger Epidemie 1918/19. Ich selbst beobachtete gleichfalls einen Fall, der unter dem Bilde einer akuten Bulbärparalyse mit Augenmuskellähmungen in wenigen Tagen zum Tode führte und klinisch sehr an Botulismus erinnerte, aber nach dem anatomischen Befunde wahrscheinlich zur Encephalitis epidemica gerechnet werden muß. Dreyfus fand in 3 von 49 Fällen bulbärparalytische Symptome. Lähmungen des Hypoglossus, isoliert oder in Verbindung mit andern bulbären Störungen, sind ebenfalls mehrfach beschrieben worden. (Crookshank, Bonhöffer). Ausfallserscheinungen im Vagusgebiet erwähnt schon Economo; in Kiel sah ich eine Kranke mit Vaguslähmung (Puls 204), die in Heilung ausging. Unter den Schluckstörungen, die ich sah, überwogen die Schlundlähmungen über die des Gaumensegels; erstere machten einmal in Verbindung mit schwerer Atemlähmung die Anwendung künstlicher Atmung erforderlich; nur einmal sah ich langdauernde Hemiparese des Gaumensegels. Während auch die bulbären Lähmungen gewöhnlich innerhalb des ersten akuten Krankheitsstadiums zur Entwicklung gelangen, ist es doch bemerkenswert, daß sie, wie ich in einem Falle sah, wochenlang nach Ablauf des ersten Stadiums als Hauptmerkmal eines neuen Infektionsschubes auftreten können. Ganz außer Betracht haben hier die häufigen Störungen des Kau- und Schluckaktes und des Sprechens zu stehen, die wir in chronisch amyostatischen Phasen als Teilerscheinung des extrapyramidal supranukleären Erkrankungsprozesses sehen (s. u.).

Überblicken wir die Kernläsionen im Ganzen, so fällt uns eine gewisse Elektivität des Krankheitsprozesses insofern auf, als doch nur selten im Einzelfall alle Kerne oder auch nur ein größerer Komplex lokal zusammengehöriger Kerne erkrankt, sondern scheinbar wahllos bald dieser, bald jener Kern, oft weit von einander entfernt, etwa ein Okulomotoriuskern gemeinsam mit einigen Oblongatakernen erkrankt. Weiterhin kann man vielleicht sagen, daß die motorischen Hirnstammkerne häufiger erkranken als die sensiblen, also vielleicht auch hier eine gewisse Elektivität besteht. Auch wenn wir von den an der Spitze der Skala stehenden Augenmuskellähmungen absehen, die für die generelle Verstärkung des Krankheitsprozesses nach dem Höhlengrau unter dem Aquädukt zu sprechen, erkranken besonders leicht Fazialiskern, motorische Oblongatakerne, motorischer Trigeminuskern; letzterer kann besonders schwer doppelseitig mit erheblichen Kaustörungen befallen sein (Schaeppi, Sainton, Nonne, Wilson, Bassoe). In dem weit umfangreicheren sensiblen Trigeminuskerngebiet sind Ausfallserscheinungen anscheinend seltener, wenn auch beobachtet (Bosman, Sainton, 3 Fälle von Nonne). Unter den Fällen eigenen Materials fehlten solche Störungen auch in Fällen, die im akuten Stadium hier untersucht werden konnten, nur 1 mal Areflexie der Kornea. Merkwürdig war z. B., wie in dem Falle, der unter dem Bilde der akuten Bulbärparalyse verlaufend fast alle motorischen Hirnnervenkerne ergriffen hatte, der sensible Quintuskern intakt geblieben war. Auch der Kochleariskern ist selten befallen, Grahe fand unter 20 Fällen nur 1 mal erhebliche Schwerhörigkeit, häufiger Parästhesien. Eine Ausnahme scheint der Vestibularapparat zu machen, wenigstens finden Barré und Reys so häufig Störungen, die sie damit in Zusammenhang bringen, daß sie sogar von einer labyrinthären Form der Encephalitis sprechen. Nun sind zwar Schwindelgefühl und Spontannystagmus häufig, mitunter so prädominant, daß im Verein mit zerebellarataktischen Erscheinungen, Taumelgang, Adiodochokinesis usw. der Verdacht einer akuten Kleinhirnerkrankung (ev. Tumor) entstand (Medea, Naef, Boström), auch Störungen der Bárányschen Zeigeversuche sind nicht so selten, wenn man darauf achtet, ebenso kommen Störungen der kalorischen Vestibularerregbarkeit vor (Grahe, Barré und Reys, eigener Fall). Aber bei den überaus weitverzweigten Verbindungen der vestibulären Kerne mit anderen Kernen und supranukleären Regionen und den vielfachen Entstehungsmöglichkeiten dieser Störungen werden wir nicht ohne weiteres berechtigt sein, alle die feststellbaren „vestibulären" Symptome glattweg mit den Ausfallserscheinungen anderer Hirnnerven zu vergleichen. Insbesondere für die Symptome Vertigo, Nausea, Nystagmus gerade eine Erkrankung im Kerngebiet des Vestibularis anzunehmen, liegt kein Anlaß vor, während wir uns z. B. die einfachen Augenmuskellähmungen, Fazialisparesen usw. wohl meist durch direkte Kernläsion erklären wollen. Duverger und Barré betrachten sogar die Störungen der assoziierten Augenmuskeln als Erscheinung eines hypertonischen Reflexes infolge Vestibularisschädigung.

Falls diese Auffassung als zu Recht anerkannt wird, so braucht doch auch hier eine direkte Läsion der vestibulären Kerne nicht angenommen zu werden; vielmehr würde man bei der gleichzeitigen Feststellung kalorischer Untererregbarkeit bei normaler galvanischer Erregbarkeit an eine Läsion der peripheren Leitungswege denken können.

Geschmacksstörungen hat Sainton in 2 Fällen beschrieben, gewiß wird nur in relativ seltenen Fällen eine eingehende Geschmacksprüfung vorgenommen sein. Über Geruchsstörungen finde ich keine Angaben. Die Störungen des auch anatomisch besonders verlaufenden optischen Apparates werden später besprochen werden; sie beanspruchen generell nicht die gleiche Wichtigkeit wie andere Ausfallserscheinungen an Hirnnerven. Alle die zuletzt beschriebenen nukleären Lähmungserscheinungen haben generell die gleiche rasche Rückbildungstendenz wie die ophthalmoplegischen. Ausnahmen kommen natürlich auch vor, so daß es nicht wundernimmt, wenn gelegentlich von einer allmählich entstehenden Zungenatrophie (Bonhöffer) berichtet wird.

In statistischer Beziehung ist zu bemerken, daß ich in den 200 Fällen, die ich aus der Literatur sammelte, 65 mal Hirnnervenlähmungen außer den Augenmuskelstörungen fand. Auch hier finden sich eigenartige lokale Prädilektionen in einzelnen kleinen Epidemieherden, indem z. B. Hall in England besonders oft ein- und doppelseitige Fazialislähmung fand. In dem eigenen Material fanden sich demgegenüber nur 14 mal ausgesprochene Störungen der Hirnnerven exkl. derer des Augenmuskelapparats nach Abzug der supranukleären extrapyramidalen Störungen; der Einfluß der häufigen chronisch amyostatischen Fälle macht sich hier besonders bemerkbar.

3. Die Störungen der motorischen Funktionen.

Wenn wir nach Abzug der nukleären Hirnnervenläsionen die für die Encephalitis charakteristischen Störungen des Bewegungsapparates betrachten, stoßen wir auf eine überraschende Mannigfaltigkeit der Erscheinungen, durch welche die Polymorphie des Krankheitsbildes besonders bedingt wird. Und weiterhin können wir betonen, daß erst die motorischen Störungen in markanter Weise das Krankheitsbild kennzeichnen, in weit höherem Maße als das schwankende Symptom der Schlafsucht, an deren Stelle sich oft genug nur Benommenheitszustände geltend machen. Es wird uns gelingen, diese vielfältigen Symptome in 3 Gruppen einzuordnen, indem wir von vornherein das wichtige negative Kennzeichen der seltenen Beteiligung schwererer Pyramidenläsionen betonen[1]) und auf die nicht seltenen, aber doch inkonstanten und daher nicht charakteristischen spinalen Vorderhornläsionen hinweisen. Extrapyramidale motorische Störungen, d. h. Bewegungsstörungen, die durch Erkrankungsherde außerhalb der motorischen Hauptbahn zustande kommen, sind es also hauptsächlich, welche charakteristische, ja die am meisten charakteristischen Phänomene der epidemischen Encephalitis darstellen.

---

[1]) S. auch Strümpell.

a) Die hypotonischen Erscheinungen in akuten Stadien.

Wir beginnen die Beschreibung der Störungen der Gesamtmotilität mit einem Komplex von Erscheinungen, die bisher nur relativ wenig das Interesse der Forscher gefunden haben, so daß wir mit einer gewissen Besorgnis dem Versuch, diese Symptome als charakteristisch darzustellen, gegenüberstehen müßten, wenn nicht die Annahme gerechtfertigt wäre, daß oft genug diese Phänomene von anderen aufdringlicheren verdeckt im Hintergrund blieben oder unter der Maske von Allgemeinsymptomen oder andersartigen Störungen einer näheren Analyse entgingen, wie auch uns die Bedeutung des Phänomens erst spät klar wurde. Die Erscheinungsweise ist dabei eine ganz einfache.

In den akuten Fällen der Krankheit, namentlich solchen, die mit Schlafzuständen einhergehen, findet man oft eine Schlaffheit der Muskulatur, eine Kraftlosigkeit der motorischen Äußerungen, die einen ungewöhnlich hohen Grad annehmen kann. Es liegt in diesen Fällen, namentlich solchen, die mit leichtem Fieber und anderen „grippösen" Erscheinungen einhergehen, nahe, die gefundene „Adynamie" in zwanglose Parallele zu der körperlichen Ermattung, die jeder Grippekranke erleidet, zu stellen, und so weiterhin nicht zu beachten; sicher wird diese allgemein „toxische" Muskeladynamie auch vielfach mit im Spiele sein oder von andersartigen Schwächezuständen schwer differenziert werden können; aber schon das Studium der Literatur, die Befunde der Autoren, die diesen Symptomen ihr Augenmerk zugewendet haben, zeigen, daß, wenn man auf die Adynamie näher achtet, doch Differenzen zwischen dieser zerebralen Muskelschwäche und der allgemeinen infektiös-toxischen Körperschwäche bestehen und öfters sehr auffallend sein können, zunächst in folgenden Punkten: 1. kann eine starke Divergenz zwischen geringen allgemein toxischen Symptomen, Fieber usw. und hochgradiger Muskelschwäche bestehen, 2. kann die Muskelschwäche (ohne hypertonische Erscheinungen) lange Zeit die Allgemeinerscheinungen überdauern, 3. kann die Schwäche an sich so hochgradig sein, wie wir das auch bei schwereren grippalen Allgemeinerkrankungen gewöhnlich nicht sehen.

Unter den ersten Beschreibern der Encephalitis hat namentlich Hall fast in allen seinen Fällen die oft sehr starke Asthenie auch in fieberfreien Erkrankungen besonders hervorgehoben und gelegentlich auf die Ähnlichkeit der Asthenie mit schwerer Myasthenie hingewiesen (anscheinend ohne die elektrisch-myasthenischen Symptome zu prüfen); es handelte sich in diesen aus der englischen Epidemie 1918 stammenden Fällen stets um akut verlaufende Erkrankungen. Myasthenieartige Schwächezustände der Muskulatur sind auch von mehreren anderen Autoren, zum Teil mit myasthenisch elektrischen Veränderungen (T. Cohn, Runge) beobachtet worden. Weiterhin hat Mac Nalty auf die starke Asthenie im akuten Stadium bei leichtem Fieber hingewiesen, gleichzeitig mit kataleptischen Symptomen. Gerstmann, der die Encephalitis in 4 Erscheinungstypen, choreatischer, lethargischer, myoklonischer und deliranter Form auftreten sah, betont gleichfalls die Verbindung der Schlafsuchtsform mit Muskeladynamie und Augenmuskelparesen usw. Daß diese Störungen nicht so selten sind, geht besonders aus den Untersuchungen von Abrahamson hervor, der als besonders charakteristische Störung auf die Unbeständigkeit der Haltung infolge eines Verlustes des Muskeltonus (wie bei andern Infektionskrankheiten) hinweist; diese Atonie, der eine Störung der elektrischen Erregbarkeit gewöhnlich nicht entspricht, wird auf eine Verminderung des Tonus der sarkoplastischen Muskelbestandteile zurückgeführt und zu hypertonischen Muskelzuständen in Antagonisten in Verbindung gesetzt. Bingel fiel die ungewöhnliche Hypotonie der Gliedmaßen (von langer Dauer) in einem Falle auf, Rindfleisch fand Langsamkeit und Kraftlosigkeit der Bewegungen in den meisten Fällen, in 3 Fällen lange Zeit hindurch ausgesprochene Katalepsie, auch seine Fälle sind wohl fast alle mit Schlafsucht verlaufen. Dann hat, wie schon früher erwähnt, Marinesco auf die den Schlaf angeblich erklärenden Tonusstörungen hingewiesen und meint damit zwar weniger atonische als kataleptische Zustände, die er in eine gewisse Beziehung zu den späteren extrapyramidal hypertonischen Zuständen setzt; aber diese kataleptischen Zustände selbst unterscheiden sich doch wesentlich von hypertonischen Erscheinungen; die Glieder lassen sich bewegen wie weiches Wachs, ohne Widerstand, und bleiben dann in der gegebenen Haltung. Diese Beschreibung ist wichtig; schon hier wollen wir betonen, daß es zwei verschiedene Formen dystonisch-kataleptischer Erscheinungen, solche bei Hypotonie und solche bei Hypertonie geben kann. Soweit ich verstehe, hat Mingazzini in der lethargischen Phase diese atonische Form der „Flexibilitas cerea" nicht gefunden, sondern nur kataleptische Erscheinungen mit weniger deutlicher Hypotonie, aber auch anscheinend ohne gleichzeitige hypertonische Symptome; ebenso scheint Fragnitos Fall von „zerebellarer Katalepsie Babinskis" hierher zu gehören. Dabei werden wir selbstverständlich betonen müssen, daß nur in den Endpunkten der Symptomenreihe kataleptischer Erscheinungen Atonie oder Hypertonie deutlich, in den Zwischenstufen aber weniger bemerklich sind, daß aber auch in eher hypertonischen Fällen eine Mitwirkung verringerter Muskeltonisierung möglich ist.

Wir haben jedenfalls sicherlich in akuten Stadien und namentlich solchen mit Schlafsuchtszutänden sehr häufig universelle Muskelschwächezustände vor uns, die weder allein auf die Allgemeinintoxikation zurückzuführen, noch mit nukleoperipheren Paresen zu verwechseln sind, öfters mit kataleptischen Erscheinungen einhergehen und wahrscheinlich ursächlich auf verringerte Tonusimpulse der Muskulatur zurückzuführen sind. Diesen Störungen brauchen, wie hier gleich erwähnt sei, Störungen der Sehnenreflexe nicht parallel zu gehen. In den Fällen, in denen eine Hypotonie der Beine mit Verlust der Sehnenreflexe verbunden war (Naef), könnte es sich um genetisch ganz andersartige Störungen handeln (s. u.), immerhin macht uns aber auch die Annahme einer gelegentlichen Reflexabschwächung keine Schwierigkeiten. Die elektrische Erregbarkeit der Muskulatur braucht nicht verändert zu sein; Claude und Bourgnignon fanden immerhin in einem anscheinend hierher gehörigen Fall transitorische Störungen, die den myopathischen ähnelten, aber geringer waren. Diese Störungen können auch in lokalisierter Form auftreten; Hypotonie ist namentlich in den Beinen oft deutlicher als in den Armen; im Rumpf ist sie schwer zu prüfen, im Gesicht ist die Erkennung schwierig, weil die Tonusstörung in Konkurrenz mit nukleären Lähmungszuständen tritt, und der von Sainton betonte myopathische oder pseudobulbäre Blick auf verschiedene Weise zustande kommen kann, und ebenso auch das amimische Maskengesicht, in dessen Entstehung der Verlust des reliefbildenden Muskeltonus wie die mangelhafte Aktivität bei hypertonischen Zuständen wirksam sein können. Halbseitenschwächezustände oder Monoparesen ohne entsprechende Reflexstörungen, die gelegentlich vermerkt werden, gehören wahrscheinlich auch in dieses Gebiet. Wenn wir dann noch weiter gehen, wird es nahe liegen, all die verschiedenartigen zerebellaren Störungen, die mehr weniger häufig bei Encephalitis beobachtet wurden und häufig genug hypotonische und hyposthenische Erscheinungen erkennen lassen, hier mit anzugliedern. Die allbekannten genetischen Verwandtschaftspunkte werden noch unten bei Besprechung der Pathogenese der Schlafsucht ihre Besprechung finden. Rein symptomatologisch bestehen freilich zwischen den habituellen allgemeinen asthenisch-hypotonischen Erscheinungen bzw. lokalisierten Schwächezuständen und den eigentlichen ataktisch-zerebellaren Erscheinungen mit eventueller Adiadochokinesis, Störungen der Zeigebewegungen usw. so erhebliche Differenzen, daß es erlaubt sein wird, die seltener gefundenen zerebellaren Erscheinungen im engeren Sinne erst später bei den häufigeren Begleitsymptomen zu besprechen. Aber man wird sich fragen dürfen, ob nicht manche häufig beobachteten vagen Erscheinungen, wie Gangtaumeln und Schwanken beim Stehen, oft in sehr einfacher Weise allein von der zerebellaren Hypofunktion des Tonus abhingen, soweit nicht die Störung des Allgemeinbefindens, die infektiös-toxische Allgemeinerschöpfung auch diese Störungen bedingte. Das kann in den Einzelfällen jetzt retrospektiv gewiß nicht entschieden werden, aber an die Möglichkeit der zerebellar-hypotonischen Genese einer Reihe derartiger Fälle wird man wohl denken müssen.

Prüfe ich nun das Material eigener Krankengeschichten, so finde ich in den Fällen, die in akutem Stadium in der Klinik untersucht werden konnten und zu Schlafzuständen neigten, und öfters auch in anamnestischen Berichten später untersuchter Kranker fast stets Symptome, die unter den Begriff des hypotonisch-asthenischen Komplexes fallen. Die Kranken können den Kopf nicht mehr aufrecht halten, die Beine knicken ein, das Gehen wird taumlig, die Arme schwach, so daß der Kranke nicht mehr imstande ist, eine Tasse, das Üringlas zu halten, die Sprache wird leise und schwach, auch wenn keine eigentlichen Bulbärlähmungen da sind, und die mitunter in ein Glied lokalisierte Asthenie kann für längere Zeit über das akute Stadium hinaus andauern, auch dann, wenn keine hypertonischen Erscheinungen hinzutreten, wenn keine Pyramidenläsion die Störung begleitet, keine eigentliche nukleo-periphere Lähmung auftritt. Hypotonie ist dann im akuten Stadium öfters namentlich in den Beinen vermerkt. Sehr auffällig war die Störung z. B. in dem einen unter dem Bilde akuter Bulbärparalyse in wenigen Tagen letal verlaufenden Fall: Fehlen des Fieber, progressive Hirnnervenlähmungen, Dauerzustand dösiger Schläfrigkeit, enorme Schwäche aller Extremitätenbewegungen bei fehlenden Lähmungen, Hypotonie wenigstens in den Beinen feststellbar, Abschwächung des linken Kniereflexes. Oder in einem andern Falle, der klinisch dem Marinescoschen insofern ähnelte, als er in den „Schlafzuständen“ häufig wußte, was um ihn herum vorging, im übrigen verlangsamte Reagibilität zeigte, dauernd für längere Zeit hochgradige Schwäche (konnte Uringlas nicht halten), dabei Akzentuierung der Kraftlosigkeit in der linken Hand, abgeschwächte Kniereflexe, keine Pyramidensymptome, keine eigentlichen Lähmungen oder Atrophien zeigte. Ein weiterer sehr gebildeter

Kranker, den ich erst mit Resterscheinungen zur Untersuchung bekam, gab mir mit Bestimmtheit an, daß er (nach Ablauf einer myoklonischen Phase + Remission) erst völlig atonisch wurde, so daß er (ohne Schwindel zu haben, wahrscheinlich auch ohne Fieber), nicht mehr stehen konnte, dann erst müde wurde und einen schweren mehrere Wochen lang dauernden Schlafzustand bekam. Diese atonischen Störungen können unter Umständen sehr demonstrativ erscheinen, den Verdacht des Psychogenen erwecken. Unter den ersten Fällen der Göttinger Epidemie befand sich ein ehemaliger Soldat, der, mit encephalitischen Symptomen längere Zeit vor Aufnahme in die Klinik erkrankt, bei der Aufnahme eine fast theatralisch erscheinende Kraftlosigkeit, Flexionshaltung beim Gehen, Taumeln, Schlaffheit aller Muskeln, müdes Atmen, müdes Sprechen, längere Zeit hindurch noch Schlaftendenzen zeigte. Die Beobachtung zeigte, daß keinerlei hysterische Beimengungen die fast groteske Kraftlosigkeit bedingten; die Schlaffheit der Muskulatur war nicht mit Reflexstörungen verbunden. Allgemeine Muskelschwäche, Taumeln beim Gehen wird wiederholt in Fällen, in denen kein Fieber besteht, vermerkt.

In keinem Widerspruch zu diesem Erscheinungskomplex steht die schon erheblich genauer studierte Beobachtung, daß auch in den akuten Stadien bereits hypertonische Symptome erheblichen Grades das Krankheitsbild beherrschen können (s. u.). Es ist bekannt, daß auch diese Symptome mit einer Asthenie der Muskulatur verknüpft sein können, aber die zerebral bedingten Asthenien extrapyramidaler Natur in akuten Phasen brauchen nicht dem hypertonischen Komplex anzugehören. Tritt dieser in den Anfangsstadien schon stärker hervor, wird man im übrigen immer an die Möglichkeit denken müssen, daß auch die Apparate, welche für die Genese der hypotonisch-asthenischen Erscheinungen verantwortlich sind, vom Krankheitsprozeß mitergriffen wurden, die dieser Läsion entsprechenden Symptome durch die Läsion der antagonistischen Apparate nur verdeckt, verdunkelt werden. Ich denke hierbei an die Eigenbeobachtung einer Kranken, die bei fehlendem Fieber, fehlenden Pyramidensymptomen, fehlenden Paralysen eine enorme Kraftlosigkeit der Gesamtspinalmuskulatur, infolgedessen auch Astasie und Abasie, sicher keine psychogenen Beimengungen, keine Reflexstörungen zeigte. Das kurze Schlafstadium „traumhaften Dösens" war bereits vorüber, die Psyche völlig klar. Hier fand sich in den Beinen bereits eine außerordentliche Hypertonie, so daß man Mühe hatte, die Knie zu flektieren, aber in den Armen höchstens anfangs „scheinbar" eine leichte Hypertonie, später keinerlei Tonusanomalie, auch keine sichere Hypotonie, die die hochgradige Kraftlosigkeit, der eine leichte „scheinbare, wohl durch die große Kraftlosigkeit erklärte Ataxie" parallel ging, erklären konnte. Später trat dann auch in den Armen eine Hypertonie auf, die sich dann wieder unter Zunahme der Kraft besserte. Offenbar haben wir hier in bestimmten Zeitabschnitten ein Symptomgemisch aus hypotonischen und hypertonischen Erscheinungen vor uns gehabt. Die Syndrombildung ist bei dieser Krankheit also oft eine sehr komplexe.

b) Die irritativ-hyperkinetischen Erscheinungen.

Unter den vielfachen unwillkürlichen motorischen Äußerungen, die wir bei der Encephalitis finden, fassen wir hier eine Gruppe von motorischen Entladungen zusammen, die durch ihren stürmischen Ablauf wie durch die Art der psychischen und allgemeinen Begleiterscheinungen von vornherein den Eindruck erwecken, daß eine irritative Komponente an ihrer Entstehung beteiligt ist. Diese Serie von Erscheinungen, veitstanzartigen Bewegungen, wilden unkoordinierten Jaktationen, rhythmischen klonischen Muskelzuckungen, kommen vorwiegend in akuten Phasen der betroffenen Fälle vor; bei fehlender Heilung, bei Übergang in ein chronischeres Stadium tritt eine allmähliche Abdämpfung der Erscheinungen auf, oder sie nehmen, wenn sie nicht ganz verschwinden, einen monotoneren, weniger stürmischen Charakter an. In dieser blanderen Form, in der sie bei manchen chronischen Fällen vorkommen, denen eigenartige psychische Phänomene parallel gehen können, prägt sich zunächst nur ein quantitatives Merkmal gegenüber den stürmischen Fällen in akuten Stadien aus; außerdem werden die Gegensätze durch die natürlich auch vorkommenden milden Fälle akuten Verlaufs verwischt; dennoch erheischen Gründe der Übersichtlichkeit eine gesonderte Besprechung der akuten hyperkinetischen Erscheinungen gegenüber den hyperkinetischen Resterscheinungen und Begleitsymptomen anderer Syndrome, zumal auch pathogenetische Besonderheiten die stürmische Natur der akuten Erscheinungen erklären dürften.

α) Die choreatischen Erscheinungen, Jaktationen und parakinetischen Bewegungen. Nachdem schon in den ersten Schüben der Encephalitisepidemie Einzelfälle unter dem Bilde schwerer Chorea mit Augenmuskellähmungen und positivem Liquorbefund verlaufen waren (Cruchet - Frankreich, Kiel-Siemerling), ist dann im Winter 1919/20 eine außerordentliche epidemische Häufung dieser Fälle neben „lethargisch" verlaufenden an zahlreichen Orten in überraschender zeitlicher Gleichheit beobachtet und zum Gegenstand eingehender Studien gemacht worden. Namentlich in Österreich, Süddeutschland, Dresden, der Schweiz, Italien ist die epidemische Häufung dieser Fälle eine besonders große gewesen (Dimitz, Economo, Stertz, Oehmig, Sabatini, Mingazzini Zoja u. a.) an andern Orten ist auch in der Kumulationszeit des Frühjahrs 1920 die Zahl der an „choreatischer Encephalitis" Erkrankenden absolut und relativ geringer gewesen, so auch bei uns in Göttingen, wo wir 7 ausgesprochene Fälle dieser Art unter 106 fanden. Auf die Verlaufsweise dieser Formen gehen wir später noch ein und beschreiben hier zunächst die Symptomatologie.

Der gewöhnlich fiebernde und häufig delirierende oder wenigstens bewußtseinsgetrübte Kranke befindet sich in einem Zustande dauernder motorischer Unruhe in der Form dauernder arrhythmischer, ständig variabler, rascher komplexer Muskelzuckungen mit lebhaftem motorischem Effekt. Die komplexe Natur der Muskelzuckung äußert sich in der synchronen Beteiligung oft vielfacher Synergisten sowie in der raschen sukzessiven Aneinanderreihung von Zuckungen anderer Muskelgruppierungen, welche ein System wenigstens eines Bruchstücks einer zweckartigen Bewegung hervorrufen können; gewöhnlich folgt der unwillkürlichen Bewegung kein länger dauernder Tetanus, sondern der betroffene Körperabschnitt geht wieder schnell in Ruhestellung. Affekte verstärken die Unruhe, neben den „spontanen" Zuckungen bemerkt man weiterhin eine Verstärkung derselben bei Willkürbewegungen als Mitbewegungen in dem an der Willkürhandlung beteiligten Körperteil wie in andern Muskelgruppen; alle Teile des Körpers, insbesondere auch die Extremitäten können von der Unruhe befallen sein. Im Schlaf tritt meist ein starker Nachlaß oder völliges Sistieren der Unruhe auf.

In dieser Form ähnelt die choreatische Unruhe vollkommen der, welche wir bei der infektiösen Chorea minor und wohl auch bei der Chorea gravidarum finden; und tatsächlich ist dieser Vergleich auch schon mehrfach gezogen worden (Siemerling, Sabatini). Immerhin ist von Autoren, die besonders häufig Gelegenheit hatten, die akute Choreaencephalitis zu studieren, auch auf Differenzen gegenüber der Symptombildung bei Chorea minor hingewiesen worden. Stertz z. B. betont die häufige Aussparung von Gesicht und oberen Extremitäten, die größere Ähnlichkeit mit Willkürbewegungen, die Vortäuschung von Zweck- und Reaktivbewegungen durch unwillkürliche Impulse, Dimitz neben der Aussparung der Gesichtsmuskulatur die geringere Schnelligkeit der Bewegungen, die doch so weit ausholen, daß unaufhörliches Wälzen im Bett stattfindet, P. Marie und Lévy finden stärkere Rhythmik der choreatischen Bewegung. Aber diese Beobachtungen beweisen, wenn man die Beobachtungen anderer Autoren und auch die eigenen Befunde heranzieht, nur die besondere Mannigfaltigkeit der faktischen Erscheinungen; ein essentieller Unterschied gegenüber den Bewegungen der Chorea minor besteht in vielen Fällen nicht. Grimassierende Zuckungen des Gesichts, choreatische Bewegungen der Zunge sind auch mehrfach beobachtet (Mingazzini), bald sind die Extremitäten, bald mehr die Rumpfbeinmuskulatur befallen. Hemichorea der linksseitigen Extremitäten waren in einem eigenen Falle vorherrschend. In einem weiteren leichten Falle waren fast nur die Extremitäten in rascher choreatischer Unruhe, in einem schweren letal endenden neben den Extremitäten und Rumpf auch in sehr lebhafter Weise Kopf und Gesicht (schmatzende, saugende Bewegungen, Kopfdrehen usw.). In einem vierten Falle waren von vornherein im akuten Stadium die Zuckungen ganz auf ein Glied beschränkt. Hypotonie in den Gliedern ist öfters vermerkt, auch in den eigenen Fällen. Auffallend ist, daß, wie auch wir in mehreren Fällen sahen, in diesem Stadium sehr heftige reißende Schmerzen in den von Chorea betroffenen Körperteilen nicht selten sind. Mit den gelegentlichen rheumatischen Schmerzen bei der Chorea minor haben sie nichts zu tun, Gelenkschwellungen fehlen; vielmehr sind diese Schmerzen, wie schon Stertz erkannte, bei fehlenden Druckpunkten als zentrale Schmerzen aufzufassen, weniger häufig als neuralgische (Dimitz). Die Häufigkeit dieser Schmerzen wechselt sehr, mehrfach fehlten sie unter den eigenen Fällen dauernd.

Eine Erweiterung erfährt das choreatische Phänomen in einer Reihe von Fällen, und zwar besonders der schwereren, in zweierlei Richtung; erstens kann sich die choreiforme Unruhe zu einem wilden Austoben in Form rücksichtslosen Umherwälzens, Aufbäumens, gröbster Extremitätenzuckungen steigern (Jaktationen), also Erscheinungen, die auch der Chorea minor nicht fremd sind, aber in wenigstens symptomatologisch kaum zu unterscheidender Weise auch bei andern schweren infektiösen Hirnprozessen (Infektionsdelirien) auftreten. Diese Jaktationen brauchen bei schwerer Ausprägung keine Ähnlichkeit mehr mit typisch choreatischen Zuckungen zu haben, ihre Entwicklung aus choreatischen Zuckungen heraus bei Steigerung des Krankheitsprozesses ist jedoch oft unverkennbar. Zweitens kann eventuell schon von Anfang an an Stelle typischer choreatischer Bewegungen ein Ausbau der choreatischen Trümmer der Zweckbewegungen in dem Grade stattfinden, daß den Handlungsbewegungen noch ähnlichere, aber auch ziellose, unwillkürliche und abrupte Bewegungen auftreten, die zu einer an psychische Unruhe erinnernden Störung führen (Schilder), auch als psychomotorische Parakinesen bezeichnet werden (Boström). Der Kranke macht wühlende, greifende Bewegungen mit den Händen, läuft ziellos umher, streckt die Beine hin und her, murmelt unerklärliche Worte (Mingazzini), bedroht die Schwestern (ohne entsprechende affektive Motive), versucht aus dem Fenster zu springen, gießt den Kaffee ins Bett (eigene Beobachtungen), zeigt einen impulsiven Bewegungsdrang, der an katatonische Triebunruhe erinnert. Die „großzügigen Hyperkinesen", die Bychowski beschreibt, sind hier wohl auch unterzubringen. Eine Abhängigkeit dieser psychomotorischen Unruhezustände von deliranten Bewußtseinsverfälschungen braucht dabei in keiner Weise zu bestehen. Der Zustand ähnelt in mancher Beziehung den früher beschriebenen „Restzuständen" der Nachtunruhe bei Kindern, er kommt auch vielleicht, wie auch in dem ausgesprochensten der eigenen Fälle, besonders häufig, wenn auch nicht ausschließlich, bei jugendlichen Personen vor: Aber eine Abtrennung von den Nachtunruhezuständen ist doch notwendig; diese Unruhezustände können sich wohl am Abend verstärken, sind aber nicht streng auf die Nachtzeit begrenzt, die Erscheinungen der Allgemeininfektion sind in diesen Zuständen gewöhnlich bedeutende, die verwandtschaftlichen Beziehungen zur Chorea weit engere. Es handelt sich fast immer um Personen, die an katatoniformer Unruhe und choreatischen Erscheinungen leiden, heut mehr psychomotorisch erregt, morgen deutlich choreatisch sind oder auch beide Phänomene gleichzeitig zeigen. Mit Recht betont Bostroem, daß schon Kleist auf die häufig schwere Unterscheidbarkeit psychomotorischer Parakinesen und choreatischer Bewegungsstörungen aufmerksam gemacht hat. Diese beiden Phänomene gehören semiotisch in den akuten Phasen der Encephalitis zusammen. Von diesen „parakinetischen" Unruhezuständen sind gewisse Triebunruhen, die wir in chronischen Phasen finden werden, symptomatisch und wahrscheinlich auch genetisch zu trennen.

β) Die „Myoklonischen" (rhythmisiert klonischen, myorhythmischen Zuckungen). Auch diese Zuckungen sind in akuten Fällen so häufig mit choreatischen gleichzeitig oder zeitlich alternierend vereint, daß sie öfters gemeinsam besprochen worden sind; aber eine gesonderte Besprechung dieser Zuckungen empfiehlt sich hier, weil die klonischen Zuckungen doch öfters isoliert und sogar in lokal epidemischer Häufung beobachtet worden sind, und weil sie nicht selten in klinisch fast unveränderter und nur blanderer Weise in ein chronisches oder Reststadium übernommen werden bzw. erst in einer chronischen Phase zur Entwicklung gelangen können.

Ebenso wie die choreatischen Hyperkinesen sind auch diese klonischen Zuckungen in der Epidemie des Winters 1919/20 mit großer Häufigkeit beobachtet und eifrig studiert worden (s. bes. Sicard, Hunt, Stertz, Economo, Cohn, Dimitz, Gerstmann, Moritz, Boveri, Dagnini, Gallavardin et Devic, Tretiakoff et Bremer und Marinesco). Interessant ist aber, daß sie bereits bei der französischen Frontepidemie der Jahre 1915/17 nicht fehlten (Cruchet). Ihre Symptomatologie ist keine ganz einheitliche. In der Mehrzahl der Fälle handelt es sich um kurze, blitzartige, häufig ziemlich oder völlig rhythmisierte und identisch gleiche Muskeln befallende Zuckungen einzelner Muskeln oder auch

Muskelgruppen, daneben kommen aber auch rein faszikuläre kurze Zuckungen vor (Economo; Myoklonie und Myokymie: Hunt). Die Häufigkeit der Muskel- zuckungen in der Zeiteinheit ist eine stark wechselnde, im Durchschnitt vielleicht 40—60 mal in der Minute; es begegnet aber auch keinen Bedenken, seltener, etwa alle 15—30 Sekunden, sich einstellende Zuckungen (Adler) derselben Gruppe einzuordnen. Auch die Raschheit der Einzelzuckung ist individuell verschieden; gegenüber der gewöhnlichen raschen bis blitzförmigen Form beschreibt Moritz z. B. verhältnismäßig langsame, rhythmische, mitunter sehr starke, ruckartige Zusammenziehungen. Gegenüber der Chorea sistieren die rhythmischen klonischen wie besonders die faszikulären Zuckungen sehr häufig auch im Schlafe nicht; andere Autoren fanden das Gegenteil (Heiss). Nach eigenen Erfahrungen (auch an den ähnlichen Störungen in chronischen Fällen) kann beides vorkommen. Häufig sind die Zuckungen noch stärker von Schmerzen begleitet als die choreati- schen, bei denen häufig die Phase des zentralen Schmerzes der Zuckungsphase vorausgeht, auch kann den Zuckungen ein sehr schmerzhafter, langdauernder tetanischer Krampf, der sogar auf die glatte Darmmuskulatur übergehen kann (Massari), vorausgehen; in vielen Fällen sind die Zuckungen jedoch auch ganz schmerzlos.

Die Zuckungen können alle Muskeln des Körpers ergreifen, bald in einer Extremität, bald in symmetrischen Muskelpartien auftreten, zu dauernden Nick- bewegungen des Kopfes führen, selbst die Atemmuskulatur ergreifen (Dagnini); mit einer eigenartigen Prädilektion lokalisieren sie sich aber besonders oft hemi- oder bilateral in den Bauchmuskeln, wie in den verschiedensten Epidemien fest- gestellt wurde (Dimitz, Hunt, Reilly, H. W. Maier, Moritz, Strümpell, Adler, Turettini und Pietrowski u. a.). (Auch in Kiel sah ich mehrere Fälle, in denen die Bauchmuskelzuckungen völlig prävalierten.) Daneben beteiligt sich, wie schon Dimitz sah, auch das Zwerchfell öfters, und es wird erlaubt sein, die quälenden Singualtusattaken, die in akuten Phasen der Encephalitis öfters auftreten und namentlich in Frankreich und der Schweiz öfters als fast einziges Abortivsymptom der Erkrankung beobachtet wurden (Dufour, Lhermitte, Loeb, Staehelin, Gautier, Sicard und Paraf (27 Fälle), Netter, Debré usw.), oder prämonitorisch auftreten (Flexner), mit dieser Störung in Zusammenhang zu bringen, wenn auch der Rhythmus des Singultus ganz zurücktreten kann.

Die Bezeichnung „myoklonisch" ist für diese Zuckungen wohl zuerst von Sicard gebraucht und vielfach dann akzeptiert worden. Soweit es sich bei dieser Namensgebung bloß um den Wunsch, dem Symptom eine markante Bezeichnung zu geben, handelt, wird an der Benennung nichts auszusetzen sein, obwohl schließ- lich jede Muskelzuckung eine myoklonische ist. Soweit aber mit dieser Bezeich- nung der Versuch gemacht wird, die klonischen Zuckungen der Encephalitis mit denen anderer, bisher als Myoklonie bezeichneter Erkrankungen, insbesondere dem Paramyoklonus multiplex zu analogisieren, kann die Bezeichnung nicht als glücklich angesehen werden. Bei den Zuckungen des Friedreichschen Paramyo- clonus multiplex handelt es sich um kurze, blitzartige, arrhythmische Zuckungen einzelner Muskeln oder Muskelteile, die sich häufig wiederholen, ihren Sitz dauernd wechseln und im wesentlichen keinen oder nur geringen lokomotori- schen Effekt haben, übrigens im Schlaf meist verschwinden, selten auf einen Mus- kel beschränkt sind. Sicher sind unter dem Namen Myoklonie auch noch andere

Zuckungsformen beschrieben worden, aber es empfiehlt sich doch, die Grenzen dieser Bezeichnung nicht zu weit zu schieben und die Reinheit des Symptomenbildes völlig zu verwischen. Insbesondere hat schon Lewandowsky in der Umgrenzung des Symptoms dem fehlenden Rhythmus große Bedeutung zugelegt. Was die Zuckungen bei Encephalitis anbetrifft, so hat man die Bezeichnung myoklonisch besonders darum für richtig gehalten, weil die Zuckungen nie symmetrische Gruppen, sondern nur einzelne Muskeln ergreifen, der lokomotorische Effekt also gering ist (Hunt, Cohn). Aber das ist durchaus nicht immer der Fall. Schon bei den Bauchmuskelzuckungen können sehr erhebliche dauernde Verschiebungen der Bauchwand zustande kommen. In andern Fällen sehen wir komplexe Gruppen von Synergisten befallen, wodurch Zuckungen entstehen, die völlig den Eindruck erwecken, als wenn immerfort diskontinuierliche galvanische Reize, z. B. — wenn die Zuckung die Schultermuskulatur betrifft — auf den Erbschen Punkt, wirksam sind. Der lokomotorische Effekt braucht gewiß kein sehr großer zu sein, ist aber doch deutlich; es kommen sogar „Verdrehungen und andere Reaktionsbewegungen des Rumpfes vor" (Gerstmann). Dazu kommt dann die häufige frappante Rhythmisierung des Dauerklonus. In völlig oder fast völlig gleichen Zwischenräumen krampft sich immer wieder derselbe Muskel, die gleiche Muskelgruppe in monotonem Gleichmaß zusammen; es kann auch während der ganzen Krankheit die rhythmisierte Zuckung sich auf ein Muskelgebiet beschränken. Dies sind die Zustände, die Cruchet als myorhythmische bezeichnet hat, deren Abtrennung von den myoklonischen Zuckungen auch Marinesco fordert. Diese Fälle scheinen jedenfalls häufiger zu sein als die, in denen ganz arrhythmische Impulse in die betroffenen Muskeln gesandt werden. Auch die Kurven, die Dagnini abbildet, zeigen einen fast vollkommenen Rhythmus, wenn auch die Einzelimpulse nicht gleich stark sind. Bei den myokymischen und myofibrillären Zuckungen, die gelegentlich beobachtet werden, ist die Rhythmik natürlich eine geringere. Wir haben also auch hier wieder keine Einheitlichkeit der Symptome, sondern eine Stufenleiter von rhythmischen und weniger eindeutig rhythmischen Zuckungen einzelner Muskeln oder ganzer Muskelgruppen, von Muskelbündel- und schließlich selbst fibrillären Zuckungen. Es ist notwendig, zum mindesten den Gesamtmuskelzuckungen und Zuckungen von Muskelkomplexen eine gemeinsame Bezeichnung zu geben, allerdings ist es schwierig, für diese nach Ablehnung der Bezeichnung Myoklonie eine markante zusammenfassende Bezeichnung zu finden. Wir wollen sie hier schlechthin als Dauerklonismen oder galvanoide klonische Zuckungen bezeichnen. Eine Verwechslung mit epileptischen Klonismen ist nicht möglich. Es fehlt vollkommen das Übergreifen des Klonus von einem auf das fokal benachbarte Muskelgebiet, das wir bei der Jacksonschen Epilepsie finden; auch bei der Epilepsia continua ist nach der lehrbuchsmäßigen Schilderung das klonische Syndrom ein anderes, indem bald hier, bald da klonische Zuckungen von stärkerem lokomotorischem Effekt als bei der Myoklonie auftreten.

Damit ist nicht gesagt, daß nicht auch bei der Encephalitis in akuten Stadien epileptische oder epileptiforme Erscheinungen, klonisch-tonische Krämpfe (Lauxen) auftreten bzw. mit den choreatischen und dauerklonistischen Erscheinungen interferieren können. Aber diese epileptischen Erscheinungen sind selten (s. u.), und jedenfalls haben die Dauerklonismen nichts mit den epileptischen Krampfparoxysmen zu tun.

Es sind dann noch eine Reihe anderer hyperkinetischer Erscheinungen mitgeteilt worden, die teils mit den choreatisch-klonischen Phänomenen vereint, teils getrennt davon auftreten können, Erscheinungen, die an Torsionsspasmus erinnern (Boström), bulbo-pontine Krämpfe, rein tonische Krampfzustände, wie Trismus usw. Diese Erscheinungen, die ein hohes pathologisches Interesse haben können, haben wegen ihrer Seltenheit geringeres nosologisches Interesse und können hier kurz genannt bleiben.

Die Häufigkeit der Kombination der verschiedenartigsten unwillkürlichen Bewegungen von choreatischen Zuckungen, jaktatorischen, katatoniformen Impulsbewegungen, myorhythmischen, myofibrillären Zuckungen bei denselben Personen, weist von vornherein darauf hin, daß das gemeinsame Fundament des gehäuften Auftretens dieser Zuckungen nicht allein in der besondersartigen Lokalisation der encephalitischen Affektion in bestimmten Teilepidemien, sondern in andern Ursachen liegt. Diese gemeinsame Ursache kann offenbar nur die schwere irritative toxische Allgemeinaffektion sein, auf deren Häufigkeit bei der hyperkinetischen Encephalitis ja schon Economo besonders hingewiesen hat. Entsprechend dieser schweren toxischen Irritationswirkung finden wir auch gerade diese Encephalitisfälle besonders oft mit schweren Delirien, mit starker Bewußtseinstrübung und höherem Fieber kombiniert (s. u.). Die Lokalisation des encephalitischen Krankheitsprozesses hat dann nur für die Art der manifesten unwillkürlichen Bewegungen Bedeutung, und es ist sehr wohl möglich, daß manche der irritativen Pseudospontanbewegungen wie die Jaktationen, die katatoniformen Impulse überhaupt nicht auf irgendwelchen lokalisierten Herden basieren, sondern einer mehr diffusen toxischen zerebralen Irritation ihr Dasein verdanken.

Diese Annahme einer Mitwirkung stark erregender toxischer Faktoren widerspricht keineswegs der geltenden Annahme über die Enthemmungsentstehung des choreatischen Phänomens. Es ist sehr wohl denkbar, daß sich die Wirkung des Ausfalls der Sperr- und Hemmungsmechanismen, die in physiologischen Zuständen das Auftreten choreatischer Zuckungen verhindern, verstärkt oder sogar erst richtig manifestiert, wenn eine irritative Übererregbarkeit des Nervensystems hinzukommt, die sich auch auf die Zentren erstreckt, in denen die Auslösung des choreatischen Phänomens zustande kommt. Auf diese Weise erklärt sich die Steigerung des choreatischen Phänomens bis zum motorischen Austoben, die wir wohl bei der encephalitischen Chorea und der Chorea minor, aber nicht bei der rein auf organischen Enthemmungsfaktoren beruhenden chronischen Chorea finden; und es wird gleichzeitig verständlich, daß nach dem Sistieren der irritativen Komponente einzelne choreatische Erscheinungen in sehr viel blanderer Form ins chronische Stadium übergehen können. Dabei ist es gleich, ob man als den Ausgangspunkt der choreatischen Bewegung — nicht der Herde, in denen die Sperrmechanismen unterbrochen sind — den Globus pallidus ansieht, wie es neuerdings wieder C. und O. Vogt tun, oder doch mit Rücksicht auf die komplexe Natur der choreatischen Bewegung die Rinde und die Pyramidenbahn als den Weg, auf dem die choreatischen Impulse abfließen. Der anatomische Sitz der Herde, deren Ausfall in der Entstehung des choreatischen Phänomens mitwirksam sein muß, läßt sich bei der epidemischen Encephalitis natürlich wegen der

mehr diffusen Verbreitung des encephalitischen Entzündungsprozesses nicht
mit Sicherheit bestimmen; Bindearmbahn und Thalamus sind in den akuten
Phasen jedenfalls gewöhnlich stärker befallen als Striatum; Klarfeld findet
unter 4 untersuchten Fällen 2, in denen der Linsenkern gar nicht entzündlich
verändert war, vielmehr die infiltrativ-exsudativen Veränderungen teils die
Substantia nigra, das zentrale Höhlengrau des kaudalen Abschnittes des III. Ventrikels, die Pars mamillaris hypothalami, teils den Locus cöruleus, Oblongata und
Zervikalmark bevorzugten. Dimitz sah sehr verschiedenartig sitzende Entzün-
dungsprozesse, die eine genauere Lokalisation auch nicht gestatten. Wenn das
Striatum stärker mitbeteiligt ist, können die Entzündungen gerade auf das
Pallidum sich konzentrieren (Boström), obwohl gerade bei Pallidumläsionen
nach den Ausführungen von C. und O. Vogt Starre und Hypertonie, aber nicht
Pseudospontanbewegungen die Regel bilden, vielmehr gerade das Pallidum ein
Zentrum von Automatismen sein soll. Ist so die Lokalisation der Herde bei
choreatischer Encephalitis keine einheitliche, so kann man nur mit einer gewissen
Wahrscheinlichkeit aus der auch von Klarfeld betonten Tatsache, daß stets
die Kleistsche zerobello-rubro-thalamostriäre Bahn mitbetroffen ist,
den Schluß ziehen, daß die encephalitische Chorea in vielen Fällen eine Bindearm-
Thalamuschorea ist (Häufigkeit gleichzeitiger Hirnstammsymptome!); bei
Läsionen dieser Gegend wird die Auslösung der Chorea erleichtert durch das
Plus an irritativen toxischen Faktoren.

Die Lokalisation der rhythmisierten klonischen Zuckungen, der Myokymie
usw. ist noch recht wenig geklärt und wird auch durch die diffusen encephalitischen
Befunde nicht eindeutig. Die Annahme Sicards, daß nur im Mittelhirn der Sitz
der rhythmischen Impulse ist, deren Reizung dann rhythmisierte klonische
Zuckungen hervorrufen könnte, deckt sich wohl mit der häufigen Stärke der
mesencephalen Alterationen bei der Encephalitis, bedarf aber noch völlig des
experimentellen Ausbaus. Immerhin wäre eine solche Annahme noch plausibler
als die Annahme einer kortikalen Genese, an die auch von einigen Autoren, u. a.,
wenn auch mit großer Reserve, von Dagnini, gedacht wird. Mit Recht findet
aber auch Dagnini es z. B. merkwürdig, wie ein Fall mit doppelseitigen Gaumen-
segel- und Pterygoideuszuckungen durch Reizungen in der Gegend der Zentral-
windung unter Freibleiben des größten Teils der zwischen den betroffenen Foci
liegenden Regionen erklärt werden könnte. In den meisten Fällen mit Klonismen
findet man keinerlei Tendenz zu jacksonartiger Verbreitung, öfters bilaterale
Symmetrie der Zuckungen, namentlich bei den Bauchmuskelzuckungen, alles
Erscheinungen, die mit der Annahme einer kortikalen Genese nicht wohl zu vereinbaren wären. Manche Autoren, wie Riley, betrachten die „myoklonischen“
Erscheinungen schlankweg als spinale Symptome. Auch dieser Deutung stehen
vorläufig noch Schwierigkeiten entgegen, da wir uns schwer eine Vorstellung davon
machen können, woher bei Reizung von Bahnen oder Vorderhornkernen im
Rückenmark die Impulse zu rhythmischen Zuckungen kommen sollen. Allerdings scheint die Feststellung der tetanusartigen schmerzhaften Bauchmuskel-
krämpfe, die den Bauchmuskelzuckungen vorausgehen, der Annahme einer
spinalen Genese Vorschub zu leisten. Darüber hinaus scheint mir für andere
Formen der Zuckungen, vor allem die myofibrillären und myokymischen und
arrhythmischen Zuckungen einzelner Muskelabschnitte und isolierter Muskeln

die spinale Genese noch wahrscheinlicher. Bestärkt werde ich in dieser Ansicht durch die Feststellung, daß ich öfters solche Zuckungen in (spinal) atrophischen Muskeln oder auch zwar nicht in den atrophischen Muskeln selbst, aber in zum gleichen Kerngebiet gehörigen Muskeln, z. B. im Pectoralis major und Deltoideus bei gleichzeitiger Serratuslähmung unter den Residuärsymptomen bei chronisch Kranken sah. In einem akuten Fall mit Bauchmuskelzuckungen konnte ich histologisch besonders reichliche Infiltrate auch in den Seitensträngen und Vorderhornkernen feststellen. Ob sich die Entstehung aller klonischen Zuckungen einheitlich erklären lassen wird, steht dahin. Wir werden in der Zukunft vor allem versuchen müssen, die Genese der rhythmischen oder wenigstens ungefähr taktmäßigen Zuckungen ganzer Muskeln oder Muskelkomplexe von der der myokymischen, myofibrillären und arrhythmischen Zuckungen von Muskelabschnitten getrennt zu behandeln.

c) Die extrapyramidalen Ausfallserscheinungen.

Wir besprechen in dieser Gruppe die mannigfachen motorischen Erscheinungen der Encephalitis, die vor allem ihr zusammenfassendes Stigma darin haben, daß die myokinetische Pyramidenbahn nicht erkrankt, die, Erkrankungen dieses Systems entsprechenden, Lähmungserscheinungen und spastischen Hypertonien fehlen, während gegenüber der vorigen Gruppe der Hyperkinesen akinetische Erscheinungen überwiegen und die Pseudospontanbewegungen, die mitunter beobachtet werden, in der Hauptsache die Folge von Ausfalls- (Enthemmungs)-Erscheinungen sind. Die Symptome entsprechen also im wesentlichen der von Strümpell genau analysierten Gruppe der amyostatischen Erscheinungen bzw. dem dystonischen Syndrom von Stertz; von den choreatischen Erscheinungen besprechen wir hier nur diejenigen, die wir bei den chronischen Formen finden. Die Bezeichnung striäres Syndrom (C. und O. Vogt) begegnet nach den bekannten anatomischen Massenerfahrungen der letzten Jahre natürlich auch keinen großen Bedenken, obwohl die anatomische Grundlage der striären Erscheinungen bei der Encephalitis wohl öfters nicht im Striatum selbst, sondern in den striären Leitungsbahnen des Hypothalamus gelegen ist; auch die Substantia nigra, die in Beziehungen zum Striatum gebracht wird, ist bei der amyostatischen Encephalitis oft besonders betroffen, wie von Tretiakoff und Bremer und Marinesco behauptet wurde; in einem eigenen Falle mit chronisch amyostatischer Encephalitis zeigten sich hier auch besonders schwere degenerative Veränderungen. Daß wir nach der Flut von Veröffentlichungen auf dem Gebiet der extrapyramidalen Störungen in diesem Kapitel vorwiegend nur die Symptomatologie der bei Encephalitis vorkommenden Erscheinungen und nicht ihre pathologische Physiologie betrachten wollen, bedarf keiner großen Entschuldigung. Entweder könnten wir bei den häufigsten Symptomen nur schon reichlichst Diskutiertes mit andern Worten wiederholen, oder wir müßten, wenn wir die Frage der extrapyramidalen Störungen erneut gründlich in Angriff nehmen wollten, den zur Verfügung stehenden Raum weit überschreiten.

Legen wir der Symptombeschreibung die für die klinische Gruppierung recht praktische Einteilung von Stertz in drei Formen, das akinetisch-hypertonische, das spastisch-athetotische und das choreatische Syndrom unter, so können wir sagen, daß die allergrößte Mehrzahl aller extrapyramidalen Ausfallserscheinungen in die erste Gruppe gehört, wobei allerdings die eigenartigen Pseudospontanbewegungen eine etwas besondere Beschreibung erfordern werden. Auch in weiteren Einzelheiten bedarf die Schilderung Stertz' nach den hiesigen Erfahrungen noch einiger Erweiterung.

Daß Erscheinungen, die an Paralysis agitans bzw. Wilsonsche Krankheit erinnern, bei der Encephalitis vorkommen, ist bereits von Economo, in besonderem Maße dann von Wilson (Frühjahr 1918) und Nonne (Hamburg 1918/19) betont; leichtere Erscheinungen sind von Speidel, v. Sohlern, Sainton, Hall, Buzzard, Alexander-Allen, Claude beobachtet worden; Economo sah auch bereits 2 Fälle mit Athetose. Hier handelte es sich um meist vorübergehende Erscheinungen von Amimie, Rigidität usw. in akuten Fällen des Leidens, wenn auch bereits der eine Fall Economos mit athetotisch-choreiformen Bewegungen einen chronisch schubweisen Verlauf nahm und Nonne einen Zustand chronischen Parkinsonnismus aus akutem Stadium heraus sich entwickeln sah; einen ähnlichen Verlauf nahm auch ein Fall Staehelins, der im Dezember 1917 erkrankte. Verstärkt machten sich die amyostatischen Erscheinungen in der Winterepidemie des Jahres 1919/20 an verschiedenen Orten geltend (Strümpell, Forster, T. Cohn, Medea (Mailand), Mingazzini, H. W. Maier (Zürich); mitunter als Nachstadium der hyperkinetischen Phase (Dimitz). Während es sich hier noch meist um remittierende oder transitorische amyostatische Erscheinungen handelte und namentlich die aus der Epidemie des Jahres 1919 überlebend gebliebenen Kranken nur relativ selten und dann auch gewöhnlich nur leichte Paralysis agitans-artige Symptome unter ihren Resterscheinungen gezeigt hatten (Speidel), mehrten sich im Verlaufe des Jahres 1920 die Fälle, in denen sich die akinetisch-hypertonischen und verwandten Symptome auswuchsen zum schweren chronischen amyostatischen Syndrom und von vornherein ein schleichenderer Verlauf eventuell ohne sichere akut hyperkinetische oder lethargische Erscheinungen einsetzte (Sicard et Paraf, Souques, Bing usw.). Man darf natürlich nicht zu schroffe Grenzen ziehen wollen, und auch wir sahen einzelne amyostatische Encephalitisfälle, in denen die Erkrankung bereits in den Jahren 1917/18 begonnen hatte; aber generell ist, soweit sich das nach den vielen Veröffentlichungen sagen läßt, wohl nicht daran zu zweifeln, daß mit dem zeitlichen Fortschreiten der Epidemie vielerorts eine merkwürdige Umwandlung des Verlaufs, ein Zurücktreten der stürmisch-akuten, ein Vordringen der schleichend-progressiven amyostatischen Formen sich geltend macht. Diese Fälle des chronischen Parkinsonnismus sind unterdes vielfach beschrieben worden (Stertz, P. Marie et Lévy, Meggendorfer, Tretiakoff und Bremer, C. Mayer und John, Holthusen und Hopmann, Géronne (Siechtum mit „spastischen" Erscheinungen), Claude, Palitzsch, Barré, Cruchet, Ely, Forster, Holzer, Freyschlag, Barré und Reys [unter 101 Fällen 20 Amyostatiker] usw.). Man darf mit einer gewissen Reserve vielleicht den Schluß ziehen, daß in Deutschland und Frankreich die chronisch amyostatischen Erscheinungen besondere Häufigkeit erlangt haben. Hier in Göttingen wurden diese Syndrome, wie E. Schultze bereits mitgeteilt hat, ganz besonders häufig gesehen. Unter 106 Fällen zeigten nicht weniger als 58 Fälle ausgesprochene chronische amyostatische Erscheinungen [1]). Die Häufigkeit dieser Fälle unter unserm Material mag darauf beruhen, daß der Hauptencephalitisschub in unserer Gegend in die Frühjahrsmonate des Jahres 1920 fiel. Meist suchten diese Kranken erst wegen dieser Erscheinungen, die sich nach einer „Kopfgrippe" nicht bessern wollten, die Klinik auf, oft unter falscher Diagnose vom Arzte geschickt. Hier gleich sei bemerkt, daß ich auf Grund der reichlichen eigenen Beobachtungen die Differenzierung der amyostatischen Formen, die Sicard und Paraf vorgenommen haben, in Parkinsonnismus mit remittierendem Verlauf und „Parkinson vraie" mit unheilbaren Erscheinungen nicht billige und insbesondere nicht, wie die genannten Autoren das tun, die ungünstige Prognose von dem Auftreten des typischen Parkinsontremor abhängig machen möchte. Dieser typische Tremor ist unter unsern Fällen tatsächlich außerordentlich selten aufgetreten, und dennoch erzielte die Behandlung leider so häufig nur vorübergehende Remissionen, ohne daß der ungünstige Weiterverlauf gehindert werden konnte. Umgekehrt hat Bing amyostatische Encephalitisfälle mit „Pillendrehen" auch heilen sehen.

. In diesem Stadium zeigen unsere Kranken folgenden Befund:

α) Die akinetisch-bradykinetischen Erscheinungen (Bewegungsarmut, Bewegungsverlangsamung). Das äußerlich auffallendste und vielleicht auch wichtigste Zeichen, das stets auf den ersten Blick die Vermutungsdiagnose stellen läßt, ist die Bewegungsverarmung, die Akinese, der Verlust oder die Herabsetzung der motorischen Spontaneität, die Trägheit aller Willkürbewegungen (Bewegungsverlangsamung). Das Gesicht ist maskenhaft starr, die Falten auf der Stirn, unter den Augen, zwischen Nase und Oberlippe sind verstrichen oder unbeweglich gefurcht, die spontane Mimik fehlt, der Blick zeigt den Ausdruck des vereisten Erstaunens (namentlich dann, wenn die Augen weit aufgerissen sind), oder einer eigenartigen Mischung von Ratlosigkeit und Teilnahmlosigkeit, seltener der starren Verdrießlichkeit ohne entsprechenden Affekt; der Mund steht halb geöffnet, der Kranke „vergißt" ihn zu schließen. Tritt einmal eine mimische Bewegung ein, z. B. die des Lachens, so bleibt sie minutenlang stehen, wenn die affektiven Grundlagen der mimischen Innervation längst verschwunden sind; so zeigen auch diese mimischen Äußerungen etwas eigenartig Lebloses, Marionettenhaftes, man „fühlt" den Mangel innerer Teilnahme an der erstarrten fratzenhaften Innervation. Der Ausdruck der Hypermimie für diese Zustände ist nicht sehr zutreffend, da ihnen nicht eine gesteigerte Mimik, sondern nur die mangelnde Lösbarkeit der einmal intendierten Innervation zugrunde liegt. Hierauf beruht auch die Erscheinung, daß der Kranke, der gewöhnlich auch bei völliger Klarheit auffallend wenig Notiz von der Umgebung, vom Arzt, der ihn untersucht, mit ihm spricht, zu nehmen scheint, dann, wenn er einmal den Blick auf den Arzt gerichtet hat, diesen mit einer anscheinend plumpen Neugierde minutenlang anstarrt und ihm womöglich automatisch mit den Blicken folgt, wenn der Arzt sich wegwendet. Nicht nur das Gesicht verliert durch das fehlende feinste Muskelspiel, durch die Starrheit der Züge seine Grazie; es gibt auch eine Art Amimie der Hände, welche Kenner der Ausdrucksfähigkeit der Hände bei ihren Angehörigen sehr wohl bemerken: „Die Hände meiner Tochter sind so häßlich geworden, es war früher viel mehr Leben in ihnen, jetzt sind sie ganz

---

[1]) Zurzeit sind es weit über 70 Fälle.

ausdruckslos“, erzählte mir ganz spontan die Mutter einer meiner Kranken. Das
Fehlen der mimischen Ausdrucksbewegungen ist nur ein besonders markantes
Teilsymptom einer auf alle Willkürbewegungen zutreffenden Erscheinung.
Durch den fehlenden Bewegungsantrieb wird der Anschein der Teilnahmlosigkeit erweckt. Der Kranke sitzt, steht, liegt ohne die Neigung sich zu beschäftigen,
sich zu bewegen. Im Stehen überwiegt bei den meisten, nicht bei allen Kranken
der leichte Flexionstyp; der Kopf hängt etwas herab, der Rumpf ist leicht ge-
krümmt, Rumpf und Oberschenkel, Ober- und Unterschenkel, Ober- und Unterarm, Unterarm, Hand bilden stumpfe Winkel, auch die Finger sind leicht flektiert,
der Arm etwas adduziert, auf dem Oberschenkel ruhend. Auch im Gehen wird
häufig dieser von der Paralysis agitans her bekannte, in vereinzelten Fällen
karikaturhaft starke Flexionstyp beibehalten. Im Liegen werden unbequeme
Stellungen oft unbemerkt gelassen. Es ist verblüffend, wie oft man die Kranken
im Bett mit leicht erhobenem Kopfe findet. Das Ermüdungsgefühl ist zweifellos
oft auffallend vermindert. Alle Zweckbewegungen sind verlangsamt, mechanisch, grob, ungeschickt; beim Essen muß der Kranke gefüttert werden, da er
mit den Handgriffen nicht fertig wird, den Bissen läßt er minutenlang unzerkaut
im Munde.

Dieses Symptom des Erstarrens
einer einmal intendierten aktiven
Bewegung gehört ebenso wie die Einhaltung der einmal gegebenen unbequemen Haltung im Bett zu den Erscheinungen, die Stertz als „pseudo-
kataleptisches Verhalten“ bezeichnet,
die den Erscheinungen der Fixationsrigidität Strümpells nahestehen.
Ebenso bizarr wie die Störungen, die
Stertz als Ausdruck dieser Störung
z. B. bei Wilsonscher Krankheit sah,
können auch bei der Encephalitis diese
Störungen sein. Abb. 2 zeigt einen
Kranken, der beim Hemdanziehen minutenlang, ohne Unlust zu äußern, in
dieser unbequemen Stellung verharrte.
So stark sind die Störungen natürlich
nur in schwereren (übrigens nicht immer

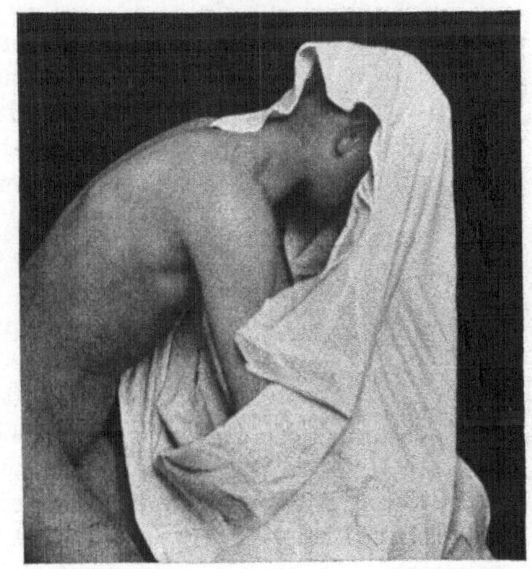

Abb. 2. Pseudokataleptische Starre. (Minutenlang
beim Anziehen in dieser unbequemen Stellung ohne
Affektäußerung verharrend. Keine intellektuelle
Einbuße.)

prognostisch ungünstigen) Fällen, aber auch in leichteren Zuständen finden wir
deutlich die Verringerung des „Bequemlichkeitsbedürfnisses“. Katalepsie, d. h.
Einhaltung passiv gegebener Haltungen, sahen wir in ausgesprochenem Maße
nur, wenn auch die „pseudokataleptischen“ Erscheinungen stark waren; das umgekehrte Verhalten trifft nicht immer zu.

Die Schritte sind kurz, schleichend, seltener trippelnd, der Kopf sitzt wie
ein lebloser Klotz unbeweglich auf dem Rumpf, alle Wendungen beim Gehen,
beim Umkehren sind vergröbert, eckig, unausgeschliffen, manchmal in Rucken
mit eingeschobenen Pausen. Gerade beim Gehen ist besonders deutlich, selbst
in leichteren Fällen, der Mangel der begleitenden assoziierten Bewegungen, die

Arme liegen beim Gehen unbeweglich am Rumpf, das physiologische Arm-
pendeln fehlt. Es ist ein anscheinend günstiges Zeichen, wenn diese assoziierten
Bewegungen wiederkommen, ohne daß die Aufmerksamkeit besonders darauf
gelenkt wird. Aber auch die assoziierten Bewegungen, die Zweckbewegungen
des Arms begleiten, z. B. solche des andern Arms, erlöschen in gleicher Weise.
(Ich wähle absichtlich die Bezeichnung assoziierter Bewegungen, die von
Souques gebraucht wird, um den Gegensatz ausdrücken zu können gegenüber
den Mitbewegungen, den Synkinesien oder besser Synergien bei Pyramidenläsionen, die auf mangelhafter Dissoziierbarkeit der Einzelbewegungen beruhen,
in pathologischen zwangsmäßigen Einstellbewegungen bei Willkürinnervationen
anderer Muskeln oder Muskelgruppen sich äußern.)

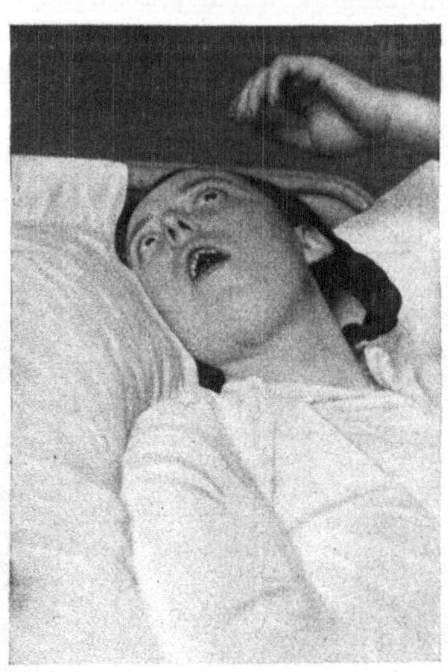

Abb. 3. Kataleptischer Zustand bei fortschreitender Erstarrung.

Stertz hat in dem Verlust, dem Erlöschen dieser automatisch ablaufenden „assoziierten" Bewegungen eine wesentliche Grundlage der Bewegungsarmut gesehen und diese Hypo- oder Afunktion auf die primäre Grundlage der gestörten Innervationsbereitschaft zurückgeführt. Aber so richtig auch diese Ansicht von Stertz zu sein scheint, so dürfte doch, wie wir aus der besonderen Schwere der habituellen Bewegungs-armut folgern können, auch tatsächlich eine Herabsetzung der Bewegungsinitiative nicht fehlen; schon die Tendenz motorisch zu handeln, ist herabgesetzt. Teilweise als Folge der mangelnden Innervationsbereitschaft finden wir auch bei unseren amyostatischen Encephalitis fällen überaus häufig (nicht immer!) das langsame An- und Abschwellen des angewandten Kraftdrucks, die Unfähigkeit, Bewegungen schnell aufeinander folgen zu lassen, die amyostatische Störung der Diadochokinesie. Stertz hat diese Störungen der Innervationsbereitschaft bereits mit Recht mit Störungen der reziproken Denervation der Antagonisten (Sherrington) in Verbindung gebracht; wir können wohl nicht daran zweifeln, daß sich die Störungen der reziproken Denervation klinisch auch äußern können, ohne daß gleichzeitig eine Hypertonie besteht.

In diesem Zustande ähnelt das Bild äußerlich gewiß mitunter erheblich dem Erscheinungsbilde des katatonischen Stupors, namentlich dann, wenn die Hypertonie gering ist (s. u.), und es ist verständlich, warum die Kranken so oft mit der Diagnose Katatonie der Klinik überwiesen werden. Aber einfache Untersuchungen ergeben rasch den grundlegenden Unterschied gegenüber schizophrenen Affektionen. Zunächst ergibt die psychische Untersuchung, daß jeder psychische Negativismus auch im scheinbar tiefen „Stupor" fehlt, daß die Kranken psychisch prompt und adäquat reagieren, nichts von Zerfahrenheit, von inhaltlichen Störungen der Wahrnehmung und der Vorstellungen zeigen, über die Tatsache ihrer Krankheit orientiert sind, klare Auskunft über die Art ihrer Beschwerden geben können. (Genauere Angaben über die Psyche werden später zusammenfassend gegeben.) Zweitens aber findet man in individuell allerdings schwankenden Grenzen ein Symptom, das auch bei andern amyostatischen Zuständen nicht ganz zu fehlen scheint, unter dem Namen Kinésie paradoxale (Souques), Progression metadromique (Tilney) beschrieben, bei Encephalitikern auch von Haenel und Krambach beobachtet wurde, nämlich die merkwürdige Erscheinung, daß die Bewegungsverlangsamung kein undurchbrechbares Defektsymptom zu sein braucht. Auch uns ist dieses Symptom schon seit langer Zeit, schon bei einigen der ersten amyostatischen Encephalitiker, die wir zu sehen bekamen, in frappanter Stärke aufgefallen; es äußert sich so: Wird der mangelhafte spontane Bewegungsimpuls durch einen fremden Willen gleichsam ersetzt, kann sich das Bild im Moment plötzlich ändern. Der Kranke, der spontan nur mühsam sich dahinschleppt, beim Betreten eines Zimmers mit der Hand an der Türklinke kleben bleibt, macht auf energischen Befehl einen schnellen Dauerlauf, springt die Treppe herauf und herunter immer 2—3 Stufen auf einmal nehmend, verrichtet rasch die ihm aufgetragene Arbeit, klettert mit größter Schnelligkeit an einem Heizrohr empor, während er vorher stundenlang in scheinbar völliger Stumpfheit mit flektiertem Kopf und speichelndem Mund, das Taschentuch fest in die Hand gekrampft, dagesessen oder gestanden hat. Freilich sind die Bewegungen auch ungeschickt, automatenhaft steif, die Bewegungsimpulse nur vorübergehend, der Kranke versinkt meist bald wieder in seinen Habitualzustand, der Ausdruck des freudigen Erstaunens über die ihm selbst unbekannte Leistungsfähigkeit erstarrt zur geistlosen Lachgrimasse; aber nach Belieben kann man bei solchen Patienten immer wieder die Verlangsamung der Bewegungen passiv durchbrechen. Selbstverständlich versagt das Symptom namentlich bei Kranken, die stärkere Hypertonie zeigen. Es ist also berechtigt, daß, wie Kirby und Davis betonen, die Analogisierung mit katatonischen Zuständen falsch ist, zumal auch phantastische Haltungsanomalien, Stereotypien usw. fehlen. Gerade diese scheinkatatonischen Zustände zeigen auch deutlich, wie unzweckmäßig, verwirrend, komplex die Bezeichnung „Stupor" in der Hirnpathologie ist.

β) Die Hypertonie. Nachdem schon Zingerle, Forster u. a. die Bewegungsarmut von der Hypertonie abgesondert hatten, hat besonders Stertz einleuchtend gezeigt, daß die verschiedenartigen akinetischen Erscheinungen des „dystonischen" Syndroms nur zum Teil durch die Hypertonie erklärt werden, und daß den Erscheinungen der Verlangsamung der Bewegung, der Bewegungsarmut, der pseudokataleptischen Erscheinungen eine gewisse Selbständigkeit neben der Hypertonie zukommt.

Gerade bei der epidemischen Encephalitis scheint nach unseren Erfahrungen die Dissoziation zwischen akinetisch-bradykinetischen und hypertonischen Erscheinungen oft eine besonders ausgesprochene. Der Kranke zeigt das statuenhafte Verhalten, das ich oben geschildert habe, vielleicht in ausgesprochenem Maße, er betritt mehr schiebend als schreitend das Untersuchungszimmer, er bleibt regungslos auf dem Untersuchungsbett, er antwortet, ohne eine fixierende Einstellbewegung der Augen zu machen; und prüfen wir dann den Tonus bei passiven Bewegungen, so gehört öfters die durch die zahlreichen Vergleichsuntersuchungen der letzten Zeit gewonnene Feinheit der Empfindung dazu, um schon eine abnorme Vermehrung des Widerstandes gegen die Bewegung festzustellen; oder nur in den großen proximalen Gelenken, in denen ja bekanntlich die Hypertonie oft am stärksten ist, wie Stertz jetzt wieder betont, stoßen wir auf eine sichere Rigidität, während Aspontaneität und Bradykinese doch alle Gelenke gleichzeitig betreffen. Daß die Hypertonie die Bewegungsverarmung nicht allein erklärt, sehen wir am deutlichsten in den Fällen, in denen die habituelle Aspontaneität durch passiv erteilte Befehle durchbrochen wird. Wir sehen aber auch Fälle, in denen zeitweise schwere Akinese mit leichter, aber feststellbarer Rigidität mit Zuständen abwechselte, in denen jede Hypertonie fehlte, die Spontaneität (in Anregung zu den Bewegungen und Schnelligkeit der Bewegungen) eine gebesserte war, von einem normalen Verhalten hierin aber doch nicht die Rede sein konnte. Die Hypertonie verstärkt also natürlich die Bradykinese, erklärt sie aber nicht allein. Die Kranken haben oft selbst ein sehr deutliches Gefühl dafür, daß ihre Glieder versteift sind, auch wenn die tatsächliche Hypertonie gering ist. Mehrfach bemerkte ich auch,

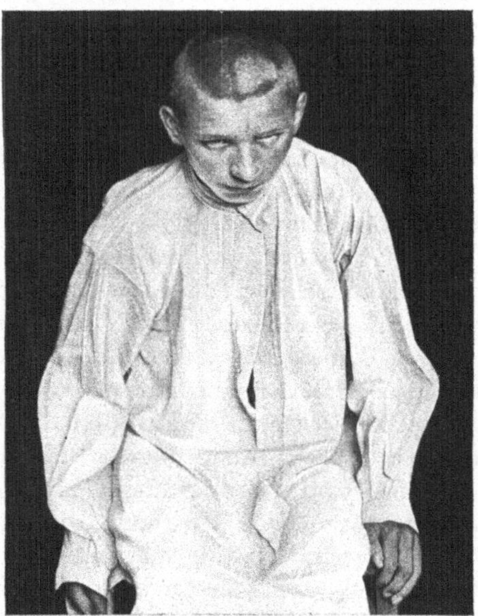

daß die akinetischen Erscheinungen denen der schwereren Hypertonie vorausgingen; so sah ich einen Kranken mit schwerer Akinese, Trippelgang, Flexionstyp, anfangs geringer, wenn auch deutlich feststellbarer Hypertonie, progressivem Verlauf, bei dem erst gegen Ende des Lebens eine enorme Rigidität einsetzte. Bei einem andern, der mehrfach die Klinik aufsuchte, zeigte sich das erstemal überhaupt noch keine Tonusanomalie, aber schon deutliche Herabsetzung der Spontaneität, später verstärkte sich die Rigidität in erheblichem Maße. Umgekehrt kann in akuten Fällen mit amyostatischen Erscheinungen die Hypertonie eventuell lokal begrenzt eine außerordentlich starke sein, ohne daß Maskengesicht und allgemeine Tendenz zur Hypokinese bestehen; ich sah dies besonders deutlich bei einer Kranken, bei der die Erscheinungen sich wieder zurückbildeten. In mehreren anderen Fällen waren die Hypertonien fast allein auf die Kopf-nackenmuskulatur beschränkt, hier allerdings auch die übrigen Störungen am markantesten.

Immerhin ändert die interessante Feststellung der Dissoziabilität von akinetischen und hypertonischen Erscheinungen natürlich nichts an der Feststellung, daß die Steigerung des Muskeltonus ein Habitualsymptom des striären extrapyramidalen Syndroms ist und wenigstens in geringem Maße in unsern Fällen stets, zum mindesten zeitweilig und wenigstens in bestimmten Muskelabschnitten, isoliert namentlich manchmal in der Gesichts- und Nackenmuskulatur, gefunden wird. Nur vereinzelt sah ich so hochgradige Hypertonien, daß die passive Bewegung auf erhebliche Schwierigkeiten stieß. In diesen letzteren Fällen waren auch die propulsiven und retropulsiven lokomotorischen Erscheinungen, die ja im übrigen auch mit der mangelhaften Innervationsbereitschaft zusammen-hängen, in verständlicher Weise besonders akzentuiert.

Die Unterschiede der extrapyramidalen Hypertonie gegenüber der „spastischen" Hypertonie bei Pyramidenerkrankungen sind zu oft auseinandergesetzt worden (Strümpell, Wilson, Stertz), als daß eine eingehende Besprechung der Differenzen nötig wäre. Immerhin soll man bei der Bewertung dieser differentiellen Unterschiedsmerkmale nicht zu dogmatisch sein. Gerade in den häufigen leichteren Fällen der Hypertonie läßt sich ohne die Möglichkeit von Selbsttäuschungen gar nicht entscheiden, ob die Spannungen bei schnellen passiven Bewegungen größer sind als bei vorsichtigen oder nicht. Eine Verminderung der Spannungserscheinungen läßt sich durch Wiederholung der Bewegung auch bei den extrapyramidalen Hypertonien erzielen. Am wichtigsten ist diagnostisch sicherlich das Fehlen der echten Pyramidenzeichen, auch die besondere Deutlichkeit der Hypertonie in den großen proximalen Gelenken ist von Wichtigkeit. Dagegen ist eine einfache Steigerung der Sehnenreflexe auch bei den extrapyramidalen Hypertonien nicht selten. Nur bei sehr starken Hypertonien war die Vermehrung der Muskelspannung in unseren Fällen schon in der Ruhe eine auffallende; in leichteren erwies sich erst bei passiven Bewegungen der Widerstand gegen die Bewegung erhöht. Niemals zeigte sich bei unseren Fällen die hyper-tonische „Fixationsrigidität" so stark, wie z. B. Strümpell und Wilson dies in manchen Fällen von lentikulärer Degeneration oder Pseudosklerose fanden, mit dem Erfolge etwa, daß die Beine beim Sitzen in vertracktesten Flexions-stellungen vom Erdboden entfernt lange Zeit in der Luft schwebten. Natürlich handelt es sich nur um graduelle Differenzen; die unbequemen Kopfhaltungen im Liegen sind auch zum Teil durch Hypertonien bedingt, während die grotesken pseudokataleptischen Fixationen bei aktivem Agieren von den hypertonischen Fixationen wohl meist getrennt werden können; sie kommen auch in Fällen vor, in denen die Hypertonie gering ist und werden durch dieselbe höchstens verstärkt. Auch schwere Kontrakturbildungen mit schließlicher Immobilisation der Gelenke habe ich nie gesehen. C. Mayer und John haben in schönen Untersuchungen an amyostatischen Fällen, die nosologisch zur Encephalitis gehören, auf die Wichtigkeit der reflektorischen Dehnungsspannung des Antagonisten bei passiven Bewegungen als Ursache der Rigidität hingewiesen; auch bei langsamen passiven Bewegungen ließ sich das plötzliche pralle Vorspringen des ge-

dehnten Muskels sehr schön nachweisen. Der Nachweis der reflektorischen Natur
der Dehnungsspannungen steht im Einklang mit den Befunden O. Försters
bei arteriosklerotischer Muskelstarre, Paralysis agitans usw. Nur scheinbar gegen-
sätzlich ist die starke Nachkontraktur in Muskeln, deren Insertionspunkte einander näher sind, das paradoxe Phänomen Westphals am Fuß, das wir
in einigen, aber nicht allen Fällen mit starker Hypertonie fanden, in ähnlicher
Weise auch starke Nachkontraktur der kräftig dorsalflektierten Hand. Diese
Symptome haben Beziehungen zu der von Förster angegebenen Verstärkung
der Antagonistenspannungen nach Annäherung der Insertionspunkte; bei der
amyostatischen Encephalitis haben wir dies Symptom öfters vermißt. Die
Dehnungsspannungen, die Mayer und John beobachteten, habe ich bisher
in einzelnen Fällen mit stärkerer Hypertonie in derselben Weise gesehen, in
leichteren Fällen ist grobklinisch das Phänomen nicht feststellbar. In den
Fällen, die ich sah, war die plötzliche Spannung des Antagonisten besonders
deutlich im Bizeps und Brachioradialis bei Extension des Arms, nicht umgekehrt im Trizeps bei Unterarmflexion; es könnte sich hier natürlich um Zu-
fälligkeiten des Materials handeln. Wie sehen mit Stertz in den Hypertonien den
Ausdruck der zweiten Funktionsstörung des striären Systems, in der Form der
Steigerung des myostatischen Haltungsreflexes, die sicherlich am zwanglosesten
auf eine Enthemmung der über das Zerebellum geleiteten tonischen Agonisten-
Antagonistenimpulse zurückzuführen ist.

γ) Die Paresen. Bereits Wilson, Strümpell, Stertz u. a. konnten in der
Analyse der extrapyramidalen Erscheinungen das Vorhandensein von echten
Schwächezuständen der Muskeln außerhalb der durch Hypertonie, Störungen
der Antagonistenentspannung usw. vorgetäuschten Schwäche feststellen. Die
Erfahrungen bei unsern enzephalitischen Fällen bestätigen diese Auffassung
vollkommen. Insbesondere zeigen unsere Erfahrungen zur Genüge, daß auch die
Paresen eine Art Grundsymptom des extrapyramidalen Syndroms darstellen,
daß im Einzelfall die Parese nicht der Stärke der Hypertonie, aber auch nicht
dem Grade der Bradykinese, der Aspontaneität, der Neigung zu pseudokataleptischen Erscheinungen, der Stärke des Ausfalls an assoziierten automatischen
Bewegungen parallel geht. Stertz hat auch wieder bereits die Dissoziations-
möglichkeit von Paresen und Hypertonie aufgedeckt. Prüfen wir z. B. den Kraft-
druck der Hand, so finden wir das eine Mal bei bereits ausgesprochener Hypertonie, bei hochgradiger „Starre" recht hohe Werte, das andere Mal im dynamo-
metrischen Versuch bei bestem Willen des Patienten nur etwa den dritten Teil
des Wertes, den man nach dem vorhandenen Muskelvolumen erwarten müßte.
Die Verlangsamung des Kraftdrucks spielt dabei keine Rolle.

In 2 Fällen sah ich ausgesprochene Hemiparesen, die einen erheblichen
diagnostischen und nosologischen Wert insofern haben, als derartige Halb-
seitenerscheinungen mit Pyramidenläsionen oder — in leichteren Fällen, in denen
der neurologische Status sonst gering ist — mit psychogenen Erscheinungen verwechselt werden können. Im ersten Falle war die Hemiparese schon im Beginn
der schweren Encephalitis aufgetreten und noch nach einem Jahre deutlich, auch
der Fazialis war namentlich im unteren Ast beteiligt, die Hypertonie wie bei
Pyramidenläsionen charakterisiert, aber die Pyramidenreflexe fehlten völlig.
In einem zweiten Falle waren die hypertonisch-encephalitischen Resterschei-

nungen schließlich sehr gering, nur eine geringe Hemiparese ließ sich bei Widerstandsbewegungen objektiv noch nachweisen; die subjektiven und in keiner Weise demonstrativen Klagen über die dauernde Schwäche der linken Seite bei geringer Hemihypertonie bildeten das letzte und restierende Krankheitssymptom, während extensiv alle Bewegungen frei und schnell waren. Echte Paralysen habe ich ebensowenig wie die früheren Beschreiber des extrapyramidalen Syndroms gesehen.

Während an der Muskulatur des Rumpfes und namentlich der Extremitäten die Differenzierung der gefundenen Bewegungsstörungen in ihren verschiedenen Komponenten mehr oder weniger gut möglich ist, werden wir bei einigen charakteristischen einfachen und komplexen motorischen Störungen im Bereiche der Gesichts-, Schlund-, Kehlkopfmuskulatur von einer feineren Differenzierung vielfach noch absehen müssen. Wir finden hier auch bei der Encephalitis recht eigenartige Symptome.

Die konjugierten Bewegungen der Bulbi sind nicht selten in schweren Fällen eingeschränkt und stark verlangsamt. Dies könnte auf einem der Rigidität entsprechenden Vorgange der Antagonisteninnervation beruhen. (Myostatische Starre der Augen: Cords.) In einem Falle konnte bei fortschreitender allgemeiner Versteifung die progressive Einschränkung sämtlicher Blickbewegungen bis zu stärksten Graden

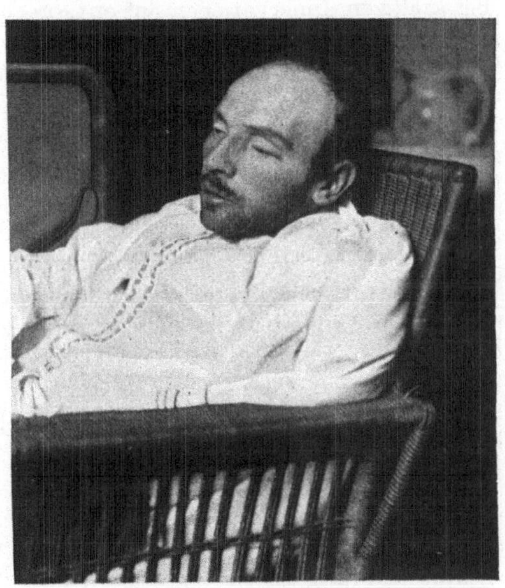

Abb. 6. Amyostatischer Endzustand. Verstärkte Paresen neben hochgradiger Hypertonie. Ausgesprochene Ptosis (später Exitus).

beobachtet werden. Daß auch echte dauerhafte Blicklähmungen mit der Amyostase verbunden sein können, habe ich schon erwähnt.

Nicht selten fanden wir im Gebiet des Fazialis eine halbseitige Verstärkung in der Verschleierung der Muskelkonturen und Nachschleppen bei Innervationen, durch welche der Eindruck einer dem peripherischen Typ entsprechenden einseitigen Fazialisparese erweckt wird. Elektrische Störungen fehlten. Es ist möglich, daß diese Störung rein extrapyramidaler Genese, als lokalisierte extrapyramidale Parese zu gelten hat.

Eigenartig ist die Sprache vieler schwererer Fälle. Sie unterscheidet sich etwas von den dysarthrischen Störungen, die z. B. Wilson und Strümpell bei ihren lentikulären Kranken fanden; sie ist gewöhnlich weder verwaschen, schmierend noch skandierend, wie das ja Strümpell außerordentlich stark in seinen Fällen fand. Bei unsern Kranken läßt sich allerdings auch öfters eine verminderte Akzentuation der Laute feststellen, namentlich die Zungen- und Gaumenkonsonanten können verwaschen sein, das „r" wird nur angedeutet; daneben aber fällt vor allem die Monotonie, das Fehlen des „Metalls" im Sprachton, die verringerte Modulationsfähigkeit der Sprache, das verringerte Crescendo und Decrescendo, häufig die Beschleunigung, das automatenhafte Hinleiern der Sätze, das leise Sprechen und daneben eine sehr oft beobachtete auffallende Höhe des Sprachtons auf. Die Kranken sprechen im Fistelton. Man kann dann auch von intelligenten Kranken oder ihren Angehörigen hören, daß die Kranken früher kräftiger und auch tiefer gesprochen haben; bei Remissionen, an „besseren" Tagen wird die Sprache tiefer. Mitunter ist die Sprache überstürzt in einer Art Propulsion; am Ende des Satzes erlöscht die Stimmkraft. Auch diese Störungen sind gewöhnlich mehr habituell, automatenhaft, als unkorrigierbar. Bei kräftigen Innervationen auf entsprechende Anordnung können die Kranken auch lauter, tiefer, zäsurierter sprechen, eventuell auch die Tonleiter singen, aber spontan entgleisen sie schnell wieder in ihr Gewohnheitsverhalten. Paresen der gesamten Kehlkopfmuskulatur neben hypertonischen Zuständen z. B. der mm. vocales könnten die Grundlage eines Teils dieser Störungen ausmachen; in einem derartigen Falle, den Herr Prof. Dr. Lange, Direktor der Ohrenklinik, hier, spezialistisch zu untersuchen die Freundlichkeit hatte, fand sich eine hochgradige spastische Verengerung des ganzen Kehlkopfeingangs, der Taschen- und der Stimmbänder. Ein Parallelismus zwischen der Entwicklung der eigenartigen Sprachstörungen und Stärke der allgemeinen amyostatischen Erscheinungen besteht nicht immer; es handelt sich um eine relativ isolierte Form dieses Syndroms, während ich in einzelnen Fällen schwerer allgemeiner Bewegungsverarmung und Verlangsamung auch gerade die Sprache frei fand.

Die Störungen des Kauens und Schluckens bei der Encephalitis sind vor kurzem von Wexberg eingehender analysiert worden. Wexberg unterscheidet 3 Formen, nämlich: 1. Die bulbäre, d. h. die bekannten nukleären Kau- und Schlucklähmungen (diese kommen vorwiegend in akuten Stadien vor, sind hier bereits besprochen, sie heilen wieder aus, wenn nicht im akuten Stadium infolge Schlucklähmung Exitus eingetreten ist); 2. supranukleäre Läsionen mit pseudobulbären Erscheinungen (bewußt-willkürliche Innervation schlechter als reflektorisch-automatische und mimische); 3. Striäre Läsionen, pseudobulbäre Läsionen gemischt mit amyostatischen Erscheinungen. Hier weist Wexberg besonders auf Kaustörungen hin, die darin bestehen, daß die anfangs langsamen und unausgiebigen Kieferbewegungen nach 8—10 Bewegungen allmählich versiegen (nach Lotmar pseudomyasthenische Erscheinungen). Nach den eigenen Erfahrungen kommen auch die dysphagischen Erscheinungen (ähnlich wie dysarthrische) im allgemeinen nicht in der Stärke vor, wie sie mitunter in den Endstadien der Wilsonschen Krankheit und Pseudosklerose gefunden werden, dagegen sind leichtere Störungen, Klagen über Erschwerung des Schluckens, nicht selten, auch sahen wir einen schweren Fall mit terminaler hypostatischer Pneumonie, die wohl mit der Dysfunktion der Schlundmuskulatur zusammenhing. Bei manchen Kranken, die über erschwertes Schlucken klagten, konnte bei der Racheninspektion durch Lautieren wenigstens eine kräftige Innervation des Gaumensegels und der Uvula festgestellt werden. Man darf also wohl annehmen, daß die Schluckerschwerung sehr häufig nicht auf echten Paresen, sondern auf einer verminderten Innervationsbereitschaft und Hypertonie der Schlundmuskulatur beruht. In einem Falle ließ sich auch eine krampfhafte Dauerkontraktion der nach vorn vorgestülpten Uvula feststellen. Die Erschwerung des

Kauens, an deren Entstehung Paresen, Hypertonien, Bradykinesen der Kaumuskulatur in verschiedenem Maße beteiligt sein können, ist im allgemeinen weit mehr als die Dysphagie ausgesprochen. In vereinzelten Fällen war die Hypertonie der Kaumuskulatur doch so stark, daß die Mundöffnung nur eine beschränkte war. Einen eigentlichen Trismus, wie er in akuten Phasen gelegentlich beobachtet wurde, habe ich in chronischen Phasen nicht gesehen. Infolge der Kauerschwerung müssen manche schwerer Kranken ganz auf Ernährung mit festen Nahrungsmitteln verzichten und sind auf flüssig-breiige Kost angewiesen. Auffallend sind die Gähnkrämpfe, die schon P. Marie und Lévy beobachtet hatten, und die so verbreitet sind, daß mir ihr häufiges Vorkommen bereits von einem der hiesigen an der Bearbeitung der Encephalitis ganz uninteressierten Kollegen annonziert wurde, ehe ich selbst darauf geachtet hatte.

Noch eigenartiger sind die Störungen der Atmung, die wir in letzter Zeit auffallend häufig beobachteten, nachdem schon Happ und Mason darauf aufmerksam gemacht hatten, daß Hyperpnoe auch in akuten Stadien der Encephalitis häufig besteht. Unsere Beobachtungen erstrecken sich nur auf chronische Stadien, meist Amyostatiker, immerhin ist auch ein Fall dabei, der die Atemstörung nur als fast noch einziges Residuärsymptom darbot. In den einfacheren Fällen stellt sich die Atemstörung dar als einfache Hyperpnoe, d. h. die Atemzüge sind vertieft und etwas beschleunigt, dem Kranken selbst braucht die Veränderung der Atmung nicht zum Bewußtsein zu kommen, insbesondere besteht kein subjektives Gefühl der Dyspnoe, ebenso besteht objektiv weder eine Störung der Zirkulation, der Herzkraft noch eine Parese der Atemmuskulatur, im Urin kein Zeichen der Azidosis. Die Hyperpnoe kann dauernd bestehen oder in Paroxysmen deutlicher werden. In einzelnen Fällen treten an Stelle der einfachen Hyperpnoe oder darauf aufgepfropft groteskere paroxystische Erscheinungen auf, die in krampfhaft schnaufenden Atemzügen mit besonderer Forcierung der Exspiration und Angstspannung des Gesichts, allmählicher Verstärkung der sehr gehäuften Atemzüge bis zu einem Höhepunkt und bald langsamer, bald brüsker Lösung bestehen. Mitunter ist die Atemstörung eine mehr konstante; die noch mehr als die Inspiration forcierte Exspiration wird von einem kurzen explosiven Hüsteln begleitet, das schließlich zu heiser vertiefter Sprache und Laryngitis führt (nicht zu verwechseln mit den oben beschriebenen Stimmstörungen). Die Nasenatmung ist dabei frei, es tritt keine Zyanose auf, auch hier fehlen alle Paresen der Atemmuskulatur, katarrhalische Reize können dauernd oder wenigstens im Anfangsstadium, (d. h. vor einer etwaigen mechanisch bedingten Pharyngo-Laryngitis) fehlen; die Kranken leiden nicht an Atemnot, können eine subjektive Ursache für ihre Paroxysmen entweder überhaupt nicht angeben oder brauchen Verlegenheitsausdrücke: „Ich muß eben so! — Ich hab einen Reiz im Hals, ich muß immer husten! — Ich muß jetzt immer so „spacheln". Suggestiv kann der Zustand mitunter transitorisch gebessert werden, in der Hypnose z. B. wird die Atmung ganz ruhig, doch ist der Erfolg häufig kein dauernder. (In einem Fall scheint Heilung eingetreten zu sein, ein Fall ließ sich nicht hypnotisieren). Wir stellen hier fest, daß wir die Atemstörungen, so bizarr und aufdringlich sie auch zu sein scheinen, nicht einfach als rein hysterisch abtun können, da sie wiederholt ohne jeden lokalen Zusammenhang, der psychisch infektiös hätte wirken können, beobachtet werden und auch von anderer Seite

4

(Krambach, Haenel) ganz ähnliche Befunde erhoben worden sind. Wir sehen auch bei solchen Kranken keinerlei hysteropathische Charakterzüge. Die einfache Hyperpnoe, die nach der Ansicht von Happ und Mason zwar öfters mit einem verminderten Bikarbonatgehalt des Blutplasmas einhergehen soll, in vielen Fällen aber sicher rein neurogen ist, erscheint wie eine Enthemmung der automatischen Atemmechanismen der Oblongata durch Läsion von Bahnen supranukleärer Regulationsmechanismen. Welchen Verlauf diese Bahnen nehmen, ist uns unbekannt; die häufige Kombination dieser Störungen mit hypertonisch-amyostatischen Erscheinungen — bei einem unserer Kranken entwickelte sich erst mit dem Fortschritt der Amyostase ganz allmählich die dem Kranken selbst unbewußte Hyperpnoe — läßt wenigstens an die Möglichkeit denken, daß vom Striatum aus Impulse, die irgendwie dämpfend auf die Erregbarkeit der respiratorischen Bulbärapparate wirken, ausgehen können[1]). Daß diesen rein neurogenen Störungen psychische Fixierungen aufgepfropft sein können, ist zwar nicht bei den einfachen hyperpnoischen Zuständen, wohl aber bei den komplexen dyspnoisch-dysmimischen Anfällen mit grotesken Zügen wahrscheinlich; der nähere komplizierte Mechanismus dieser eigenartigen Vorgänge, die sich offenbar mit einer gewissen Gleichförmigkeit bei der Encephalitis an verschiedenen Orten entwickelt haben, ist uns noch unklar und verdient weitere Beachtung. Ein Zwischenglied könnten vielleicht in manchen Fällen die in postakuten Zuständen der Encephalitis öfters zu beobachtenden unbestimmten offenbar organogenen Angstzustände darstellen, die bei Übererregbarkeit des Atemmechanismus um so leichter zu komplexen Atemstörungen führen können, als bei jedem Menschen schon Angstgefühle bekanntlich mit Beklemmung und vertiefter Atmung

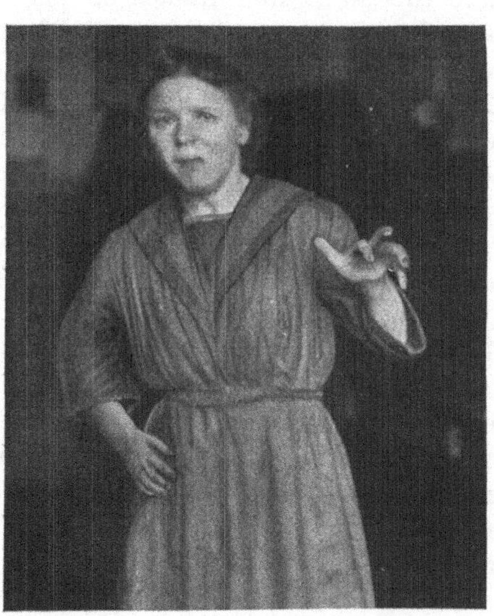

Abb. 7. Dyspnoisch-dysmimischer Anfall. (Linksseitige Athetese im Anfall verstärkt.)

im Konnex stehen; auf diese Weise entsteht eine psychogene, aber sicher nicht hysterische, weder mit affektbetonten Vorstellungskomplexen noch mit Willensstörungen kombinierte, Fixation, die auch bestehen bleibt, wenn die transitorische Angstphase selbst vorübergegangen ist.

δ) Erscheinungen mechanischer und elektrischer Übererregbarkeit. Auf diese Symptome ist bisher wenig geachtet worden, obwohl sie in vereinzelten Fällen diagnostischen Wert gewinnen können und vielleicht auch theoretisch nicht ohne Interesse sind. Die Erhöhung der mechanischen Muskelerregbarkeit ist keine konstante, aber mehrfach doch in ungewöhnlichem Maße

---

[1]) Nach Beobachtung einiger weiterer Fälle mit dyspnoischen Erscheinungen erfolgt genauere Beschreibung an anderer Stelle.

ausgesprochen, und zwar besonders in den Fällen, in denen es sich in der Hauptsache nicht um verringerte Innervationsbereitschaft und Innervationsverlang-
samung, sondern vor allem auch um echte Hypertonie handelt. In diesen Fällen
wird durch die mechanische Muskelreizung nicht so sehr eine bündelförmige isolierte Muskelkontraktion, ein „idiomuskulärer Wulst", als eine kräftige mit
starkem lokomotorischem Effekt verbundene Zuckung des gesamten Muskels hervorgerufen; die mechanische Anschlagsfähigkeit des Muskels ist erhöht. Die allmähliche Erhöhung der mechanischen Reizbarkeit des Muskels, namentlich im
Bizeps und Brachioradialis deutlich, parallel zur Verschlimmerung des Zustandes
und namentlich der mächtigen Erhöhung der Rigidität in terminalen Stadien, ließ
sich in einem Falle gut verfolgen. Die Übererregbarkeit bei mechanischer Nerven-
reizung ist eine sehr schwankende; das Trousseausche Phänomen fand ich
bisher nie, das Chvosteksche mehrfach, aber nicht nur bei amyostatischen
Fällen, sondern auch in anderen Restzuständen nach Encephalitis mit allgemeiner
Übererregbarkeit. Es wird auch von Bychowski erwähnt.

Die Untersuchungen der elektrischen Erregbarkeit beschränkten sich bisher
meist auf die Feststellung, daß gröbere Störungen, insbesondere Herabsetzung
der Erregbarkeit, nicht vorkommen. Aber mit diesen Feststellungen ist die
Eigenart der elektrischen Erregbarkeitsverhältnisse bei amyostatischen Fällen
offenbar nicht erschöpft. Französische Autoren (Claude und Bourguignon,
Lhermitte) hatten bereits auf myotonische Reaktionen bei Striatumaffektionen
bzw. amyostatischen Encephalitiden hingewiesen, die ersteren Autoren auch
Veränderungen der Nervenleitung (Chronaxie) und an einzelnen Muskeln abnorm
leichten Tetanus nach wiederholten galvanischen Reizen mit langsamer Erschlaffung festgestellt. Die myotonischen Erscheinungen dürften immerhin sehr
selten sein; ich habe sie bisher bei allen amyostatischen Fällen vermißt. Um so
mehr wird man auf das nicht seltene Auftreten einer an Tetanie erinnernden
Übererregbarkeit der indirekten galvanischen Erregbarkeit zu achten haben,
die bisher nur einmal von Bychowski bei einem anscheinend nicht amyostatischen Kranken beobachtet wurde, während ich sie bei einer ganzen Reihe von
amyostatischen Kranken fand. Unter 26 Kranken, bei denen ich mit der Erbschen Normalelektrode namentlich den N. ulnaris prüfte, fand ich (unter steter
Heranziehung von Vergleichspersonen) die Übererregbarkeit in 11 Fällen deutlich. Es besteht keine deutliche Abhängigkeit zwischen Hypertonie und Stärke
der elektrischen Erregbarkeit. Gewiß läßt sich das Phänomen öfters bei mageren,
muskel- und fettarmen Individuen auslösen, aber die Annahme eines geringeren
elektrischen Körperwiderstandes erklärt das Phänomen keineswegs, da ich auch
bei kräftigen und gut genährten Individuen eine viel leichtere Erregbarkeit des
Nerven als bei gleichzeitig geprüften viel magereren gesunden Personen fand.
Vor allem lege ich Gewicht weniger auf die ja auch bei Gesunden oft sehr niedrige
KaSZ als auf die häufig auffallend geringen Werte der Anodenzuckungen. An
SZ-Werte von 0,5—0,6 MA fand ich 4mal, häufiger noch die auch niedrigen
Werte von 1,0—1,4 MA. Daneben scheint mir die auffallend häufige Erhöhung
der AnOZ, die in 9 Fällen deutlich bei niedrigeren Strömen als die AnSZ erziel-
bar war, mehrfach sich schon bei 1,0—1,2 MA einstellte, von Wichtigkeit. Die
Differenzen können hier außerordentliche auch in Fällen sein, in denen die
Übererregbarkeit quantitativ sonst nicht meßbar ist, z. B. in dem Falle Kla.,

in dem (am N. medianus) KaS bei 1,5 MA, AnO bei 2, AnS erst bei 8 MA auftrat. Weniger deutlich ist die Erhöhung der KaOZ, auf die bekanntlich bei der
Tetanie auch Wert gelegt wird, da der KaSTe gewöhnlich eher, mehrfach schon
bei 3—3,2 MA auftritt; solche Werte finden sich selten aber auch bei Normalen.
Immerhin gibt es auch Fälle, in denen KaO stark überwiegt, z. B. Fall Mai:
Ulnaris: KaS = 0,4; AnS = 0,5; AnO = 2,2; KaO = 3,2; KaSTe = 5 — 6;
AnSTe = 20 MA oder Fall Ko., ein diagnostisch anfangs sehr unklarer Fall
einer Imbezillen, die durch ihre mangelnde Mimik und Automatie der Bewegungen auffiel, außerdem an Akkommodationsparese litt und nur dürftige
anamnestische Angaben machen konnte: KaS = 0,2; AnO (!) = 1,4; AnS
= 2,0; KaO = 4,3; KaSTe = 6,0; AnSTe = 12 MA. Den positiven Fällen
mit erhöhter elektrischer Erregbarkeit stehen freilich viele negative gegenüber,
insbesondere auch viele mit starken Amyostasen. Schon dieser Befund wie die
Tatsache, daß tetanieartige elektrische Befunde auch bei nicht amyostatischen
Folgeerscheinungen der Encephalitis auftreten können, zwingt uns zu der Annahme, daß der Nachweis einer erhöhten galvanischen Nervenerregbarkeit
weniger mit dem amyostatischen Symptom als mit postencephalitischen Veränderungen allgemeiner Art zusammenhängt, auf die später einzugehen sein wird.
Hier schien mir die Erwähnung dieser Befunde nur darum erwähnenswert, weil
ich sie besonders häufig bei amyostatischen Fällen zu prüfen Gelegenheit hatte.

    ε) **Die Hyperkinesen in chronischen Stadien.** Die mannigfachen
Pseudospontanbewegungen, denen wir in den chronischen Stadien der Encephalitis
im wesentlichen wohl als Ausfallserscheinungen begegnen, einer systematischen
Beschreibung zu unterwerfen, bereitet große Schwierigkeiten, solange uns die
anatomischen und pathophysiologischen Grundlagen für solche Schilderungen
nicht weniger unbekannt, wenigstens so weit verständlich sind wie die Fundamente der in den letzten Jahren reichlichst diskutierten akinetisch-dystonischen
Symptome. Hier bleibt zunächst nichts weiter übrig als der Versuch einer rein
symptomatisch orientierten Zergliederung, ohne daß wir schon genau wissen,
in welchem Maße wir hierbei Zusammenhängendes als differentes Symptom beschreiben, wie wir die Symptome zueinander in pathogenetischer Verwandtschaft zu ordnen haben. Die anscheinende Mannigfaltigkeit der Erscheinungen
ist bisher nur wenig gewürdigt worden, am umfangreichsten in den Schilderungen
von P. Marie und Lévy. Hier sei zunächst erwähnt, daß wir chronische Pseudospontanbewegungen nicht allein bei amyostatischen Patienten finden, sondern
auch bei Personen ohne Starre, ohne Bewegungsverarmung oder Verlangsamung,
als einziges Ausfallssymptom, daß aber die Menge derartiger Fälle eine relativ
wesentlich geringere ist als die Zahl der Kranken, in denen sich solche unwillkürlichen Bewegungen mit amyostatischen Erscheinungen mischen; und zweitens
kann gleich betont werden, daß die amyostatischen Erscheinungen des „Parkinsonnismus" in der Mehrheit aller Fälle der „Paralysis agitans sine agitatione"
entsprechen, nicht mit Zittern verbunden sind oder das Zittern doch nur in sehr
rudimentärer Entwicklung gegenüber den akinetisch-dystonischen Erscheinungen
zeigten. Unter 51 amyostatischen Fällen eigener Statistik zeigten 24 überhaupt
keine Pseudospontanbewegungen bis auf gelegentlichen geringfügigen statischen
Tremor der Finger; in andern Fällen lagen ganz lokalisierte Beimengungen von
Zuckungen besonderen Charakters vor, das typische grobschlägige Ruhezittern

war nur in wenigen Fällen ausgesprochen, noch seltener das Pillendrehen der Hände, das ich überhaupt nur in einem Falle in der rechten Hand sah, während die Hypertonie auf der andern Seite ausgesprochener war. Wenn auch andere Autoren (Barré und Reys, Bing) öfters „Parkinsonzittern" erwähnen, wird man an der relativen Seltenheit desselben im Prinzip wohl festhalten dürfen. Eine prognostisch günstige Bedeutung hat das Fehlen des Zittern, wie Sicard und Paraf glaubten, wie ich bereits erwähnte, nicht. Die schwersten progressiven Fälle meines Materials waren dauernd frei von Zittern. Mitunter klagen auch die Kranken selbst über Zittern, ohne daß es objektiv zu bemerken wäre.

Im einzelnen lassen sich folgende Formen unwillkürlicher Bewegungen in chronischen Stadien der Encephalitis abgrenzen:

$\alpha\alpha$) Ruhetremor. Die grobschlägigen, bald mehr langsam-, bald mehr schnellschlägigen Zitteroszillationen in der Ruhe ähneln, abgesehen von ihrer Seltenheit im allgemeinen und der Seltenheit des Pillendrehens im besonderen, denen der Paralysis agitans auch darin, daß sehr häufig eine Besserung durch intendierende Bewegungen erzielt wird. Dies gilt namentlich für das Zittern der Extremitäten, während ein allgemeines Rumpf-Beinzittern mitunter sich erst im Stehen geltend macht. Hier wird es sich aber wohl um Folgeerscheinungen der allgemeinen Parese handeln, die anders bedingt sind als das kontinuierliche Ruhezittern. In einem Falle fand ich auch einen nur innervatorischen Tremor der Arme. Sehr selten ist einfaches Kopfzittern, häufiger leichtes Ruhezittern im Gebiet einiger Fazialismuskeln (Lippe!), wie auch Barré und Reys finden. Auch P. Marie und Lévy geben an, daß reine akzessorische Zitterbewegungen selten, am häufigsten noch im Bereich des Gesichts sind. Niemals jedoch sah ich das eigenartig rasche und ziemlich grobe Dauerzittern von Lippen und Kaumuskeln, das „Mummeln", wie wir es öfters bei der Paralysis agitans finden. In den Fällen von Encephalitis, in denen ich kontinuierliches Zittern fand, handelte es sich (im Gegensatz zu einigen andern Pseudospontanbewegungen) immer um ein Begleitsymptom amyostatischer Zustände. Öfters ist der Tremor halbseitig lokalisiert oder verstärkt. Mitunter tritt das Zittern mehr anfallsweise auf, doch ist es wohl sicher zu trennen von lokalisierten klonistischen Anfällen, wie ich sie z. B. in einem Falle in Form zeitweiliger Masseterklonismen bei sonstiger mimischer Starre und Hypertonie auch der Gesichtskopfmuskulatur fand. Zittrige Schrift, wie bei Paralysis agitans, kann man auch mitunter bei Amyostatikern finden, die keinerlei Ruhetremor, wohl aber starke Hypertonie und Parese der Handmuskulatur zeigen.

Verwandt mit den übrigen Tremorarten scheint ein überaus grober Schütteltremor des rechten Arms, den ich in einem Falle bei einem amyostatischen Kranken (Amimie, Salbengesicht) fand; rhythmische schüttelnde schlagende Oszillationen großer Exkursionsbreite erinnerten an das Symptom des Hemiballismus (Kußmaul); bei Intention hörte diese hemiballistische Bewegung auf, ebenso im Schlaf. Die Verwandtschaft zu den übrigen Tremorarten ergibt sich aus dem gleichzeitig bestehenden leichten Ruhezittern (Abduktionszittern) des rechten Fußes. Leichteres Schüttelzittern wird auch bei anderen Amyostatikern beobachtet. Choreatische Beimengungen fehlten in dem erwähnten Falle gänzlich, eine psychogene Komponente war auszuschließen. Das Schüttelzittern wurde in jahrelanger Entwicklung immer stärker.

ββ) **Choreatische und choreiforme Erscheinungen.** Gegenüber der Häufigkeit choreatischer Erscheinungen in den akuten Stadien der Encephalitis fällt ihre Seltenheit in chronischen Stadien sehr auf. Bereits P. Marie und Lévy hatten darauf aufmerksam gemacht, daß die „banale Chorea" nach einigen Monaten verschwindet und nur seltenere Choreaformen, wie rhythmisch lokalisierte Chorea, als wahrscheinlich unheilbares Symptom $1-1^1/_2$ Jahre lang beobachtet wurden. Als Beispiele derartiger Chorea beschrieben diese Autoren 1. rhythmische chronische Bewegungen großer Amplitude, z. B. das linke abduziert gehaltene Bein macht eine Außen- später Innenrotationsbewegung, gleichzeitig tritt leichte Kniebeugung und Fußhebung und Senkung mit großer Gewalt ein, synchron Beugung des linken Vorderarms, Schulterhebung; die hermetisch geschlossene Faust schlägt mit Gewalt auf die Unterschlüsselbeingrube, der Kopf wird gebeugt, Gesicht zieht sich zusammen, Mund öffnet sich, heftige Atmung, Mund schließt sich wieder, Augenschluß, Kontraktion der Zygomatici; 2. ähnlich wohl zu bewerten ist die mehrfach von Marie und Lévy beobachtete „Chorée salutante", die sich z. B. darin äußert, daß sich beim Stehen der Oberschenkel am Becken beugt, der Tibialis anticus sich kontrahiert, der Rumpf gebeugt, die Schulter gesenkt, die Finger der rechten Hand extendiert und gespreizt werden, während sich die Zehen links alternierend extendieren und beugen und der Kopf nach links hinten geneigt wird; die Bewegungen sind ziemlich langsam, können vorübergehend unterdrückt werden, hören im Liegen auf, kehren beim Sprechen wieder. Es ist klar, daß diese komplexen „tikartigen" Bewegungen, die zum mindesten einen psychogenen Einschlag zu verraten scheinen, wenn auch keineswegs mit psychogenen Faktoren erschöpfend erklärt zu sein brauchen, schon durch ihre Monotonie, die fehlende Variabilität, den Rhythmus der Bewegungen von den gewöhnlichen choreatischen Bewegungen, so sehr auch diese selbst differenzierungsbedürftig sind, symptomatisch stark abweichen und die Überleitung zu sehr komplexen zwangsartigen Bewegungen bei Amyostasen, wie sie als Kombination psychopatisch disponierter Individualität und durch die psychische Konstitution determinierter Anlagen mit extrapyramidalen Bewegungsimpulsen auch sonst gelegentlich beobachtet wurden (Leibbrand), bilden. Choreatische Erscheinungen, die länger als 2 Jahre persistierten, konnten weiterhin Mayer und Krambach feststellen. Ich selbst sah kürzlich einen Fall, in dem ganz leichte und monotone rasche, hemichoreatische Mitbewegungen ein jahrelang anhaltendes Residuärsymptom nach einer mit einigen andern Defekten abgeheilten Choreaencephalitis darstellten; im übrigen konnte ich in dem eigenen Bestande nur einmal das choreatische Phänomen als Beimischung zu anderen Erscheinungen (Hypertonie, reflektorische Pupillenstarre) feststellen, auch als Residuum einer akut choreatischen Phase. Es bestanden gänzlich arrhythmische und formal nicht ganz gleichmäßige choreiforme Blitzzuckungen mit verschiedenen Zuckungskombinationen, im Bereich der Kopfnackenmuskulatur überwogen spiralig-rotatorische Muskelaktionen. Hauptsächlich fanden sich choreatische Erscheinungen im Gesicht, Nacken, rechter Schulter, mitunter leichtes Vorwärtstänzeln, Rumpfdrehungen, leichtes Heben des Fußes; die Variabilität war gegenüber anderen Choreaformen gering. Besonders auffallend war aber die geringe Stärke und Brüskheit der Chorea. Es handelte sich bei langdauernder Beobachtung stets um eine exquisit blande Chorea, der alle stürmischen Er-

scheinungen dauernd fehlten. Außerdem waren die leichten choreatischen Zukkungen kombiniert mit andersartigen Pseudospontanbewegungen, denen wir
unten noch genauer begegnen werden (unter $\varepsilon\varepsilon$).

$\gamma\gamma$) **Athetotische Bewegungen.** Gegenüber dem neuerdings wieder
stärker hervortretenden Bestreben, aus hirnpathologisch-lokalisatorischen Erwägungen athetotische und choreatische Bewegungen gemeinsam zu betrachten,
halten wir es mit v. Monakow und Lewandowsky, denen auch neuerdings
Bostroem folgt, für notwendig, athetotische und choreatische Bewegungen
symptomatisch streng auseinander zu halten, wenn auch klinische Kombinationen und selbst Typenübergänge unzweifelhaft vorkommen. Nur wenn wir
zunächst an der klinischen Trennung festhalten und eine weitere Differenzierung
in den Einzelgruppen erstreben, wird eine Grundlage für die hirnpathologische
Betrachtung, der topischen pathologischen Ursachen der Verschiedenartigkeit
der Bewegungen wie der Möglichkeit der Kombinationstypen gegeben sein. Die
Charakterisierung der Athetose ist dabei keine ganz einfache, da die älteren
Definitionen von Hammond und Oulmont nicht mehr genügen und auch die
von Lewandowsky gegebenen Merkmale der Langsamkeit der Bewegung, des
rhythmischen Charakters, der Beziehung zum Spasmus mobilis nicht ganz erschöpfend sind. Auf Finger und Zehen bzw. Hand und Fuß braucht sich die
Athetose keineswegs zu beschränken. Gegenüber der choreatischen Zuckung,
gegen welche die Differenzierung am ehesten vorzunehmen ist, wird das Hauptgewicht bei „klassischen" Fällen der Athetose auf das Vorhandensein unwillkürlicher, kontinuierlicher, nicht regellos intermittierender, monotoner,
im wesentlichen immer identisch in gleichen Muskelgebieten ablaufender, meist
langsamer bis wurmförmiger Bewegungen zu richten sein. „Kontinuierlich" ist
dabei natürlich nicht in dem Sinne zu verstehen, daß nicht ein An- und Abschwellen in der Stärke der Bewegung oder selbst Aufhören derselben unter dem
Einfluß neuer Bedingungen (Affekt, Versuch der Willensunterdrückung, Inten-
tionsbewegungen, Hypnose (!), Schlaf) oder ein Sistieren bei den intermittierenden Spasmen möglich wäre, sondern nur als Gegensatz gegenüber den wahllosen
von ganz verschieden langen Pausen unterbrochenen choreatischen Zuckungen.
Die Rhythmik der Bewegungen wird von Bostroem als keineswegs notwendiges
Attribut der athetotischen Bewegung angesehen; aber gegenüber der zeitlichen
Wahllosigkeit der choreatischen Zuckung in gleichen Muskelgebieten ist zum
mindesten ein Rest taktmäßiger Innervationen, wenn auch kein mathematisch
reiner Rhythmus, doch gewöhnlich bei Athetose zu bemerken. Die Beziehungen
endlich zum Spasmus mobilis, die Häufigkeit spontaner interferierender extrapyramidaler Spasmen wie die Kombination mit Hypertonie bei vielen athetotischen
Syndromen bedarf hier keiner Besprechung, aber wir kennen auch athetotische Bewegungen ohne intermittierende Spannungserscheinungen und können in letzteren
jedenfalls kein zwingendes Charakteristikum des athetotischen Symptoms sehen.

Athetotische Bewegungen bei der epidemischen Encephalitis, teils als Hemi-
athetose, teils als doppelseitige, hat Economo bereits in akuten Stadien der
Encephalitis, in einem Falle in ein Dauerstadium übergehend, gesehen, sie fehlten
als gelegentliche Beimengung in der akut choreatischen Form nicht (Bonhoeffer). Sie scheinen in blanden chronischen Stadien selten zu sein, auch P. Marie
und Lévy erwähnten typische athetotische Bewegungen nicht.

In den eigenen Fällen sah ich einmal ein Symptom, das ich dem athetotischen an die Seite stellen möchte, wenn auch die pseudospontanen Bewegungen, die sich hauptsächlich an den Finger äußerten, erheblich schneller als die gewöhnlichen wurmförmigen der klassischen Athetose waren. Bei dem im chronisch amyostatischen Zustande befindlichen Kranken, der Bradykinese, Hypospontaneität, Flexionstyp zeigte, fanden sich rechts völlig rhythmisierte identisch-monotone Bewegungen, die in kontinuierlicher Extension und Flexion des Mittelfingers mit breiter Exkursion, gleichzeitiger geringerer Extension-+-Flexion des II. Fingers, sowie leichter Opposition und Adduktion mit nachfolgender Spreizung des Daumens bestanden. Der Rhythmus wechselte etwas, die Bewegungen waren ziemlich schnell, weniger als 8 Bewegungen in 5 Sekunden wurden nicht beobachtet. Niemals kam es zu einer tetanisch-spastischen Interferenz. Nachlassen der Bewegung bei Intention, vorübergehendes Schwinden derselben bei Schreibversuchen, beim kräftigen Faustschluß. Im Fuß ebenfalls rhythmisch-identische athetoide Bewegungen, die zu einer Adduktion des Oberschenkels und Außenrotation des Beines führen, ca. 1 pro Sekunde. Eine geringe Hypertonie der Finger war klinisch kaum feststellbar, deutlicher in den Armen, aber ohne Differenzen beider Seiten. Diese Bewegungen hielten monatelang an, sollen aber lange Zeit nach der Entlassung sich weitgehend zurückgebildet haben. Legt man das Hauptgewicht der Erscheinung auf die kontinuierliche Form der monotonen, rhythmischen Bewegungen, so wird man hier vielleicht am ehesten von beschleunigt athetotischen oder beschleunigt athetoiden Bewegungen sprechen dürfen.

Bei der Häufigkeit, mit der sich das akinetisch-hypertonische Syndrom als Dauerzustand bei der epidemischen Encephalitis findet, wird man sich fragen dürfen, ob sich nicht auch das gut abgegrenzte spastisch-athetotische Syndrom Stertz', das erste von C. Vogt abgegrenzte „Syndrom des corpus striatum", en bloc bei dieser Erkrankung als chronisch-stationäres oder progressives Syndrom findet. Tatsächlich hat auch bereits Stertz in seiner Monographie einen derartigen Fall mitgeteilt, in dem ein Zusammenhang des spastisch-athetotischen Syndroms mit epidemischer Encephalitis konstruiert werden kann. Ich selbst verfüge über 2 Fälle dieses Syndroms, bei denen epidemische Encephalitis als Gundlage in Betracht kam. (Andere Fälle, die als symptomatisch verwandt mit Athétose double bezeichnet werden (Krambach), zeigen doch mehr choreatische Erscheinungen.) Zunächst beobachteten wir einen Fall, in welchem wenigstens die Anamnese einen Suspekt auf epidemische Encephalitis ergab; äußere Gründe verhinderten uns leider, die weitere Beobachtung der Kranken durchzuführen. Ein sehr gekürzter Auszug der Krankengeschichte soll hier folgen:

J. K., Arbeiterin, geboren 26. Februar 1889, aus gänzlich nervengesunder Familie, leichte hysterisch-psychopathische Veranlagung, intellektuell genügend entwickelt. Als 8jähriges Kind Diphtherie, vorübergehend krampfhafte Bewegungen in der linken Hand, wieder ganz gesund. Bis 1918 gesund. Januar 1919 gleichzeitig mit Schwester (die im Anschluß daran an Gelenkrheumatismus erkrankte) „Grippe"; Kopfschmerzen, Mattigkeit, Fieber, 3 Tage lang bettlägerig. Kurz danach Gliederschmerzen, Kopfschmerzen, Schwindelgefühl. Allmähliche Zunahme der Gliederschmerzen, Steifigkeit des rechten Beins, „Zukkungen" traten auf, gingen immer weiter, Verstärkung der Reizbarkeit. 3. bis 15. Mai 1920 zum erstenmal in der hiesigen Klinik. Damals: Doppelseitige Athetose, links > rechts, geringere Innervation des rechten Fazialis, allgemein leichte Hypertonie; verläßt infolge psychischer Unstetheit die Klinik wieder. Allmähliche Verschlimmerung. Erneute Aufnahme in Krankenhaus X, 6. August 1921 erneute Aufnahme in Klinik. Befund: Leichte grimassierende Gesichtsbewegungen, kontinuierliche Wurmdrehungen der Finger und Hand rechts, athetotische Kontrakturen (Verdrehungshaltungen) der Finger und Hand links, dazwischen leichtes grobes Zittern des rechten Unterarms. Verstärkung der Athetose bei Intentionsversuchen. Spastische Hyperextension der Finger bei Versuch, Bleistift zu erfassen, abnorme Beweglichkeit der Fingergelenke. Bleistift mit ganzer Hand erfaßt, Tetanisierung sämtlicher Agonisten und Antagonisten, um Bleistift zu halten, subjektive Schmerzen, rasches Erlahmen der Kraft. Zeitweiliges Interferieren von Spasmen, bei passiven Bewegungen der Arme interferieren fortgesetzt plötzliche Spasmen. Im linken Bein arrhythmische kurze Pseudospontanbewegungen monotonen Charakters. Spannungen bei passiven Bewegungen der Beine, deutliche Parese beider Beine. Einige Pyramidenbeimengungen: Rechts pathologisch invertierter Radiusperiostreflex und Babinski, sonst keine Pyramidenzeichen. Nach Fußlidschluß Gleichgewichtsverlust nach rechts. Geringe Ischiadikusdruckempfindlichkeit. Liquorbefund negativ. Temperaturen bis 37,5°. Psychisch labil, reizbar, larmoyant, einsichtslos. Späterhin verschwindet Babinski; dauernde schmerzhafte tonische Krampfzustände mit athetotischen Begleitsymptomen, verstärkt durch Aktivität. Kein Hornhautring, keine Lebererscheinungen. Kein Speichelfluß. Behandlung ohne nennenswerten Erfolg. Am 22. September nach Lärmszene die Klinik verlassen.

Die Krankengeschichte bedarf keines Kommentars. Der Verdacht, daß eine encephalitische Ätiologie vorliegen könnte, stützt sich vor allem auf die Anamnese, stellt einen Analogieschluß dar mit Rücksicht auf die Häufigkeit der chronisch progressiven „amyostatischen" Encephalitis nach leichten grippösen Erkrankungen und berücksichtigt gleichzeitig den Mangel anderer ätiologischer Bedingungen, doch geht die Diagnose über Vermutungen nicht hinaus.

In der letzten Zeit hatten wir aber weiterhin Gelegenheit, einen Krankheitsfall zu beobachten, in dem uns trotz seiner absurden Züge, seiner anfangs psychogenieverdächtigen Erscheinungen die Diagnose eines chronischen Falls epidemischer Encephalitis gesicherter erscheint; ich habe ihn deshalb auch in die Liste meines Gesamtmaterials aufgenommen.

Frau M. K., 40 Jahre alt, stammt aus nervengesunder Familie und soll früher stets ganz gesund gewesen sein, niemals nervöse oder psychopathische Erscheinungen geboten haben. Kinderlos verheiratet. Infektion negiert. Es wird ihr vorgeworfen, während des Krieges Ehebruch getrieben zu haben, deshalb Aus..?nandersetzungen mit dem Ehemann. Sie selbst bestreitet bestimmt jede Untreue, hält fest daran, daß Auseinandersetzungen mit Ehemann längst beseitigt waren, keinerlei seelische Spannung zur Zeit der Erkrankung herrschte, keinerlei psychisches Trauma wirksam war. Die ehelichen Auseinandersetzungen lagen auch nach Angabe des Ehemannes schon mehrere Monate zurück. Der Mann hatte den bestimmten Eindruck, daß die Frau die Streitigkeiten längst vergessen hatte. Sie erschien munter und affektiv nicht verändert. Am 24. Februar 1920 plötzlich erkrankt mit Schwindel und Übelkeit. Mehrtägige Singultusanfälle! Arzt dachte an Magenkatarrh. Fieber? Keine Doppelbilder, Zuckungen, Schlafsucht. Im Anschluß daran unbestimmte Angstgefühle, mehrmonatliches *Zessieren der Menses*, Schlaflosigkeit, nächtliche Unruhe. Behandlung in Klinik X. Dort schwankte man zwischen der Diagnose einer organischen Athetose und psychogenem Leiden, neigte schließlich zur letzteren Annahme.

Keine Besserung. Allmähliche Verschlimmerung. Seit Sommer 1921 zeitweise Trismen, Pseudospontanbewegungen der linken Hand, 6 Wochen vor Aufnahme Anfälle von Atemnot, als psychogen aufgefaßt. 13. Oktober 1921 Aufnahme in der Klinik.

Untersetzte, gut genährte, im allgemeinen psychisch durchaus nicht affektierte Frau, erweist sich später als äußerst behandlungswillig. Gerötetes, zeitweise stark fettglänzendes, maskenhaft starres Gesicht. Hirnnerven und innere Organe o. B. Dauernd im linken Arm leichte Rigidität, zeitweise zu verstärkten Spasmen sich steigernd. Arm in eigenartiger Kontrakturstellung, Unterarm abduziert, Finger in Art Krallenhandstellung, dabei gespreizt, wurmförmig monotone athetoseartige Bewegungen interferieren mitunter in der Ruhe, beim Sprechen, Gehen, bei den dyspnoischen Anfällen (s. unten). Enorme Steigerung der Radiusperiostreflexe, namentlich links, mitunter ausgesprochene Inversion in Form kräftiger Flexion der Finger bei leichtem Schlag auf proc. styloid. Die übrigen Reflexe lebhaft, nicht pathologisch, nur vorübergehend Babinski links. Linker Arm etwas schwächer als rechter, keine Behinderung der aktiven Bewegungen, keine Ataxie, keinerlei sensible Störungen. U. E. frei. Zeitweilig plötzliche „Anfälle" in Form lauter schnaufender angestrengter rascher Atmung unter Innervation der Atemhilfsmuskeln; Gesichtsgrimasse, anscheinender Versuch, dyspnoischen Anfall zu unterdrücken, plötzlich hört Anfall von selbst auf. Anfälle erscheinen demonstrativ, treten aber auch häufig im Einzelzimmer in der Nacht und am Tage, wenn niemand zugegen ist, auf. Unterdrückt Anfall, wenn sie auf Geheiß zu zählen anfängt, zählt dann automatisch mitunter weiter, wenn niemand mehr im Zimmer anwesend ist. Außerhalb der Anfälle steht sie oft katatonoid, wie stumpf, amimisch da mit etwas gesenktem Kopf, auch im Anfall verläßt sie die steife automatenhafte Haltung nicht, nur der Gesichtsausdruck wird gequält. Arbeitet mechanisch an einer Häkelarbeit, kümmert sich sonst um nichts. Gedächtnis, Bewußtsein frei. In tiefer Hypnose verschwinden die athetoseartigen Bewegungen, die Hypertonien, die Schnaufanfälle, kehren kurz danach zurück. Lumbalpunktion: Druck in Seitenlage 230 mm! (nach langem Warten und Erzielung ganz gleichmäßiger geringer respiratorischer Schwankungen in weitem Steigrohr von 4 mm Lumen), Nonne 0, Zellen 1. Wassermann-Reaktion ausgewertet $\pm$ (?), im Serum 0. Blut: nüchtern bis 10 200 Leukozyten. Anfangs normales Blutbild, später wiederholt ausgesprochene Eosinophilie (bis 7%). Im Stuhl keine Wurmeier. Mitunter aus sitzender Stellung plötzlich triebartig aufstehend, einige Schritte vorgehend, statuenhaft stehenbleibend; a. F. warum sie aufstehe, ratlos, dann: „Ich muß aufstehn". Läßt jede Behandlung (Elektrisieren usw.) wie willenlos mit sich geschehen. Temperatur nicht erhöht.

Urin frei. Keine aliment. Lävulosurie. Reststickstoff nach mehrtägiger fleischloser Kost, nüchtern, mäßig vermehrt: 37 mg %. Keinerlei subjektive Beschwerden oder Klagen. Kein Hornhautring.

Die Diagnose dieses Falles bereitete ungewöhnliche Schwierigkeiten. Die demonstrativ erscheinenden „dyspnoischen" Anfälle, denen eine Erkrankung der Lungen, des Herzens, eine Immobilität des Zwerchfells nicht parallel ging, hätten ohne weiteres zur Annahme einer psychogenen Erkrankung geführt, auch wenn der Verdacht eines psychischen Trauma nicht von seiten des einweisenden Arztes geäußert worden wäre. Der günstige Einfluß der Hypnosen — während kräftigere elektrosuggestive Verfahren keine nennenswerten Wirkungen zeigten — schien diese Annahme zu bestätigen. Dennoch muß die Annahme einer rein psychogenen Erkrankung abgelehnt werden. Die Imitation eines klassischen halbseitigen spastisch-athetotischen Syndroms bei einer primitiven Frau wäre an sich schon ungewöhnlich. Organische Alterationen wie die Salbenhaut, die pathologische Steigerung des Radiusperiostreflexes, gelegentl. Babinski, starke Verschiebungen des Blutbildes, Liquordrucksteigerung bei genügender Methodik, Vermehrung des Rest.-N. sind mit der Annahme einer reinen Hysterie nicht vereinbar. Hierzu kommt dann noch vor allem die ganz unhysterische vollkommene Automatisierung des gesamten Benehmens, die Amimie, die Iterationsstereotypien, die plötzlichen automatischen motorischen Impulse, die Steifheit der Psyche mit ihren geringen affektiven Äußerungen neben unbestimmten Angstgefühlen, das Fehlen aller hysteropathischen Charakterzüge in Vergangenheit und Gegenwart. Die dyspnoischen Attaquen sind, wie schon berichtet wurde, der Encephalitis gar nicht fremd; undemonstrativ war das ganze übrige Verhalten der Kranken, die in einem Zimmer für sich dauernd sich im Hintergrunde hielt, nie Wünsche, Klagen, Sorgen um die Zukunft trug, apathisch in den Tag hinein lebte. Es fragt sich, welche organische Krankheit in Betracht kommt. Eine luische Affektion des Nervensystems ist unwahrscheinlich, da der einmalige, nicht ganz eindeutig negative Ausfall des Liquorwassermann bei fehlenden sonstigen chemisch-morphologischen Liquorveränderungen nicht von Beweiskraft erscheint, zumal uns keine luische Erkrankung des Nervensystems bekannt ist, welche ähnliche Syndrome mit ähnlichem Verlauf produziert. Die Halbseitigkeit der spastisch-athetotischen Erscheinungen, die Eigenart der psychischen Veränderung sprechen gegen Wilsonsche Krankheit. Leider ist unsere Anamnese über den akuten Krankheitsbeginn etwas unvollkommen, aber wir haben wohl guten Grund, mit der Möglichkeit einer unter dem vorwiegenden Bilde des Singultus verlaufenden akuten Encephalitis zu rechnen. Die Analogie des Krankheitsverlaufs, akute unbestimmte Allgemeinerkrankung (mit Fieber?), kurzes Ruhestadium, allmähliche Progression der extrapyramidal motorischen Störungen, das Auftreten akinetischer Symptome und charakteristischer psychischer Erscheinungen neben den spastisch-athetotischen veranlassen uns zur Annahme einer ungewöhnlichen chronisch amyostatischen Encephalitis. Die Diagnose beruht zum Teil auf Analogieschlüssen, zum Teil auf Exklusion anderer Erkrankungen. Die sichere Beweisführung würde wohl nur durch den anatomischen Befund zu erbringen sein. Die Möglichkeit einer organischen Enthemmungsentstehung der Athetose braucht auch durch den Erfolg der Hypnose nicht erschüttert zu werden. Ebenso wie die Athetose im Schlafe schwindet, wie Affekte einen merklichen Einfluß auf choreatische, athetotische und andere organische Pseudospontanbewegungen haben, ebenso „natürlich" erscheint es, daß man eine Athetose im tiefen hypnotischen Schlaf zum transitorischen Schwinden bringt.

δδ) **Klonische („galvanoide", rhythmisiert klonische, myorhythmische, myoklonische) Zuckungen.** Diese im Kapitel der hyperkinetisch irritativen Erscheinungen beschriebenen Zuckungen können in sehr ähnlicher Form in ein chronisches Stadium als langdauerndes oder unheilbares Rest- oder Habitualsymptom übergehen und sind hier nicht selten. Sie treten besonders oft auch als konstantes und auch nicht progressives Restsymptom bei Kranken auf, die keine stationäre oder progressive Amyostase, sondern nur verschiedene andere belanglose Restsymptome zeigen, können sich aber auch, wie hier mehrfach konstatiert wurde, akinetisch-dystonischen Syndromen aufpfropfen. Der Hauptdifferenzpunkt gegenüber den gleichen Erscheinungen in akut hyperkinetisch-irritativen Stadien beruht wiederum in der abgeschwächten, milden „blanden" Natur der Zuckungen, die an sich den Kranken meist wenig stören und oft erst bei genauer ärztlicher Untersuchung wahrgenommen werden. Aber diese Unterschiede sind nur quantitative. Und ebenso wie wir mitunter erst bei chronischen Restzuständen ganz blande Dauerklonismen einzelner Muskelgruppen entstehen sehen können, kommt es auch umgekehrt vor, daß relativ brüske klonische Zuckungen lange Zeit das akute Stadium überdauern (Gilpin) und mit starken „zentralen" Schmerzen verbunden sind. Sind in akuten Stadien mit besonderer Häufigkeit die Bauchmuskeln von den Zuckungen betroffen, so finde ich unter den chronischen Fällen besonders häufig Brust-, Schulter-, Oberarmmuskeln und das Fazialisgebiet betroffen. Aber auch im Unterschenkel beobachtete ich analoge Zuckungen. Gewöhnlich sind diese Zuckungen, wie monatelange Beobachtung ergibt, auf ein bzw. wenige immer gleiche Muskelgebiete beschränkt. In 10 Fällen der eigenen Beobachtung war diese Form der Zuckungen bisher im chronischen Stadium ausgesprochen. Es ist schon früher betont (S. 35), daß die Gemeinsamkeit der Zuckungen darin beruht, daß sie alle der Wirkung dauernder intermittierender schwacher oder mittelstarker galvanischer Reize entsprechen. Ihre Verschiedenheit in den einzelnen Fällen erinnert an die Verschiedenheit der Wirkung galvanischer Reize, je nachdem man mit dauernden kleinen, grade den Schwellenwert überschreitenden Reizen einzelne Muskelbündel oder mit stärkeren Strömen die Optimalpunkte des Muskels oder gar den Nervenstamm reizen würde. Dementsprechend kann man alle Übergänge zwischen lokomotorisch unwirksamen faszikulären raschen „Flimmerzuckungen" namentlich einzelner Gesichtsmuskeln des Zygomaticus, des Orbicularis oculi, der Unterlippenmuskulatur, gröberen Zuckungen, die einen Gesamtmuskel oder größere Teil desselben betreffen, und lokomotorisch recht wirksamen Zuckungen stets identischer mehrfacher Muskeln beobachten. In einem Falle ähnelten sie direkt der galvanischen Reizung des Erbschen Punktes, da die Zuckungen gleichmäßig und gleichzeitig Deltoideus, Infraspinatus, Latissimus und Triceps betrafen. Durch faradische oder willkürliche Tetanisierung ließen sich vorübergehend die Zuckungen unterbrechen, um dann nach Absetzen des faradischen Stromes prompt wiederzukehren. In diesem Falle sistierten die Zuckungen auch im Schlafe nicht. Wahrscheinlich sind diese Zuckungen im chronischen Stadium auch außerhalb des eigenen Materiales nicht selten; Holthusen und Hopmann, Speidel haben ähnliche Fälle gesehen.

Bezüglich der Terminologie dieser klonischen Zuckungen stoßen wir auf dieselben Schwierigkeiten, denen wir oben bei Besprechung der irritativen Phänomene begegnet sind. Die von Cruchet gewählte wenig präjudizierende Benennung als myorhythmische Zuckung wäre bestechend, wenn der Rhythmus bei dieser Gruppe stets nachweisbar wäre. Dem ist aber nicht so, da wir vereinzelt recht arrhythmische Zuckungsimpulse vor uns haben, wenn auch in der Mehrzahl der Fälle die strenge taktmäßige Rhythmik, die Regularität der Innervationsstöße genügend bemerkbar ist. In manchen Fällen, in denen bei einzelnen Untersuchungen die Zuckungen arrhythmisch waren, bestanden zu andern Zeiten, soweit dies ohne die Anwendung feinerer Meßbestimmungen feststellbar war, doch wieder regelmäßige Intervalle. Man hat jedenfalls den Eindruck, daß diese Zuckungen durch Erregungen, die in einer bestimmten Metrik, in bestimmten gleichen oder ungefähr gleichen Intervallen erfolgen, bedingt werden, wenn auch vielleicht andersartige außerhalb des Zentrums der Erregung stehende Bedingungen einen modifizierenden Einfluß auf den Ablauf der Zuckungen ausüben. Ihre Abhängigkeit von der Herztätigkeit, von den auf ein Zentrum einwirkenden Pulswellen, wie das Thomas annimmt, ist aber keineswegs anzunehmen; selbst in den von Thomas mitgeteilten Fällen waren Herzaktion und Häufigkeit der klonischen Zuckungen, die in diesen Fällen bemerkenswerterweise sogar nur im Schlafe auftraten, keineswegs identisch. Die Häufigkeit der Zuckungen ist im übrigen eine sehr schwankende, im allgemeinen sind die Zuckungen um so häufiger, je geringere Muskelteile betroffen sind; dementsprechend fand ich bei den faszikulären rhythmischen Flimmerzuckungen im linken Zygomaticus bei einem Kranken bis zu 280 Zuckungen in der Minute, während bei gröberen Zuckungen ganzer Muskeln oder größerer Muskelabschnitte die Zahl der Zuckungen gewöhnlich 60—96 in der Minute betrug.

εε) **Tetaniforme Zuckungen.** Im Gegensatz zu den eben besprochenen Zuckungen sah ich nicht selten kontinuierliche Zuckungen, die denen einer dauernd intermittierenden **faradischen** Reizung eines Muskels oder Nerven äußerst ähnlich sind. Ziemlich rascher Klonus, sofort in einen Tetanus übergehend, der eine, evtl. auch mehrere Sekunden anhält, langsamer Abfall der Kontraktion, kurze Pause, erneute rasch einsetzende Zuckung usw. Ähnliche Zuckungen beobachtet man auch in den reflektorischen Anfällen des echten Tetanus, während bei der Tetanie bekanntlich die Krampferscheinungen mehr einem langsamer einsetzenden Tetanus entsprechen. **Boström** hat ähnliche Zuckungen bereits in akuten Stadien neben Torsionsspasmus und Chorea gesehen. **Adler** fand in einem akuten Fall ein rhythmisches Neigen des Kopfes (40 in der Minute), das auch vielleicht dieser Zuckungsform angehört. Wie bei andern Zuckungsformen wird innerhalb gewisser Grenzen in akuten Phasen mehr die Neigung zur Multiplizität, zur Ausbreitung der tetaniformen Zuckungen, in chronischen Phasen, in denen ich das Symptom fand, mehr die Beschränkung der Zuckung auf lokal umgrenzte, immer identische Gebiete sein; die Zuckungen sind mitunter schmerzhaft, belästigen mitunter aber auffallend wenig den Kranken, es stellt sich ein monotoner, mehr oder weniger ausgesprochener Rhythmus ein, doch ist die Beschränkung auf ganz eng lokalisierte Muskelgebiete keine unbedingte, wie auch umgekehrt schon in akuten Fällen eine umschriebene Lokalisation bestehen kann (Adler). P. **Marie** und **Lévy** sahen 3 offenbar ähnliche (chronische) Fälle, die sie als Bradykinesien bezeichnen; langsame, regelmäßige, rhythmische Bewegungen mit großer Amplitude vorwiegend an der Wurzel eines Gliedes, mitunter synchron auf beiden Seiten, „ähnlich den Bewegungen bei Muskelfaradisation". Die von den Autoren beobachtete Langsamkeit der Zuckungen bildet gegenüber den von mir beobachteten tetaniformen Zuckungen wohl nur einen bedeutungsarmen graduellen Unterschied, während die Gemeinsamkeiten größere sind. Fälle halbseitiger, rhythmischer, tonischer Muskelzuckungen, wie sie **Fuchs** beschreibt (gleichzeitig mit leichten athetotischen Bewegungen) dürften auch in diese Gruppe der tetaniformen Zuckungen gehören, ebenso der von **Sicard** und **Paraf** als Hemimyoklonie beschriebene Fall, Flexionshypertonie der oberen und Extension der unteren Extremität alle 10—15 Sekunden, als ob Elektroden über dem ges. Plexus brachialis und lumbosacralis angebracht wären. Den Ausdruck der Bradykinesien möchte ich vermieden wissen, da man die Verlangsamung der Willkürbewegungen im akinetisch-dystonischen Syndrom zwangloser als bradykinetische Erscheinungen bezeichnen kann und Verwechselungen zwischen bradykinetischen Symptomen und Bradykinesien vermieden werden müssen.

Während **Marie** und **Lévy** ihre Fälle ausheilen sahen, fand ich neben allmählich zurücktretendem Syndrom auch wahrscheinlich unheilbare Dauererscheinungen, z. B. bei einem Kranken, der nun schon seit über $1\frac{1}{2}$ Jahren ziemlich rhythmische und identische ruckartige Zuckungen (ca. 24 in der Minute) hat, die sich in einem Krampf namentlich des Cucullaris, Deltoideus, Subscapularis (Hebung der Schulter und Innenrotation des Arms), äußern, mitunter wird gleichzeitig der Unterarm halb supiniert gebeugt, die Finger gespreizt. Anschließender Tetanus von 0,6—1 Sekunde. Es bestand gleichzeitig eine Dauerhypertonie der ganzen Nacken‑Schultermuskulatur und ein subjektives schnürendes Gefühl; doch sind diese Zuckungen nicht immer an eine gleichzeitige Hypertonie gebunden. Ich sah sie auch im gleichen Fall mit galvanoiden Zuckungen an anderen Muskelgruppen bzw. anfangs tetanoide, bei späteren Untersuchungen galvanoide Zuckungen in gleichen Gebieten. Bei aktiven Bewegungen des Arms nahmen in dem oben beschriebenen Fall die Zuckungen zu, Willkürinnervationen können sie mehr oder weniger gut unterdrücken. Ein Zusammenhang dieser Zuckungen mit früher erwähnten (tetanieartigen) Erscheinungen gesteigerter elektrischer Erregbarkeit besteht in keiner Weise.

Neben diesen am meisten charakteristischen Pseudospontanbewegungen der Encephalitis haben Marie und Lévy als besondere Gruppe noch tikartige lokalisierte Bewegungen des Gesichts hervorgehoben, ähnlich dem „tic douloureux mit Syndrome prosopalgique". Sie berichten über einen Fall mit wechselnden Erscheinungen, rhythmischem Schlagen der Lider, leichtem Lippenzittern, Verziehung der Oberlippe nach links oben, vertikalen Bulbuszuckungen, später leichten Kieferzuckungen. In einem eigenen Fall beobachteten wir nach Ablauf der akuten Erscheinungen nur ein dauerndes Stirnrunzeln und „choreiformes" Grimassieren der Gesichtsmuskulatur, rechts stärker als links, namentlich beim

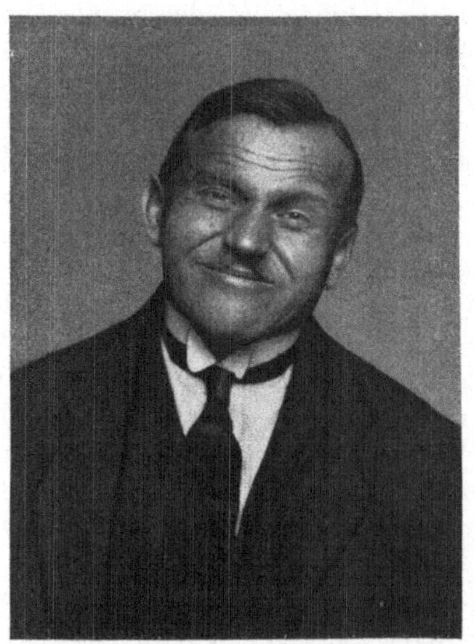

Abb. 8. „Tic"-Zustand als Resterscheinung bei Encephalitis.

Sprechen; Kopf dauernd etwas nach vorn gehalten, am Rumpf und Extremitäten keinerlei choreatische Erscheinungen; keine hysteropathischen Symptome. Ich bezweifle, ob es gerechtfertigt ist, die verschiedenartigen tikartigen Erscheinungen im Gesicht, soweit es sich um organogene Symptome und nicht psychogene Auflagerungen handelt, in einer Sondergruppe zu sammeln und nicht als lokalisierte Symptome der früher beschriebenen Gruppen aufzufassen. Das Gleiche gilt vielleicht auch für andere tikartige Störungen, die von manchen Autoren (Hartmann und Schilder) kurz erwähnt werden.

ξ) Die psychischen Phänomene beim amyostatischen Syndrom. Die Beschreibung psychischer Erscheinungen im Rahmen des Abschnittes motorischer Funktionsstörungen bei Encephalitis könnte getadelt werden, um so mehr, als in späteren Abschnitten auf die psychischen Phänomene bei Encephalitis erneut eingegangen werden muß und so ein Riß in die Schilderung eines an sich zusammengehörigen Symptomenkomplexes gesetzt wird. Ebenso aber wie es nicht möglich war, in der Beschreibung der agrypnischen Zustände auf die Schilderung der hier sich manifestierenden psychischen Begleitphänomene zu verzichten, erscheint es zweckmäßig, schon an dieser Stelle Erscheinungen zu erwähnen, die mit den motorischen Störungen untrennbar verknüpft zu sein scheinen, nämlich die Änderung des psychischen Habitus, die im Zustande des vorgeschrittenen

Parkinsonismus, der ausgesprochenen akinetischen Starre eintritt, Syndrome, die zum Teil schon von anderer Seite gewürdigt worden sind. So spricht Heß von Starre und Regungslosigkeit der Psyche gleichzeitig mit andern Störungen wie mimischer Starre, Herzog erwähnt ein katatonoides Verhalten, Holthusen und Hopmann Adynamien (entsprechend unseren Akinesen), die in manchen Fällen vielleicht nur psychisch bedingt sind; es fehlt die Fröhlichkeit, die Arbeitszeit ist verlängert usw. Grage betont die Stumpfheit, die Verlangsamung des Gedankengangs bei Amyostatikern, mehrfach erhob sich der Verdacht der Katatonie, aber „Intellektualität und Affektivität" waren erhalten. Mit gleichem Recht betonen Kirby und Davis, daß die oft mit Katatonie verglichene Akinese nichts mit Katatonie zu tun hat. Psychischer Torpor, Trägheit und emotionelle Apathie sind zwar vorhanden, aber es fehlen ein eigentlicher Negativismus, ebenso der elastische Widerstand (?), ferner die phantastischen Stellungen, Schnauzkrampf, Stereotypien usw. Nicht uncharakteristisch wird von Turettini und Piotrowski die psychische Alteration als Bradypsychie bezeichnet.

Tatsächlich fällt wohl jedem, der eine große Zahl von chronischen akinetischamyostatischen Encephalitiden gesehen hat, auf, daß bei vielen Kranken ein hochgradiger Defekt nicht nur an motorischer, sondern auch an psychischer Spontaneität zu bestehen scheint. Wir finden allerdings, wie schon E. Schultze hervorhob, nicht selten Kranke, bei denen ein durch das schwere Leiden gut motivierter Grundzug von Verdrießlichkeit, Verbitterung über die mangelnde Rückbildung der Störungen, Besorgnis über den schlechten Gesundheitszustand vorherrscht. Neben diesen Fällen sahen wir aber in der letzten Zeit immer häufiger Kranke, die ihrem schweren Leiden mit scheinbar größter Apathie und Stumpfheit gegenüberstehen. Gerade bei manchen schweren Amyostasen muß uns die mangelnde Sorge, das anscheinend mangelhafte Interesse nicht nur für die Umgebung, die Familie, die gewöhnlichen Tageserlebnisse, sondern auch für die eigene Zukunft auffallen, auch wenn sie unter dem Einfluß dauernder quälender Unbequemlichkeit und Mißempfindungen leiden, daneben eine gewisse Verdrossenheit und Neigung zum Nörgeln haben. In andern Fällen klagen die Kranken zwar fortgesetzt darüber, daß es „noch immer nicht besser" wird, aber auch diese Klagen sind auffallend asthenisch, ohne jeden affektiven Nachdruck. Kranke mit starken pseudokataleptischen Erscheinungen werden durch das Sistieren aktiver Handlungen in fixierten unbequemsten grotesken Stellungen in keiner Weise inkommodiert, achten anscheinend gar nicht darauf. Sie lassen sich stumpf alle Untersuchungen gefallen, ohne jede affektive Äußerung der Zufriedenheit, des Mißfallens, des Interesses für die Untersuchung. Diese Apathie wird zum Teil gewiß nur durch die motorische Aspontaneität vorgetäuscht, aber mitunter ist auch sicher daneben die habituale Affektspannung, der Antrieb zu Wollungen herabgesetzt. Auch wenn man sich mit ihnen unterhält, wenn sie besonnene, geordnete, ausführliche Angaben über sich machen, findet man keine Affektäußerungen, es herrscht mitunter eine teilnahmslose Euphorie, die Kranken „fühlen sich schon besser", obwohl die trostlose Erstarrung in Wirklichkeit nur noch Fortschritte gemacht hat. Auch wenn wir jede den Tatsachen nicht gerecht werdende Generalisierungstendenz vermeiden, die vielfachen Übergänge zwischen rein motorisch bedingter Scheinapathie mit adäquater Affekteinstellung zum subjektiven Krankheitszustande oder gar besonders ausgesprochener Verdrossenheit einerseits und echten Apathiezuständen andererseits zugeben, können wir bestimmt feststellen, daß uns öfters eine habituelle Teilnahmslosigkeit, die zweifellos der schizophrenen Stumpfheit ähnelt, begegnet. Insbesondere soll man sich durch den mitunter starr finsteren Gesichtsausdruck mancher amimischer Kranker nicht verblüffen lassen; dem mimisch starren Gesichtsausdruck entspricht oft im Grunde tatsächliche Stumpfheit und subjektives Wohlbefinden. Wir haben keine Bedenken, diese psychischen Zustände in Abhängigkeit von den motorischen zu setzen. Die Bewegungsstörungen gehen den Erscheinungen von Apathie voraus, die stärkste Apathie finden wir namentlich bei besonderer Stärke der akinetischen, der pseudokataleptischen Erscheinungen (nicht immer umgekehrt), bei Halbseitenbetonung, bei starken „extrapyramidalen Hemiparesen" fehlt die affektive Störung, soweit ich sehe, gänzlich. Kranke mit solchen Störungen sind agil, attent, bald mehr verdrossen, bald mehr fröhlich, je nach der individuellen Reagibilität.

Wir sehen in den Fällen mit psychischer Aspontaneität den wahren Kern der Störungen, die Kleist seinerzeit als akinetische Motilitätspsychosen beschrieben hat, wir sehen Beziehungen zwischen motorischen und psychischen Störungen, in denen die Veränderung des Seelenlebens von motorischen Faktoren abhängt und Vergleiche mit katatonischen Störungen erlaubt sind. Freilich sind auch die Gegensätze evident; wir können den Autoren, welche diese Gegensätze betonen (Kirby und Davis, Stertz) nach eigenen Erfahrungen, nur beipflichten. Von einem schizophrenen Gedankenablauf läßt sich niemals etwas feststellen, die

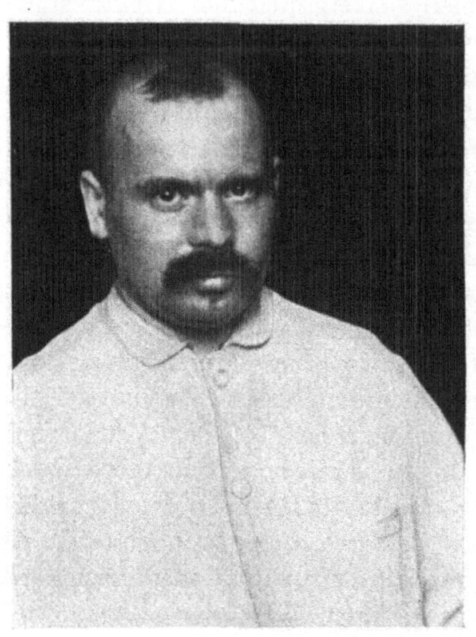

Abb. 9. Maskengesicht (stationärer Zustand) Apathie, leichte Verdrossenheit.

intellektuellen Vorgänge sind im wesentlichen potentiell ungeschädigt, wenn auch unter dem fehlenden Einfluß der treibenden Affekte das spontane Nachdenken wahrscheinlich darniederliegt. Wendet man spezielle Prüfungen an, so kann man über die Intaktheit der intellektuellen Funktionen erstaunt sein. So ließ sich bei einem Kranken, der einen ganz blöden Eindruck machte und schwerste pseudokataleptische Erscheinungen bot (s. Abb. 2) bei Prüfungen feststellen, daß die Reaktionen beim Assoziationsversuch ausgezeichnet waren, nach Schnelligkeit und Inhalt der Antworten in keiner Weise von durchschnittsintelligenten, ungebildeten Personen abwichen. Bleibt also von „schizophrenen" Erscheinungen nur die „Dissoziation zwischen Thymopsyche und Noopsyche!" Diese ist sicher in gewissem Maße vorhanden; dennoch scheint mir, daß auch in den affektiven Reaktionen und in der Stärke der Abspaltung der thymopsychischen Leistungen gewisse Abweichungen von vielen schizophrenen Zuständen wohl feststellbar sind, insofern die Stumpfheit reaktiv abnorm leicht von starken, ja stürmischen, aber adäquaten affektiven Äußerungen durchbrochen werden kann. Der stumpfe Kranke ist beim Besuch der Angehörigen mitunter ganz verändert, begrüßt sie

mit größter Freude oder Rührung, beim Spielen von Musik gerät der Kranke
aus seiner Apathie, freut sich sichtlich, macht Tanzversuche, nur fällt auch
dann die kurze Dauer des Affektausbruchs auf, die schnelle Neigung zur Wieder-
erstarrung der Affekte. Wir wissen, daß wir auch bei stumpfen Katatonikern,
selbst nach langer Krankheitsdauer, ein solches abruptes Wiederauftreten starker
affektiver Reaktionen beobachten können, aber doch nicht mit der gewohnheitsmäßigen schnellen Bereitschaft zu adäquaten Reaktionen bei adäquaten Anlässen, wie wir das öfters bei gewöhnlich apathischen amyostatischen Encephalitikern sehen. Die potentielle Erhaltung der Affekte ähnelt dem früher beschriebenen motorischen Symptom der brüsken Durchbrechung der Akinese mit
ungehemmten, wenn auch immer etwas automatenhaften Bewegungen auf Befehl,
schnelle Bewegungen auszu-
führen.

Neben dieser psychischen
bzw. psychomotorischen Akinese fanden wir dann aber auch
in neuerer Zeit nicht selten eine
in gewissen Grenzen antagonistische Störung, die sich in einer
drangmäßigen Unruhe äußert,
welche wiederum in sehr enger
Abhängigkeit von rein motorischen Enthemmungserscheinun-
gen zu stehen scheint, wenn
auch die psychische „prämor-
bide“ Disposition ganz besonders die Erscheinungen modifizieren dürfte. Das Symptom
ist von uns in vielen Graden
und Variationen beobachtet
worden. In einfachen Fällen
äußert es sich in einer Unfähigkeit, die Muskulatur ruhig zu
halten, ohne daß Affekte dabei

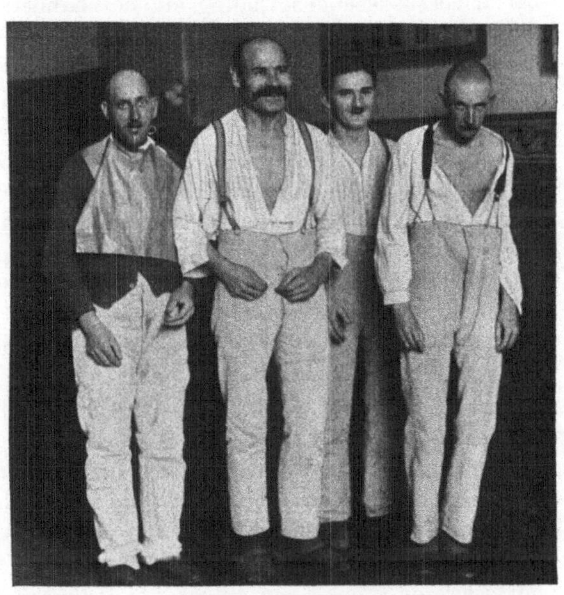

Abb. 10. Gruppe amyostatisch encephalitisch Kranker. Namentlich die beiden mittleren zeigen deutlich die Euphonie neben der
mimischen Erstarrung. Starke Lateropulsion des Kranken rechts.

mitwirken, selbst ohne daß dem Kranken die Unruhe richtig zum Bewußtsein
kommt. Im Stehen tritt der Kranke von einem Fuß auf den andern, geht einen
kleinen Schritt vor, einen zurück; er bleibt nicht lange sitzen, sondern steht alle paar
Augenblicke auf, macht vielleicht ein paar Schritte, setzt sich wieder. Fragt man
den Kranken, ob er nicht ruhig stehen könne, sagt er: „Doch“, hält sich mit der
Hand am Tische fest, fängt aber bald wieder zu trippeln an. Ein anderer Kranker,
der auch sonst an Angstgefühlen litt, typische Amimie, Flexionshaltung, Automaten-
gang, Salbengesicht bot, fühlte sich im höchsten Maße durch den Zwang, nicht
sitzen zu können, belästigt; alle Augenblicke mußte er sich leicht vom Stuhl hoch-
heben. Eigentliche choreatische Bewegungen fehlten in allen diesen Fällen. In
einem Falle, der leichte amyostatische Symptome der verschiedensten Art bot,
steigerte sich die psychomotorische Unruhe zu einer so hochgradigen Drang-
erregung, daß Verlegung in die geschlossene Heilanstalt erfolgen mußte; die trieb-

hafte Unruhe hatte viel Ähnlichkeit mit katatonischen Erregungen, sie wurde von einem stereotypen Jammern über das quälende Unruhegefühl begleitet, Störungen des Gedankenganges, Sinnestäuschungen usw. lagen im übrigen nicht vor. Die leichtesten Formen dieser Störung sind so häufig, daß sie etwas Charakteristisches unter den Begleiterscheinungen der Amyostase haben. Delirante Beimengungen wurden nie gesehen; von den Delirien sind diese Zustände also durchaus zu unterscheiden.

Eher scheinen gewisse Beziehungen zu den früher beschriebenen Nachtexzitationen der Kinder in agrypnischen Stadien zu bestehen. Unterschiede finden sich aber schon darin, daß die Störung nicht in der Nacht, sondern am Tage, im Zustande des Wachseins überhaupt auftritt, daß sie bei Erwachsenen offenbar mindestens ebenso häufig als bei Kindern ist. Aber auch symptomatisch (und pathogenetisch) bestehen Differenzen. An Stelle des Betätigungsdrangs der Nachtunruhe sehen wir hier in einfachen Fällen einen ganz monotonen Bewegungsdrang; überhaupt sind gerade die einfachen leichteren Fälle besonders geeignet, den Unterschied zu illustrieren; in diesen Fällen erkennen wir die besondere Betonung des rein Motorischen an der Störung in dem Fehlen der Affektkomponenten, fast der Bewußtheit der Störung, wenigstens achtet der Kranke manchmal gar nicht darauf; erst in schwereren Stadien tritt eine erhebliche Beteiligung des Affektlebens, die man in Abhängigkeit von dem motorischen Drang bringen möchte, hinzu. Bei der Nachtunruhe der Kinder kann allerdings das Unruhegefühl wohl auch fehlen, aber dann ist das Bewußtsein eingeengt, dämmerhaft getrübt; bei Erwachsenen wiederum ist oft während der Nachtunruhe das Unruhegefühl ein besonders starkes, ohne daß es zu motorischen Entladungen zu kommen braucht. Größer scheint die Ähnlichkeit mit den parakinetischen Erregungen in akut hyperkinetischen Stadien (S. 33), namentlich in den seltenen Fällen hochgradigerer amyostatischer Unruhe. Ohne die gemeinsamen Beziehungen zu verkennen, ergibt sich die Trennung zum Teil schon aus der Betrachtung des Symptoms im Rahmen des Gesamtsyndroms. Die parakinetischen Erregungen der hyperkinetischen Phase sind kurzdauernde Sturmerscheinungen, die gemengt mit schwerer Chorea gewöhnlich bei tiefgehender Verworrenheit und deliranten Erregungen zur Entladung kommen. Die einfachsten amyostatischen Unruheerscheinungen sind monoton sich wiederholende blande Impulse, bei denen eine Veränderung des Gesamtbewußtseins überhaupt nicht zu bestehen braucht. In schwereren Fällen kommt es aber nicht zu einer Bewußtseinstrübung, sondern zur Mitbeteiligung des Affektlebens in Form von innerer Spannung und Angst. Gerade die leichten Fälle der amyostatischen Unruhe erwecken den besonderen Eindruck des rein motorisch Bedingten, sie stellen eine Parallele dar zu den oben (S. 49 ff.) beschriebenen Hyperkinesen und sind von diesen nur abgetrennt, weil in höheren Graden die Mitbeteiligung psychisch-affektiver Vorgänge eine deutlichere wird, ohne daß sich eine deutliche Scheidewand zwischen motorischen und psychomotorischen Hyperkinesen immer ziehen läßt. Ich erinnere hier auch noch erneut an die sehr komplexen Hyperkinesen vom Charakter der P. Marieschen Chorée salutante, der Leibbrandschen „Zwangsbewegungen", bei denen wohl ein inniges Zusammenwirken elementarer motorischer Impulse mit bestimmten dispositionellen, oder einfacher gesagt, irgendwie bedingten psychischen Reaktionen stattfindet. Auch hier entsteht wieder leicht die Neigung zur Analogisierung mit katatonischen Zuständen; Differenzen des gesamten psychischen Syndroms sind aber eindeutig. Immerhin ist es bemerkenswert, daß eine Tendenz zu Stereotypisierungen (Iterationsstereotypien) bei nicht verwirrten Kranken beobachtet wird, ohne daß die Kranken selbst in der Lage sind, eine Erklärung für ihr Verhalten zu geben. Übungen, die mit ihnen zur Erleichterung der Motilität vorgenommen wurden, werden von ihnen stundenlang ganz automatisch bis tief in die Nacht hinein fortgesetzt, ohne daß der Kranke recht weiß, warum. Wir sehen die Neigung zu Automatismen, die auch sonst unter den motorischen Entladungen der Amyostatiker eine große Rolle spielen können, hier in verstärktem Maße.

Die Kenntnis der psychomotorischen Unruhezustände bei amyostatischen Erscheinungen hat auch noch eine besondere klinische Bedeutung darum, weil sie sehr leicht verkannt, mit rein psychogenen Symptomen verwechselt werden können, wenn die Anamnese nicht genügend beachtet wird, namentlich wenn die amyostatischen Erscheinungen noch so zurücktreten, daß ohne genaue Kenntnis des Krankheitsbildes etwa das Maskengesicht, die gebundene Haltung, der Speichelfluß übersehen werden. Wir kommen darauf im Abschnitt „Diagnose" zurück.

Wir können diesen Abschnitt folgendermaßen zusammenfassen:

Die psychischen Begleitsymptome der amyostatischen Erscheinungen sind verschiedenartig, zum Teil uncharakteristische verständliche Folgen der subjektiven Beschwerden. Charakteristisch ist daneben 1. eine bis zu ausgesprochener Stumpfheit gehende affektive Aspontaneität, die zum Teil durch die motorische Aspontaneität vorgetäuscht wird, zum Teil aber echt ist, in Abhängigkeit von motorischen Störungen steht und jederzeit bei entsprechenden Anlässen durchbrochen werden kann; bei ausgesprochener Stumpfheit pflegt aber auch nach solchen Anlässen schnell Affektstarre einzutreten (die intellektuellen Funktionen sind potentiell ungestört. Zerfahrenheit, Wahnideen, Sinnestäuschungen, Verschrobenheiten usw. fehlen); 2. eine psychomotorische Unruhe, die von elementaren subjektiv unbeachteten motorischen Impulsen bis zu schwererem Bewegungsdrang mit begleitenden Unlustaffekten steigen kann.

Die Ursache, warum es das eine Mal zu den apathischen Zuständen, das andere Mal zu den amyostatischen Unruhezuständen kommt, ist uns vorläufig noch nicht recht klar. Keineswegs wollen wir aus der Häufigkeit der psychischen Begleitphänomene der amyostatischen Erscheinungen den Schluß ziehen, daß im Striatum selbst „Zentren" für komplexe psychische Funktionen, etwa solche affektiver Natur liegen müßten. Eher müssen wir der Annahme folgen, daß die Bewußtseinsvorgänge, insbesondere die Affektvorgänge in einer so innigen dauernden Zusammenarbeit mit der Motilität, namentlich den Ausdrucksbewegungen stehen (Apathie finden wir namentlich bei starker Amimie!), daß deren Fortfall infolge der motorischen Erstarrung automatisch zu einer reziproken Einengung der Spontanaffektivität führen kann. Wie weit in der Entstehung der Drangimpulse, die im übrigen mit einer affektiven Stumpfheit verbunden sein können, perverse subkortikale motorische Reize und psychogene Aufpfropfungen wirksam sind, bedarf der weiteren Erforschung.

B. Die häufigen Begleitsymptome durch Herdläsionen des Nervensystems.

In diesem Kapitel habe ich versucht, mehrere Gruppen von Symptomen zu vereinigen, die ich sowohl von den Hauptsymptomen wie von den reinen Akzidentalsymptomen abzutrennen für nötig halte. Einmal finden wir bei der Analyse eines größeren Sammelmaterials von Encephalitis bestimmte Störungen sehr charakteristischen Gepräges, so häufig oder doch wenigstens bei bestimmten Teilepidemien oder bestimmten Verlaufsformen der Encephalitis so oft, daß wir hier nicht von Gelegenheitssymptomen sprechen können, sondern in ihnen entweder Ausdrucksformen bestimmter lokaler epidemischer Eigentümlichkeiten oder mehr oder weniger konstante Begleitphänomene einzelner typischer Verlaufsarten der Encephalitis zu sehen haben, wenn ihnen auch nicht die ganze Bedeutung der typischen Hauptsymptome en bloc zukommt. Zweitens sehen wir aber dann einzelne Symptome mit einer Häufigkeit, daß sie sich quantitativ von den früher beschriebenen Hauptsymptomen kaum unterscheiden werden, aber es handelt sich hier um neurologische Banalsymptome, die weder nosologisch noch pathologisch eine Bedeutung haben, da sie durch Läsionen der verschiedensten Teile des Zentralnervensystems, durch verschiedenartige Mechanismen zustandekommen können. Diese bedürfen natürlich nur einer kurzen Erwähnung. Herdartige Störungen, Erscheinungen, die wir uns irgendwie durch eine herdförmige Läsion im Zentralnervensystem bedingt denken müssen, haben in der Aufeinanderfolge der Beschreibung den Vorzug vor den habituellen oder häufigen Allgemeinstörungen des Organismus und rein toxisch bedingten diffus sich auswirkenden Veränderungen des Zentralnervensystems, so lange wir in der nosologischen Abgrenzung der Encephalitis das Hauptgewicht auf die lokalen Veränderungen des Zentralnervensystems zu legen berechtigt sind. Ob einst die Zeit kommen wird, wo die Allgemeinveränderungen gleiche nosologische, mehr oder weniger pathognomonische Bedeutung erlangen werden, steht noch dahin. Bei dieser Form der Symptomgruppierung wird es unliebsam auffallen, daß manche scheinbar zusammengehörige Symptomkomplexe, wie die Schmerzen, in zwei getrennten aufeinanderfolgenden Abschnitten besprochen werden müssen. Bei dem Versuche, typische von banalen, pathologisch verschiedenartige Störungen voneinander abzugrenzen, wird dieser Mißstand nicht entbehrt werden können.

Zu den charakteristischen häufigen Begleitsymptomen gehören vor allem:

1. Die Störungen vegetativer Funktionen

(Störungen im Bereich des sympathischen und parasympathischen Apparates).

Besonders häufige Begleiterscheinungen des Encephalitis stellen die hypersekretorischen Erscheinungen an den Speicheldrüsen, Schweißdrüsen und Talgdrüsen des Gesichts dar.

a) Der abundante Speichelfluß, der schon Netter bekannt war, stellt ein überaus häufiges Phänomen namentlich der chronisch amyostatischen Encephalitis dar. Unter 97 Fällen von Encephalitis überhaupt sah ich das Symptom in 32 Fällen ganz ausgesprochen. Ein sehr großer Teil der amyostatischen Kranken bietet schon beim ersten Anblick ein trauriges charakteristisches Bild darin, wie der hilflos starre Kranke mit dem krampfhaft an den halb geöffneten Mund gelegten, vom dauernden Speicheln schmierig feucht gewordenen Taschentuch dasteht. Meist handelt es sich um einen ziemlich dünnflüssigen Chordaspeichel. Fast stets fand sich das Symptom bei akinetisch-dystonischen Kranken mit dem gleichen chronischen Verlauf, wie die motorische Störung, aber in vereinzelten Fällen bildete es doch ein Restsymptom neben andern ohne die charakteristischen Erscheinungen am motorischen Apparat, das Symptom war dann auch übrigens therapeutisch leichter zu beeinflussen. Einmal sah ich leichten Speichelfluß neben ganz geringer Amimie als einziges amyostatisches Symptom 2 Jahre lang nach der akuten Encephalitis sich entwickeln. Wir haben nun noch zwei Einwände gegen die Erwähnung des Symptoms in der Gruppe zentral vegetativer Störungen zu widerlegen. Erstens die Annahme Netters, daß die Hypersalivation nur eine Reaktion auf die das Virus der Encephalitis enthaltenden und ausscheidenden Speicheldrüsen ist, also eine Art Heilvorgang zur Beschleunigung der Ausscheidung des Virus aus dem Organismus darstellt. Durch die Feststellung des Virus in den Speicheldrüsen (Netter) wird diese Annahme scheinbar bestätigt. Wir werden die Möglichkeit derartig infektiös-toxogener Hypersekretion in akuten Stadien, wo sie auch Gröbbels u. a. beobachteten, zugeben, wenn auch die Läsion der Speicheldrüsen selbst durch akut entzündliche Vorgänge ebensogut mit einem Versiegen der spezifischen Funktion verbunden sein könnte. Aber in den massenhaften chronischen Fällen, in denen wir die außerordent-

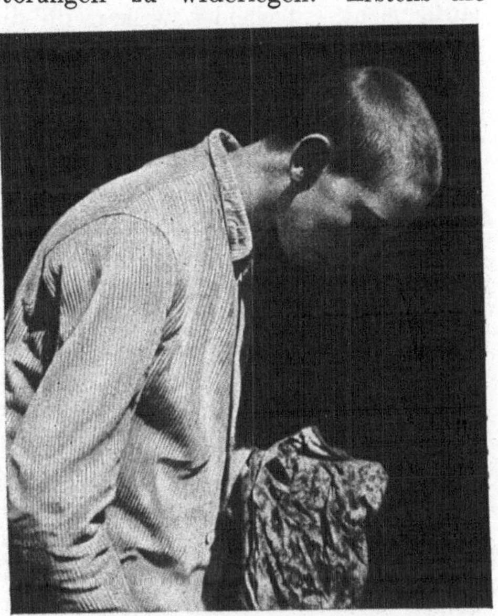

Abb. 11.   Dauernder Speichelfluß bei chronischer Encephalitis (Taschentuchkranker).

liche Hypersekretion monate- und jahrelang hindurch verfolgen können, nicht etwa als Residuum einer im akuten fieberhaften Stadium erworbenen Störung, sondern sich erst allmählich nach Ablauf des akuten Stadiums, manchmal erst viele Monate später, langsam entwickelnd und mit der Amyostase fortschreitend, werden wir mit Bing die Annahme einer lokal infektiösen Entstehung der Störung für äußerst unwahrscheinlich halten müssen. Eine Vergrößerung der Speicheldrüsen haben wir nie gesehen! Ebenso wie Bing sahen auch wir einen Fall mit Hyposekretion der Speicheldrüsen und entsprechenden Beschwerden (E. Schultze). Wir haben die Hyposekretion auch quantitativ und durch Pilocarpinreizung festgestellt, was nicht unwichtig darum ist, weil wir auch Kranke mit sehr unangenehmem Trockenheitsgefühl im Munde ohne entsprechende Hyposalivation als reine Paraesthesie fanden.

Zweitens wäre dem Einwand zu begegnen, daß die Salivation eine scheinbare und in Wirklichkeit eine Folge des erschwerten Schluckens infolge der Hyper-

tonie des Schlundringes ist. Ohne die Mitwirkung der Schluckhemmung zu verkennen, dürfen wir aber daran festhalten, daß in der Mehrzahl der Fälle eine wahre
Hypersekretion besteht. Intelligente Kranke merken selbst, daß viel mehr
Speichel als gewöhnlich kommt. Auch wenn sie schlucken können, läuft der Mund
immer gleich wieder voll. Eine Überempfindlichkeit gegen Pilocarpin
ist öfters, wenn auch nicht immer, nachzuweisen. So betrug bei einer Kranken
die Speichelmenge nach 0,01 Pilokarpin in einer Stunde 180 ccm, erheblich mehr
als bei Normalpersonen; ein Teil des Speichels war von der Patientin dabei sicher
noch verschluckt worden. Demgemäß nehmen wir für die Salivation eine zerebrale Herdläsion in Anspruch, die bei der häufigen Verbindung der Salivation
mit amyostatischen Erscheinungen wahrscheinlich eine ähnliche Lokalisation
hat, wenn wir auch bei der Verbreitung der encephalitischen Veränderungen vorläufig nicht entscheiden wollen, ob die anzunehmende Läsion sympathischer
Zentren mit folgender Enthemmung der parasympathischen Chordafunktion in
Herden im Striatum selbst oder dem subthalamischen Sympathikusgebiet sich
befindet.

    b) Die Steigerung der Diaphorese, die auch in fieberlosen Stadien bei
akut verlaufenden Fällen schon von Staehelin, Nonne, Schupfer, Adler
erwähnt worden ist, kann auch bei chronisch verlaufenden Fällen, wiederum
namentlich bei Amyostatikern, eine sehr bedeutende sein. In einzelnen Fällen,
in denen die Neigung zu spontanen Schweißen geringer war, ließ sich auch hinsichtlich der Schweißabsonderung eine starke Pilokarpinüberempfindlichkeit feststellen. Wenn man in den akuten Fällen auch bei nicht fieberhaftem Verlauf
an direkte allgemein toxische Wirkungen auf die Schweißsekretionsmechanismen
denken darf, wird man in den chronischen Fällen, namentlich bei der Hyperidrosis als Begleitsymptom des amyostatischen Syndroms, doch auch sehr die Möglichkeit einer dauernden Schädigung der zentralnervösen Apparate der Schweiß-
regulation erwägen müssen. Mit den hektischen Schweißen der Phthisiker dürfte
keine nahe Verwandtschaft bestehen, da wir hier die Schweiße durchaus nicht
nur bei besonders geschwächten Individuen, ohne Zusammenhang mit Fieber-
temperatur sehen. Ich fand bei einem blühend gesunden, kräftigen, beruflich
voll leistungsfähigen Manne die sehr verstärkte Neigung zu Schweißausbrüchen
als einziges Restsymptom nach einer sehr schweren Encephalitis. Interessant
ist dabei die Tatsache, daß in einzelnen Grippeepidemien auch bei Personen,
die zwar an schwerer Influenza, aber soweit feststellbar, nicht an encephalitischen
Erscheinungen gelitten hatten, eine langdauernde Neigung zu Schweißausbrüchen
mitunter zurückbleiben soll. Ob hier die Mechanismen immer dieselben sind wie
bei den Schweißen der chronischen Amyostatiker, wie weit in dem einen Falle
eine rein „funktionelle" Übererregbarkeit der vegetativen Zentren nach der
akuten infektiösen Toxikose, im andern Falle organische Schädigungen derselben
wirksam sind, bleibe zunächst dahingestellt. Besondere Beachtung verdienen
hierbei jedenfalls die nicht ganz seltenen Fälle von ganz begrenzter Lokalisation
der Hyperidrosis. Ich sah Fälle, in denen es nur an begrenzten Teilen des Rük-
kens, an einem Arm, zu starken Schweißausbrüchen kam. Wir wollen aus solchen
Fällen besonders die Berechtigung schöpfen, das Symptom der Hyperidrosis
unter den Herdsymptomen der Encephalitis zu besprechen. Am eigenen Gesamtmaterial stellte ich die Neigung zu Schweißausbrüchen, meist mit chronischem

Verlauf, in mindestens 18 Fällen fest; in einigen Krankengeschichten ist auch möglicherweise ein Hinweis auf das Symptom vergessen worden.

c) **Die Hypersekretion der Talgdrüsen des Gesichts**, die „Salbenhaut" ist zuerst von T. Cohn, dann von v. Sarbo und mir beschrieben worden. Daß es sich um eine wirkliche vermehrte Ausscheidung des Hauttalgs handelt, läßt sich durch mikroskopische Untersuchung der fettigen Ausschwitzungen am Gesichte zeigen. Daß die Störung am Gesicht so besonders deutlich aufzutreten pflegt, liegt wohl vor allem an der größeren Menge der Talgdrüsen hier. Mitunter ist die Salbenhaut natürlich so gering, daß man sie nicht sicher von einer konstitutionellen Neigung zu starker Talgproduktion unterscheiden kann; in ausgesprochenen Fällen ist das Phänomen aber so deutlich und stark, daß man an seiner pathologischen Natur nicht zweifeln kann, zumal es sich gewöhnlich in zeitweiligen Paroxysmen besonders äußert und den Kranken oder ihren Angehörigen die eigenartige Veränderung auch selbst auffällt. In den 16 Fällen, in denen ich das Symptom bisher feststellen konnte, handelte es sich so gut wie immer um chronisch amyostatische Kranke; nur in 2 Fällen fehlte die motorische Störung, allerdings war gerade in diesen die Salbenhaut nur in geringem Maße ausgesprochen.

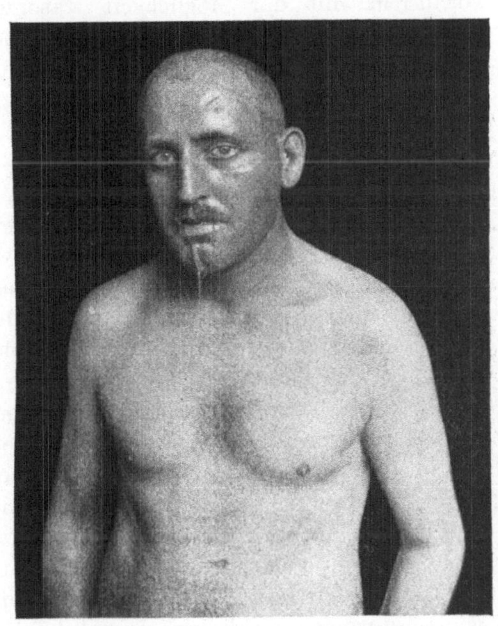

Abb. 12. „Salbengesicht", Speichelfluß.

d) **Die Störungen der Blasen- und Mastdarmentleerung** unterscheiden sich von den bisher genannten dadurch, daß sie häufig in akuten Stadien der Encephalitis als kurz dauerndes, mitunter ganz transitorisches Symptom auftreten und in chronischen Fällen selten, zum mindesten selten sehr erheblich sind.

Wenn wir die bedeutungsloseren Störungen der Defäkation beiseite lassen und nur die Blasenentleerung hervorheben, so wäre zu bemerken, daß es sich weit seltener um Inkontinenz, als um Retentionserscheinungen, um Erschwerung der Exurese handelt, wie sie schon Marshall, Bassoe, Nonne, Géronne, Alexander und Allen, Bingel erwähnt haben. Inkontinenz kommt wohl fast nur bei gleichzeitigen Bewußtseinsstörungen vor, von den seltenen Fällen schwerer Rückenmarksbeteiligung abgesehen. Es ist von Wichtigkeit, daß diese Retentionserscheinungen sehr häufig mit amyostatischen Erscheinungen, namentlich auch in akuten Stadien mit Rigor und Maskengesicht sowie zentralen Schmerzen gemischt auftreten, wie namentlich die Fälle Nonnes lehren. Aber diese Kombination ist nicht konstant. Auch wir sahen einige Fälle von initialer Retentio ohne amyostatische Begleitphänomene. Unter 13 Fällen mit Retention trat das Symptom 6 mal als Initialsymptom für mehrere Tage, 7 mal als gelegentlich stärker werdendes Begleitsymptom chronischer Zustände auf; zum Katheterisieren waren wir niemals gezwungen. Wir zweifeln nicht daran, daß diese Retentionserscheinungen in vielen Fällen, namentlich den mit Amyostasen verbundenen, zerebraler (striärer oder dienzephaler) Genese sind; ob der Funktionsausfall des Striatum oder des Hypothalamus verantwortlich zu machen ist, läßt sich vorläufig wieder nicht mit Sicherheit entscheiden. Nach den bisherigen Erfahrungen (s. u. a. den vorzüglichen Sammelbericht von Spiegel) ist die Lokalisation der subkortikalen Blaseninnervation noch keine ganz eindeutige.

e) **Störungen der vasomotorischen Funktionen**, bei denen Herdläsionen im Zentralnervensystem eine Rolle spielen, haben bisher weniger die Aufmerksamkeit erregt. Immerhin ist schon nach den bisherigen Erfahrungen über Vasomotorenstörungen nach Herden im Hypothalamus und Striatum von vornherein mit der Möglichkeit vasomotorischer Störungen namentlich bei Amyostatikern zu rechnen. Bei diesen finden wir öfters einen ziemlich niedrigen Blutdruck (ca. 100 mm Hg Riva-Rocci bei 13 cm Manschette und weniger). Hierauf ist vielleicht weniger Wert zu legen als darauf, daß wir gelegentlich auch bei leichter Amyostase eines Arms eine sehr ausgesprochene Zyanose und Kälte der Haut fanden, die wir nicht allein auf die Immobilität zurückführen können, zumal sie bei Kranken mit schwerer Akinese fehlen kann. Außerdem leiden manche Kranke mit „Salbengesicht" gleichzeitig an einer starken Kongestion des Gesichts oder transitorischen fleckweise auftretenden „Rachzuständen", die vielleicht Beachtung verdienen. Das Fieber der Encephalitiskranken ist in einzelnen Fällen sehr wahrscheinlich durch eine Herdläsion in vasomotorischthermischen Zentren bedingt; wir kommen darauf bei der Gesamtbesprechung des Fiebers zurück.

f) Einen besonderen Spezialfall autonomer Regulationsstörungen stellt das interessante von A. Westphal beobachtete **Pupillenphänomen** wechselnder absoluter Pupillenstarre namentlich nach psychischen Reizen, unter denen Furcht mit Schmerz gemischt eine besondere Rolle spielen, dar. Die Pupillen sind dabei in ihrer Weite wenig verändert, häufig aber ovalexzentrisch verzogen. Das Symptom, das wohl Beziehungen zu der myostatischen Starre der Augen von Cords zeigt, ist ja wohl nicht sehr häufig, und mir ist es bisher nicht gelungen, es nachzuweisen, auch nicht, nachdem ich seit der Publikation Westphals darauf geachtet habe. Aber es schien mir trotzdem notwendig, das Symptom nicht unter den Akzidentalsymptomen, sondern an dieser Stelle mit anzuführen, da es wiederum als ein eigenartiges Teilsymptom des amyostatischen Symptomenkomplexes beobachtet wird, im Rahmen dieses Syndroms den besonderen Ausdruck eines autonom versorgten Muskels darstellt, insbesondere von nukleären und peripheren Läsionen des pupillomotorischen Apparats zu trennen ist. Westphal hat das Symptom bereits vorsichtig in Beziehung zu den hypothetischen im Striatum lokalisierten Regulationsmechanismen des Tonus der willkürlichen und autonomen Muskulatur gebracht, in der Ansicht, daß Veränderungen der Striatumtätigkeit unter bestimmten Bedingungen auch zu Tonusveränderungen der glatten Irismuskulatur führen, die imstande sind, die durch wechselvolle Spannungszustände der Iris bedingten Innervationsstörungen und Formänderungen der Pupille gleich den ihnen koordinierten Spannungen andrer Muskeln zu erklären. Eine Enthemmung der im Subthalamus von Karplus und Kreidl nachgewiesenen sympathischen Zentren des Dilatator pupillae etwa durch feine Läsion antagonistischer parasympathischer supranukleärer Bahnen für den sphincter pupillae im Hypothalamus oder Striatum würde die Störung plausibel machen, bleibt aber vorläufig selbstverständlich auch hypothetisch.

2. Zentrale Schmerzen.

Schmerzen der verschiedensten Körperstellen stellen bei der epidemischen Encephalitis ein Banalsymptom dar und namentlich in den akuten Stadien sind mehr oder weniger starke Kopfschmerzen, aber auch Gliedmaßenschmerzen, Seitenschmerzen usw., überaus häufig. Diese Schmerzen, die oft ein Initialsymptom der Erkrankung bilden, sind größtenteils die Folge diffuserer Veränderungen, vermehrter Liquorsekretion, Infiltration oder Hyperämie der Meningen, evtl. auch Ausdruck der Allgemeintoxikose und sollen erst im nächsten Abschnitt zur Sprache kommen. Denn wir haben vorher noch einer andern Schmerzform zu gedenken, die zwar nicht quantitativ, aber qualitativ infolge ihrer besonders charakteristischen Eigenschaft als Begleitsymptom mancher encephalitischen Syndrome den Vorrang verdient, jener Form, die wir als zentrale Schmerzen bezeichnen.

Diese Form der Schmerzen und Paraesthesien ist bisher gegenüber den neuralgisch-peripherischen nicht immer genügend beachtet worden, wenn auch manche Autoren, wie Stertz, Holthusen-Hopmann usw. ihre richtige Natur erkannt haben. Das Symptom äußert sich in oft außerordentlich eng und gleichmäßig lokalisierten, mitunter sehr heftigen und hartnäckigen Schmerzen, oft brennenden, reißenden, schnürenden Charakters, mitunter mehr in einem lokalisierten Kribbeln, und zeichnet sich daneben bekanntlich dadurch aus, daß auch bei der rasendsten Heftigkeit der Schmerzen Druck und Beklopfen der schmerzhaften Stellen sehr häufig nicht unangenehm empfunden wird, ebenso Zerrung der Nervenstämme keine Schmerzen hervorruft; mitunter wirkt ein starker Druck auf die schmerzenden Stellen sogar ausgesprochen lindernd, mitunter wirken feine Berührungen und Striche unangenehm im Gegensatz zu kräftigem Druck[1]). Die Unbeeinflußbarkeit und Hartnäckigkeit der Schmerzen bei dem gleichzeitigen Mangel „objektiver" Störungen des sensiblen Apparats könnte mitunter den Verdacht einer hysterischen Überlagerung erwecken, wenn nicht das schwere Krankheitsbild, das Fehlen jeder hysterischen Charakterkomponente solchem Verdachte Schranken ziehen müßte. Auch diese zentralen Schmerzen können mitunter schon ganz initial auftreten; charakteristisch dafür ist die Erkrankung einer gebildeten Dame, die mit starkem Fieber und heftigen Schmerzen im rechten Daumen erkrankte und sich selbst wunderte, daß trotz der Schmerzen Druck auf den Daumen nicht schmerzhaft war; hier stellte sich später eine leichte Choreaencephalitis ein, die auch das schmerzhafte Glied mit

---

[1]) In unsern als zentral erkannten Schmerzen war die fehlende Schmerzempfindlichkeit der peripheren Teile eine gewöhnlich ganz ausgesprochene (s. unten). Daß es daneben auch Schmerzen zentraler Genese mit sehr erheblicher kontinuierlicher Hyperästhesie geben kann, lehrt allerdings schon der wichtige Fall von hämorrhagischer Erweichung des Sehhügels, den Edinger 1891 beschrieb.

befiel. Andere Fälle erkrankten mit zentralen Schmerzen im Arm, im Bein, in der Blinddarmgegend.

Es ist interessant, wie oft diese Schmerzen bei choreatischer Encephalitis auftreten (Stertz); ebenso oft sind sie mit myoklonischen Zuckungen verbunden bzw. gehen denselben einige Tage voraus, oft gerade in den Körperteilen, die später von Zuckungen ergriffen werden (H. W. Maier, Dimitz, Cohn, Hunt). Meine eigenen Erfahrungen stimmen damit völlig überein. Daneben aber gibt es ebenso sehr hartnäckige und mitunter überaus quälende chronische zentrale Schmerzen, die bei amyostatischen Kranken auftreten, glücklicherweise allerdings nur bei einer kleinen Gruppe, öfters gerade bei solchen, die auch an galvanoiden oder faszikulären Zuckungen leiden, aber nicht stets in lokalem Parallelismus zwischen Zuckungen und schmerzenden Körperteilen. Wir müssen darauf hinweisen, daß die als „zentral" charakterisierbaren Schmerzen wohl zwei ganz verschiedenen Gruppen angehören, die allerdings nicht immer sicher voneinander differenziert werden können, wenn man nicht von Anfang des Krankheitszustandes an die Schmerzen dauernd sorgfältig kontrolliert. In die erste Gruppe gehören die streng lokalisierten Schmerzen, die, oft initial, in Gliedabschnitten aufschießen, in denen nachher choreatische Zuckungen auftreten[1]), starke amyostatische Starre und Parese sich einstellt, von Anfang an gewöhnlich ohne feststellbare Druckpunkte. Ich sah z. B. eine solche Kranke mit heftigsten Schmerzen in beiden Beinen bei stärkster akut entstandener Amyostase der Gliedmaßen, namentlich in den Beinen, mit völliger Immobilität, ohne je Druck- oder Zerrungsschmerzen geboten zu haben; Rückgang der Schmerzen fast parallel zum Rückgange der amyostatischen Erscheinungen. Sicherlich gehören in diese Gruppe auch manche Fälle chronischer Schmerzen mit und ohne motorisch hypertonische Symptome. In einer zweiten Gruppe gelingt es uns oft im Anfangsstadium, Druck- oder auch Zerrungsphänomene nachzuweisen; die Kranken liegen und sitzen krumm infolge von Rückenschmerzen und zeigen leichte Interkostaldruckpunkte; oder Armnerven und Armmuskeln sind druckempfindlich bei gleichzeitigen Schmerzen im Arm. Diese Schmerzen halten hartnäckig monatelang an, aber die Druckpunkte verschwinden ziemlich schnell vollständig. Es wird nicht schwer sein, einen radikulären Charakter in der Ausbreitung dieser Schmerzen zu konstruieren; aber wir können bei dem subjektiven Charakter der Schmerzen und dem Fehlen objektiver Sensibilitätsstörungen nicht viel damit anfangen gegenüber den zu der ersten Gruppe gehörigen Schmerzen. Wir finden dann aber mitunter neue Erscheinungen, die uns auf die andersartige Lokalisation dieser Schmerzen gegenüber der ersten Gruppe, die in relativer Häufigkeit mit choreatischen und amyostatischen Symptomen kombiniert ist, hinweist: Muskelatrophien, mehr weniger deutlich nuklear charakterisiert, treten in bald eindeutiger, bald angedeuteter lokaler Beziehung zu den Körperpartien auf, in denen die Schmerzen auftreten oder noch anhalten. Wir können die verschiedenartigsten Kombinationen aller geschilderten Phänomene finden, insbesondere natürlich auch Schmerzen der II. Gruppe bei chronischen Amyostasen, dürfen aber im Prinzip die beiden Gruppen auseinanderhalten. Wir dürfen wohl ohne großen Zwang annehmen, daß die

---

[1]) Es können natürlich auch starke diffuse neuralgische Schmerzen bei Choreaencephalitis auftreten; dazu gehören aber eben, wie schon Stertz zeigte, nicht alle Schmerzen der Choreaencephalitis.

„Reizung" der Nervenfasern bzw. ihre schmerzauslösende Isolation in der ersten Gruppe im Zwischenhirn, im Thalamus oder Hypothalamus lokalisiert, in der zweiten Gruppe radikulären (oder wenigstens spinalen) Ursprungs ist; die zweite Gruppe steht also auch genetisch in Beziehung zu den neuralgischen Phänomenen, die häufig auf einer Entzündung der entsprechenden Wurzel beruhen. Dennoch mußte auch diese Gruppe hier mit erwähnt werden, soweit im späteren chronischen Verlauf die Schmerzen ihren „zentralen" Charakter annehmen, da dann eine Differenzierung der beiden Gruppen symptomatisch nicht immer möglich sein wird. Auf jeden Fall verdienen die gut charakterisierten zentralen Schmerzen eine besondere Hervorhebung gegenüber den meningitisch-neuralgischen Symptomen; sie sind auch in Epidemien, in denen Choreaencephalitis seltener beobachtet wird, ziemlich häufig. Unter 106 Fällen konnte ich sie in mindestens 18 Fällen feststellen, wenn ich von den im nächsten Abschnitt besprochenen chronischen Kopfschmerzen noch ganz absehe. Die meisten Fälle gehörten der ersten Gruppe an. Völlige Unbeeinflußbarkeit der quälenden Schmerzen bei vielmonatiger Beobachtung sah ich bisher glücklicherweise erst in einem Fall[1]).

3. Neuralgisch-meningitische Symptome.

Während die eben beschriebenen Schmerzen „zentralen" Charakters häufig ein Residuärsymptom chronischer Krankheitsphasen darstellen oder, soweit es sich um zentrale Schmerzen in akuten Krankheitsphasen handelt, vorwiegend bestimmten Verlaufsformen, namentlich der Choreaencephalitis angehören, sind die überaus häufigen Schmerzen, die wir sonst bei der Encephalitis beobachten, ein fast ausschließliches Symptom des akuten Krankheitsstadiums, besonders oft ein oder das Initialsymptom. Dies gilt vor allem für die oft sehr heftigen Kopfschmerzen, denen wir in allen Teilepidemien der Seuche, freilich nicht immer mit Konstanz, begegnen. So finde ich unter 100 Eigenbeobachtungen wenigstens 13, in denen niemals Schmerzen irgendwelcher Art, auch keine Kopfschmerzen, bestanden haben. Rein lethargisch-ophthalmoplegisch Erkrankende, wie solche mit langsam sich entwickelnden Amyostasen, können besonders von akuten Kopfschmerzen verschont sein. Symptomatisch sind die Kopfschmerzen verschieden. Oft handelt es sich unter den eigenen Fällen nur um einen starken diffusen dumpfen oder mit Bohren verbundenen Druck im Kopf, öfters um reißende „rheumatoide" Schmerzen mit manchmal streng lokalisierten Quintus-druckpunkten, manchmal werden diese neuralgischen Schmerzen in die Zähne verlegt, wieder in andern Fällen finden sich typische Druckpunkte am Okzi-pitalis, dementsprechend „furchtbare Genickschmerzen" oder auffallende Hyper-ästhesie bzw. Hyperalgesie der äußeren Kopfhaut (Haarweh — E. Müller). Die Genese dieser Schmerzen ist wohl keine einheitliche. In vielen Fällen mag es sich nur um Folgeerscheinungen einer diffusen Toxikose des Gehirns bzw. seiner Häute, also um Symptome handeln, die streng genommen erst unter den diffusen Allgemeinsymptomen abgehandelt werden müßten. In vielen Fällen aber dürfen wir getrost auch in lokalen entzündlichen Veränderungen der Meningen und Nervenwurzeln, evtl. einer allgemeinen Liquordrucksteigerung das ana-tomische Substrat der Kopfschmerzen erblicken. Das ergibt sich nicht nur aus

---

[1]) Anm. bei der Korr.: Der Kranke endete außerhalb der Klinik durch Suicid.

der Häufigkeit der entsprechenden histologischen Befunde (Infiltrationen, Hyper-ämie der Wurzeln und Meningen), sondern auch schon aus klinischen Befunden wenigstens in den Fällen, in denen wir gut umschriebene lokalisierte Druckpunkte finden. Als ein „Meningealsymptom" imponieren uns die Kopfschmerzen auch darum, weil sie häufig von offenbar zerebralem Erbrechen begleitet sind. So fand Crookshank unter 127 Fällen der Encephalitis 38 mal initiales Erbrechen. Unter 37 selbst beobachteten Fällen mit heftigen initialen Kopfschmerzen fand sich 8 mal Erbrechen. Meist traten die Kopfschmerzen schon im Weiterverlauf der akuten Krankheitsphase zurück, relativ selten finden sie sich als Residuär-symptom oder in chronisch progressiven Fällen. Vor allem verlieren sie doch fast immer dann ihre Heftigkeit und ihren typischen neuralgischen Charakter. Von 98 Fällen, von denen sich über 50 im chronisch amyostatischen Stadium befinden, klagen nur noch 8 über Kopfschmerzen meist geringer Intensität, ohne zirkumskripte Druckpunkte, nur gelegentlich von einer quälenden Stärke, und gerade in dem einen dieser Fälle wird man eine gewisse psychogene Überlagerung nicht ausschließen können. Es ist noch nicht ganz klar, worauf diese residuären Kopfschmerzen beruhen. Man könnte an die Wirkung eines chronischen Hydro-zephalus denken, wie er von manchen Autoren bei Residuärstadien der Ence-phalitis angenommen wird[1]). Aber sicher liegt hierin nicht die einzige Ursache residuärer Kopfbeschwerden. Ich finde auch Fälle mit chronischen Kopfbeschwer-den, bei denen keine Liquordrucksteigerung besteht, keine Erleichterung der Beschwerden nach Punktion eintritt. In manchen Fällen kann man die leichten residuären Kopfbeschwerden zwanglos den Erschöpfungssymptomen analogisieren, die wir nach andern Toxikosen des Gehirns, bei Erschöpfungsneurose usw. finden, ohne darum freilich in das eigentliche Wesen dieser Beschwerden näher eindringen zu können. In andern Fällen, namentlich in solchen, in denen sichere herdartige chronische zentrale Schmerzen bestehen, liegt es nahe, auch die Kopfschmerzen als ein Herdsymptom zu betrachten, auch wenn bei den Kopfschmerzen die lokalisierte Begrenzbarkeit der Schmerzen auf bestimmte Stellen des Kopfes nicht so ausgesprochen wie etwa bei zentralen Extremitätenschmerzen ist.

Die initialen neuralgischen Schmerzen der Gliedmassen und des Rumpfes sind oft, wie ich schon erwähnte, von zentralen Schmerzen nicht genügend ab-gegrenzt worden. Immerhin ist kein Zweifel, daß auch Schmerzen neural-gischen Charakters hier sehr häufig sind. Das anatomische Substrat in Form von spinaler leptomeningitischer Infiltration ist besonders von Mingazzini dar-getan worden. Diese Schmerzen sind klinisch aus verschiedenen Gründen von Wichtigkeit. Erstens einmal können sich Rudimentärfälle der Encephalitis fast ganz in solchen Neuralgien erschöpfen (Léri), z. B. in einer Cervico-brachio-intercostalneuralgie, wie Sicard mitgeteilt hat. Die Diagnose stützt sich dann auf rudimentäre typische Hauptsymptome, wie flüchtige Augenmuskelver-änderungen, Myoklonie, evtl. den Liquorbefund. Zweitens geben diese Neural-gien sehr häufig den Anlaß zu Fehldiagnosen. So beobachtete ich eine Kranke mit schwerer amyostatischer Encephalitis, die monatelang wegen neuralgischer Schmerzen in der Hüfte auf Koxitis behandelt worden war. Besonders bekannt sind hier die häufigen Verwechslungen initialer encephalitischer Schmerzen mit

---

[1]) Siehe das Kapitel: Liquorveränderungen.

Appendizitis geworden und tatsächlich ist die Lokalisation initialer Schmerzen in die Abdominal- oder die Lendengegend auch eine eigenartig häufige, im eigenen Material z. B. auch in 5 Fällen vorhanden; in dem einen dieser Fälle hatte der Leibschmerz mit den Anlaß zur Fehlbehandlung auf Typhus abdominalis gegeben. Außer Massari, der sich besonders mit der Verwechslung der encephalitischen mit appendizitischen Schmerzen befaßt hat, haben auch Schlesinger, Pal, Bonhöffer, Brito u. a. ähnliche Befunde erhoben. Auch diese Schmerzen können als Initialsymptom andern Erscheinungen der Encephalitis vorausgehen und mit starker reflektorischer Bauchdeckenspannung verbunden sein, nur soll nach Massari die reflektorische Spannung nicht so unmittelbar dem Druck folgen wie bei echter Appendizitis; jedenfalls ist es verständlich, daß Fehloperationen vorgekommen sind. Die pseudoappendizitischen Bauchschmerzen bildeten in der Mehrzahl der Fälle das Prodrom klonischer Bauchmuskelzuckungen, doch ist dies nicht notwendig. In 3 Fällen eigener Beobachtung z. B. folgten keinerlei Zuckungen dieser Art. Es wird jedenfalls notwendig sein, mindestens 2 Gruppen encephalitischer Leibschmerzen zu trennen, eine rein neuralgisch radikulitische und eine Gruppe mit schmerzhaften tetanusartigen Bauchmuskel- evtl. sogar Darmspasmen, denen dann evtl. klonische Muskelzuckungen folgen. Vielleicht kommen hierzu auch noch anders lokalisierte zentrale Leibschmerzen schon in Initialstadien.

Außer den bisher erwähnten neuralgischen Erscheinungen, die öfters die Folge anatomisch feststellbarer meningitisch-radikulitischer Erscheinungen sind, wurden öfters auch noch weitergehende klinische meningitisverdächtige Erscheinungen bis zu Syndromen, die völlig an das Bild andersartiger diffuser Meningitiden erinnerten, beobachtet. Wir wollen dabei von den Befunden am Liquor cerebro-spinalis zunächst absehen, da es uns praktisch erscheint, die Liquorveränderungen in einem besonderen Kapitel gemeinsam zu besprechen, ebenso lassen wir hier zunächst die ophthalmoskopischen Veränderungen beiseite, um so mehr als dieselben relativ selten sind. Als ausgesprochene klinische meningitische Erscheinungen blieben dann neben den schon beschriebenen neuralgisch-meningitischen, neben der uncharakteristischen, von den Schlafzuständen abzutrennenden Benommenheit vor allem die bekannten Symptome der Nackensteifigkeit, Opisthotonus, Kernig, Brudzinski, Einziehung der Bauchdecken, evtl. Verlangsamung des Pulses. Diese Erscheinungen wechseln in den einzelnen Epidemien außerordentlich. Leichtere Meningealsymptome müssen ja, wie schon nach dem anatomischen Befunde zu erwarten ist, nicht selten sein, und schwere meningitische Syndrome bei einwandsfreier epidemischer Encephalitis sind bereits mehrfach beobachtet worden, z. B. von Siemerling in einem von mir anatomisch untersuchten und publizierten Fall, von Gröbbels, Wieland, Hall, Francken. Dreyfus hält es sogar für geboten, eine meningitische Form der Encephalitis abzutrennen. Aber im ganzen sind diese diagnostisch so schwierigen Fälle, die schon bei der oberflächlichen klinischen Untersuchung und Verlaufsbetrachtung den groben Verdacht der Meningitis erwecken müssen, doch selten. Unter 106 Fällen eigenen Materials fand sich nur ein Fall dieser Art. Alle andern Fälle, in denen die Differentialdiagnose anfangs äußerst schwierig erschien, entpuppten sich nachher doch als meist tuberkulöse oder rein seröse Meningitiden. Im Kapitel der Differentialdiagnose werden die diagnostischen

Merkmale näher zu erörtern sein. Unter den weniger akzentuierten meningitischen Symptomen spielt nach der Ansicht französischer Autoren der weiße Streifen Sergents (Nachblassen nach Bestreichen der Rumpfhaut) eine größere Rolle (Horneffer); das Symptom dürfte kaum hinreichend charakterisiert sein.

4. Spinale Begleitsymptome.

Krankheitserscheinungen bei der epidemischen Encephalitis, die man mit Sicherheit auf eine herdförmige entzündliche Läsion im Rückenmark zurückführen darf, sind nicht so häufig, daß man sich ohne weiteres berechtigt fühlen dürfte, sie in der Gruppe häufiger charakteristischer Begleitsymptome unterzubringen. Man kann durchaus schwankend sein, ob es nicht richtiger ist, sie mit den selteneren Akzidentalsymptomen und Syndromen zu verbinden. Störungen der Reflexe werden zwar recht oft beobachtet; aber dort, wo es sich um Reflexübererregbarkeit oder um das Auftreten von sog. Pyramidenreflexen handelt, wird nicht ohne weiteres der Entscheid zu treffen sein, ob die Störung spinale oder zerebrale Genese hat, und noch weniger werden wir gleich im Einzelfall entscheiden können, ob es sich überhaupt um eine herdartige anatomische Läsion und nicht vielmehr um rasch reversible Folgeerscheinungen einer diffus toxisch wirkenden Noxe handelt. Und da, wo es sich um Abschwächung oder Fehlen der Reflexe handelt, wird in vielen Fällen die extraspinale, sei es radikuläre oder peripherische Genese vermutet oder erwiesen werden können und die Möglichkeit einer reinen Druckläsion der Wurzeln durch gesteigerten Liquordruck zu erwägen sein. Aus diesen Gründen werden die Reflexstörungen in einem besonderen Abschnitt zusammenzufassen sein. Sind aber Reflexsteigerungen nur Teilsymptom eines supranukleären Lähmungszustandes, so erhebt sich wieder die Frage nach der spinalen oder supraspinalen Lokalisation, die sich in den meisten Fällen im letzteren Sinne entscheiden lassen wird. Aus diesen Gründen wollen wir in der Gruppe spinaler Begleitsymptome vorwiegend diejenigen Störungen zusammenfassen, die in einer Läsion des Rückenmarksgraus, vorwiegend also in Kernläsionen zwanglos ihre Erklärung finden; hierzu kommen noch seltene quermyelitische Fälle. Die Literaturangaben über Lähmungszustände bei der Encephalitis sind vielfach so ungenügend, daß sich gar nicht entscheiden läßt, ob supranukleäre oder nukleäre Lähmungen in Betracht kommen, und daher oft nicht zu verwerten. In einer weiteren Gruppe von Fällen ist die Diagnose epidemischer Encephalitis ungewiß, die betreffenden Autoren (z. B. E. Meyer, Dresden) sind dann auch selbst hinsichtlich ihrer Diagnose skeptisch. Nach einer Statistik von J. S. Wechsler, auf die sich Riley stützt, fanden sich unter 864 Encephalitisfällen 16 mit myelitischen oder spastischen (!), 5 mit paraplegischen, 2 mit ventral poliomyelitischen, einer mit dorsalmyelitischen (Herpes zoster!) Erscheinungen, also sicher keine erhebliche Anzahl, in der Annahme selbst, daß es sich in all diesen Fällen um sichere Spinalerscheinungen bei epidemischer Encephalitis gehandelt hat. Von den häufigen „myoklonischen" Syndromen, die Riley ebenfalls unter den spinalen Formen diskutiert, wollen wir an dieser Stelle absehen, da wir die irritativen Phänomene wegen des häufig kombinierten Auftretens irritativ klonischer und choreatischer Zuckungen bereits an anderer Stelle besprochen haben und wohl sicher nicht alle myoklonischen Erscheinuugen spinaler Genese sind. Im eigenen Material finden sich unter 106 Fällen 5 mit Lähmungserscheinungen oder Atrophien wahrscheinlich poliomyelitischer Genese; Böhme fand in einem Sechstel seiner 37 Fälle spinale Begleiterscheinungen.

Schrumpft nun in der von mir gegebenen Abgrenzung die Zahl der sicher auf eine zirkumskripte Spinalläsion zurückführbaren Ausfallserscheinungen prozentual erheblich zusammen, so können die Spinalsymptome doch vielleicht eine etwas größere Bedeutung als die eines rein nebensächlichen Akzidentalsymptoms gewinnen, wenn wir vorgreifend auf die prozentual ziemlich häufige anatomische Feststellung entzündlicher Herde in den Strängen und auch im Rückenmarksgrau hinweisen. Außerdem scheint es auch einzelne Formen spinaler Veränderungen zu geben, die eine leichte Elektivität verraten, in wenigstens kleinen Gruppen in Teilepidemien oder gewissen lokalen Regionen oder mit größerer als Zufallshäufigkeit in der Gesamtepidemie auftreten und dadurch ein allerdings nur schwaches Pendant zu den klinischen Prädilektionen mancher Syndrome unter den Hauptphänomenen verraten, jedenfalls dazu auffordern, weiteres statistisches Material in dieser Richtung zu sammeln.

Hierzu gehört das Symptom aufsteigender Lähmung von Landryschem Charakter, hier wohl sicher (auch nach dem anatomischen Befund) auf spinaler Läsion beruhend. So hat Tobler während der Baseler Epidemie 1919/20 unter 10 anatomisch untersuchten Fällen 3 Fälle dieser Art hintereinander gesehen, nach dem anatomischen Befund (typische Befunde auch im Hirnstamm) sicherlich als Symptom epidemischer Encephalitis. Hier handelt es sich doch wohl um eine besondere lokale Eigenart des encephalitischen Virus, oder vorsichtiger ausgedrückt, um eine Eigenart der lokalen Teilepidemie. Interessant ist, daß auch Staehelin eine lokale Häufung Landryscher Paralyse in der Baseler Klinik in Form von 7 Fällen im Verlauf von $^5/_4$ Jahren beobachtete (2 davon koinzidieren mit den Toblerschen Fällen). Es handelte sich allerdings nur in 3 Fällen um Erkrankungen, die sicher zur epidemischen Encephalitis gehören. Isolierte Fälle Landryscher Paralyse bei epidemischer Encephalitis sind dann noch von anderer Seite (Palitzsch, Medea) beschrieben worden. Bei dem von Leschke mitgeteilten Fall ist die Natur der zugrunde liegenden Krankheit wegen des fehlenden histologischen Befundes unklar, auch bei den zum Teil ebenfalls unter dem Bilde aufsteigender Vorderhornläsion erkrankten Fällen Quensels ist die Diagnose nicht einwandfrei.

In andern Fällen werden nukleare Paresen einzelner Muskeln oder Muskelgruppen beobachtet, die sich von den nuklearen Hirnnervenlähmungen, wenigstens denen der äußeren Augenmuskeln, dadurch unterscheiden, daß sie im Prinzip nicht ganz die gleiche (natürlich auch bei den Augenmuskellähmungen nicht absolute) schnelle Rückbildungstendenz oder gar den schnellen Wechsel der Lähmungssymptome zeigen; ja es kann sich sogar ähnlich wie bei Zuständen spinaler Muskelatrophie eine degenerative Muskelatrophie leichteren oder selbst schwereren Grades allmählich einstellen mit Schwächeerscheinungen, die nur dem Grade der Muskelatrophie parallel gehen. In allen diesen Fällen setzt die Läsion wie die der übrigen Spinalerscheinungen in den akuten Stadien ein; gegenüber den Lähmungen bei Poliomyelitis epid. treten die Lähmungserscheinungen hier häufig mehr allmählich, nicht plötzlich maximal auf (Hall); freilich trifft dies nicht für alle Fälle zu. Der am meisten charakteristische Fall dieser Art ist der von Bard, der eine sicher spinale metamerale Lähmung sämtlicher Unterarmhandmuskeln eines Arms beschreibt. Im eigenen Bestand finde ich ebenfalls einen Kranken mit degenerativen Atrophien der Hand ohne sensible Störungen, die sich nicht restlos wieder zurückbildeten, Teilmuskeln verschiedener Nervenstämme ergriffen hatten. Hall und Pribram erwähnten eine wahrscheinlich poliomyelitische doppelseitige Peroneuslähmung, Gröbbels Ausgang der Erkrankung in Atrophie des Gesichts und der Unterarmmuskeln. Relativ am häufigsten sind aber langdauernde Lähmungen oder Atrophien im Bereich der Schultermuskulatur und hier wieder besonders im Bereich des M. serratus ant. Schon Nonne sah in einem Fall Parese der Schultermuskulatur, Speidel als Restsymptom Abstehen des rechten Schulterblatts vom Rippenbogen, also wohl auch eine Serratusläsion. Doppelseitige Lähmungen dieses Muskels sahen selbst in rudimentären Fällen Runge, Kraus; besonders eingehend widmet sich Rietti der Analyse der Serratuslähmung in einem Fall. Es ist vielleicht doch nicht ganz bedeutungslos, daß ich im eigenen Material unter 106 Fällen nur einmal eine poliomyelitische Läsion der Handmuskeln einer Seite, einmal eine leichte zirkumskripte Atrophie der kleinen Handmuskeln beiderseits, aber 3 mal eine schwere langdauernde, wahrscheinlich irreparable Lähmung mit schweren Atrophien im Serratus, bald einseitig, bald doppelseitig, einmal ganz isoliert, die andern beiden Male mit leichter Mitbeteiligung anderer Schultermuskeln, des Infraspinatus, des Pectoralis major fand. Es wird sich da die Frage erheben, ob nicht diese Lähmungserscheinungen peripherischer Natur sein können, wie wir dies von den meisten isolierten Serratuslähmungen her wissen, und namentlich Rietti vertritt die neuritische Genese der Serratuslähmung, die in seinem Falle bei der Feststellbarkeit starker Plexusdruckpunkte auch nahe genug liegt. Aber in andern Fällen, z. B. auch den eigenen, liegt der Verdacht einer Kernerkrankung doch näher. Schmerzen können bei ihrem Auftreten auch fehlen, oder nicht bzw. nur initial mit Druckpunkten verbunden sein, den Eindruck der erwähnten zentralen Schmerzen erwecken. Sensible Ausfallserscheinungen vermissen wir auch in den Fällen, in denen mehrere Muskeln des Schultergebietes gleichmäßig betroffen sind. Gesamtausfälle des gesamten oberen Plexus brachialis im Sinne der Erbschen Plexuslähmung haben wir nicht beobachtet, wohl aber Läsionen mehrerer Muskeln, die verschiedenen und im Plexus nicht immer benachbarten Nerven entsprechenden Muskeln angehören, z. B. Serratus und Pectoralis major. Auffallend ist auch die mehrfache Beobachtung doppelseitiger Serratus- bzw. Serratus- und Infraspinatuslähmung bei Intaktheit eines großen Teiles der übrigen vom Plexus brachialis versorgten Muskeln. Auch dies entspricht mehr einem spinalen Typ. Die Beziehungen der Atrophien zu faszikulären und ähnlichen Zuckungen sind schon besprochen worden. Wir glauben hiernach keine großen Bedenken haben zu müssen, wenn wir die Schulterlähmungen peripherischen Charakters, insbesondere die Serratuslähmungen unter den spinalen Erscheinungen mit anführen, ohne die Möglichkeit zu bestreiten, daß auch radikuläre Erscheinungen (evtl. gleichzeitig mit spinalen) oder selbst peripherische Erkrankungen bei der epidemischen Encephalitis vorkommen können. Auf jeden Fall wird die Prädilektion der Serratusläsion, die allerdings nicht pathognomonisch für die Erkrankung ist, wert sein, weiter verfolgt zu werden.

Seltener als die Vorderhornerkrankungen, die sehr an die Symptome der epidemischen Poliomyelitis erinnern können, scheinen quermyelitische Erscheinungen bei epidemischer Encephalitis zu sein, wenn ich von den anatomisch abtrennbaren Fällen Spiegels u. a. absehe. Vielleicht gehören zwei von Leschke mitgeteilte Fälle hierher (Nr. 10 und 12). Ferner sah Sicard bei einem sonst typischen Fall eine schlaffe Paraplegie der Beine mit Blasenstörungen. Auch Riley beschreibt einen Fall mit schwerer Tetraplegie und sensiblen Störungen wahrscheinlich bei epidemischer Encephalitis (Autopsiebefund liegt nicht vor); ebenso bestehen keine diagnostischen Bedenken gegenüber der Mitteilung Bassoes über zwei ähnliche Fälle.

5. Störungen der Reflexe.

Wegen ihrer Häufigkeit haben wir auch die Störungen der Reflexe unter den häufigen Begleitsymptomen zu erwähnen, aber großenteils in rein registratorischer Weise, da ihnen im allgemeinen keine nosologische Bedeutung zukommt.

Bei dem häufigsten Befund, dem Banalsymptom der lebhaften Reflexe, der „Reflexsteigerung", liegt oft genug vielleicht gar keine Herdläsion, wenn auch nur eine leichte ödematöse Durchtränkung der supranukleären Bahnen in der Umgebung mesenzephaler oder rhombenzephaler oder spinaler entzündlicher Herde vor, sondern das Symptom bildet nur den Ausdruck einer diffustoxischen Übererregbarkeit. Und dort, wo wir Halbseitendifferenzen finden, wo unerschöpflicher Klonus auf etwas tiefergehende Läsion der Pyramidenbahnen hinweist, handelt es sich um meist sehr rasch transitorische Zustände, mit denen allein wir topisch und nosologisch nicht viel anfangen können[1]). Im eigenen Bestand beobachteten wir unter 97 Fällen 20 mal Sehnenreflexe erheblicher Lebhaftigkeit auch in einer Reihe amyostatischer chronischer Zustände. Es ist aber bekannt und koinzidiert auch mit unseren Befunden, daß die Lebhaftigkeit der Reflexe bei den extrapyramidalen motorischen Störungen ein inkonstantes Symptom darstellt und sehr häufig fehlt. Fehlen der Bauchdeckenreflexe ist bei der epidemischen Encephalitis schon beobachtet worden (Boström); die Seltenheit dieses Symptoms — im eigenen Material zwei Fälle — kann dort, wo eine Steigerung der Sehnenreflexe vorliegt, „vielleicht" dazu helfen, in Fällen, in denen Verdacht auf multiple Sklerose mitbesteht, die Diagnose zu erleichtern.

Etwas größere Beachtung verdient das Auftreten der Reflexe, die als neue pathologische dem gesunden Erwachsenen fremde Spinalreflexe nur dann auftreten, wenn die Pyramidenleitung durchbrochen ist, da das Auftreten dieser pathologischen Reflexe bei E. Cep. ein beträchtlich häufigeres ist als die gröberen Läsionen der Pyramidenbahn, die mit Lähmungen verbunden sind. Praktische Bedeutung kommt vor allem dem Babinskischen Reflex als feinstem Zeichen des spinalen Fluchtreflexes zu. Dieser Reflex wird auch tatsächlich von Autoren, die niemals Pyramidenläsionen gröberer Natur unter ihren Fällen sahen, mehrfach beobachtet,

---

[1]) Die Besprechung supranukleärer Lähmungen erfolgt an anderer Stelle.

aber seine Häufigkeit wechselt in den Teilepidemien außerordentlich, ohne daß die Art der generellen Initialsyndrome eine große Rolle dabei spielt. Moritz, Dreyfus und Adler sahen ihn z. B. häufig, Strümpell, Mingazzini, Schupfer, Sabatini selten oder nie. Unter 106 eigenen Fällen fand er sich nur 4 mal, 2 mal transitorisch. Unter den schon mehrfach erwähnten von mir gesammelten 200 Fällen anderer Autoren wird er 17 mal angegeben. Alexander und Allen fanden ihn 7 mal in 67 Fällen. Im ganzen ist seine Häufigkeit höchstens auf 8 bis 10% zu schätzen. Meist stellt das Symptom eine sehr rasch vorübergehende Erscheinung in akuten Stadien dar und ist deshalb wohl öfters übersehen worden, doch kann es auch große Hartnäckigkeit auch in Fällen, in denen weitere Pyramidenerscheinungen fehlen, zeigen und ins Residuärstadium übergehen. So fand Heß unter den Folgeerscheinungen der Krankheit 2 mal eine fast schmerzhafte Dauerbabinskistellung der Zehen und 3 mal als eigenartige Synergie Babinski bei Faustschluß. Ich habe ähnliche Beobachtungen bisher nicht gemacht, wohl aber 2 mal gelegentliches Auftreten des Reflexes bei chronisch amyostatischen Kranken infolge zufälliger leichter Mitläsion der Pyramidenbahn neben der extrapyramidalen Läsion gesehen. Auch an den oberen Extremitäten sah ich 2 mal pathologische Pyramidenreflexe in Form des invertierten Radiusperiostreflexes (kräftige isolierte Fingerflexion bei leichtem Beklopfen des Proc. styloideus), beidemal einseitig, einmal als transitorisches Symptom in akuten Stadien bei einer Kranken mit leichten choreatischen Zuckungen in diesem Arm, das andere Mal mitunter deutlich bei gleichzeitiger Steigerung des Radiusperiostreflexes bei einer Kranken mit chronisch spastisch athetotischen Erscheinungen in diesem Arm.

Abschwächung oder Fehlen einzelner oder aller Sehnenreflexe finden wir ebenfalls in den akuten Stadien der Encephalitis nicht selten bei den verschiedenartigsten Zuständen, bei Choreaencephalitis in Begleitung von Hypotonie, radikulitisch-neuralgischen, bei poliomyelitischen oder bei transversalmyelitischen Syndromen, aber auch bei rein hypersomnisch-ophthalmoplegischen Zuständen. In letzteren Zuständen konnte bisweilen Liquordrucksteigerung festgestellt werden (Steward). Es bilden also auch offenbar hier die verschiedenartigsten pathologischen Veränderungen, wie Wurzelinfiltration, diffuse Druckläsion der hinteren Wurzeln, intraspinale Läsionen usw. die Grundlage der Reflexstörung. Naef und Economo haben bekanntlich auf Grund der wiederholten Kombination derartiger Störungen mit Pupillenstörungen eine besondere tabische Form der Encephalitis abgegrenzt. Im Rahmen der Gesamtepidemie ist aber ein mehr oder weniger ausgeprägtes tabisches Syndrom zu selten, als daß die Aufstellung einer besonderen tabischen Form nosologischen Weit hätte, wenn auch die Kenntnis eines solchen Syndroms natürlich klinisch-diagnostische Wichtigkeit hat. Pathologisch handelt es sich natürlich um grundsätzlich andere Veränderungen als bei der Tabes. Auch die Hyporeflexie und Areflexie scheint ein oft sehr rasch zurückgehendes Symptom zu sein. Unter 8 Fällen dieser Art im eigenen Gesamtmaterial finde ich nur einmal dauernde Achillesareflexie, einmal Dauerverlust des Patellar- und Achillesreflexes mit ataktischen Störungen der Beine, ein pseudotabisches Syndrom, aber ohne Störungen der Pupillenreaktion.

6. Störungen der Koordination.

Trotz der relativ großen Häufigkeit leichterer oder auch schwerer Koordinationsstörungen in akuten Krankheitsstadien genügt hier ein kurzer Hinweis auf diese Erscheinungen, da namentlich die statisch-lokomotorischen Unsicherheiten, aber auch leichte Störungen in der Zielsicherheit der Gliedmaßenbewegungen meist in Abhängigkeit von nosologisch wichtigeren Grundstörungen, der diffusen Toxikose mit Benommenheit oder der in den akuten Stadien häufigen Atonie der Muskulatur, die wir in einem früheren Kapitel gewürdigt haben, stehen. Diese Symptome sind denn auch meist recht transitorisch; es wäre überflüssig, hier genauere Statistiken zu geben. Es ist natürlich, daß schon derartige Fälle mit Atonie und — namentlich statischer — Abasie gelegentlich den Eindruck einer zerebellaren Affektion erwecken können, wie ja auch wahrscheinlich die Läsion zerebellofugaler Bahnen derartige Störungen herbeiführt. Interessanter sind die Fälle, in denen der Verdacht eines lokalisierten zerebellaren Herdes erweckt wird. Solche Fälle sind von Naef, Boström, Bonhöffer beobachtet worden. Die Herderscheinungen können dabei sehr eng begrenzt sein; so sah ich in Kiel eine Kranke, die ganz einseitig lokalisierte Adiadochokinese zerebellaren Charakters ohne Bewußtseinsstörungen bei leichten anderen Herdsymptomen bot; Übergang in Heilung. Hier in Göttingen beobachteten wir einen Kranken, der neben Optikusatrophie und Blicklähmung eine durchaus zerebellar erscheinende einseitige Ataxie mit typischem Vorbeizeigen und Adiadochokinese bot; unter Rückgang der ataktischen Erscheinungen entwickelte sich dann eine typisch amyostatisch-dystonische Störung hartnäckigen Grades in diesem Arm. Gegenüber der Häufigkeit leichterer diffuser ataktisch-hypotonischer Erscheinungen sind diese Syndrome selten; die aus ihnen sich ergebenden diagnostischen Gesichtspunkte werden in einem späteren Kapitel besprochen werden.

C. Die Veränderungen des Liquor cerebrospinalis.

Der Liquor cerebrospinalis ist von verschiedenen Seiten in einer sehr großen Reihe von Fällen untersucht worden; wir können uns in unserer Schilderung auf über 800 Fälle der Literatur stützen und fügen denselben 43 Fälle des eigenen Materials aus Göttingen hinzu. Es ist nicht zu bezweifeln, daß die Gesamtbetrachtung dieser Untersuchungen eine Regellosigkeit der Befunde ergibt, die von vornherein verbietet, nach einem charakteristischen und konstanten encephalitischen Liquorsyndrom zu suchen. Besonders merkwürdig ist dabei nicht nur das Schwanken der Befunde in den einzelnen Fällen, das uns zum Teil aus der individuell sehr wechselnden Beteiligung der Meningen am Krankheitsprozeß erklärbar zu sein scheint, sondern vor allem die lokalen Differenzen in größeren Teilepidemien. Negative oder fast negative Liquorbefunde betonen z. B. Sainton, Wilson, Vaidya aus den ersten französisch-englischen Epidemien des Jahres 1918, aber schon Economo hatte 1916/17 ziemlich erhebliche Alterationen im Liquor festgestellt. Den negativen Befunden Nonnes stehen zum Teil die intensiven Liquorveränderungen, die wir fast zur selben Zeit im benachbarten

Kiel fanden, gegenüber. Ähnlich treten bei der fulminanten italienischen Epidemie 1919/20 negative oder fast negative Befunde an größerem Material (Sabatini, Ronchetti) prinzipiell positiven Veränderungen (Schupfer u. a.) gegenüber. Die „Ursache" dieser kompakten zeitlich-örtlichen Differenzen ist uns natürlich unklar, ihre Kenntnis ist aber wichtig, weil sie uns nur ein Stigma darstellt dieser Encephalitis: Einerseits starke Differenzen der Teilepidemien, andererseits an zeitlich örtlich umschriebenen Stellen gleiche oder ähnliche Krankheitssymptome am Gros der betreffenden Kranken.

Ergibt sich aus den tatsächlich großen Differenzen der vorhandenen Alterationen auch die Unmöglichkeit, pathognomonisch konstante Ergebnisse zu gewinnen, so kann der im Rahmen des klinischen Gesamtsyndroms vorsichtig verwertete Liquorbefund dennoch selbstverständlich eine große diagnostische Bedeutung gewinnen. Näheres darüber wird in dem Kapitel über Diagnose mitzuteilen sein.

In der kurzen Schilderung der Einzelbefunde am Liquor wollen wir zwischen den akuten und den chronischen oder Residuärphasen der Encephalitis wieder unterscheiden. Der Begriff der akuten Phase ist natürlich ein etwas willkürlicher, die Begrenzung wird uns aber praktisch dadurch erleichtert, daß die meisten literarisch niedergelegten Punktionsergebnisse aus den ersten Wochen der Encephalitis stammen, in denen man zwanglos von einer akut entzündlichen Phase der Encephalitis sprechen darf. Andrerseits lassen sich auch genügend deutlich Fälle abgrenzen, in denen sich bei fieberfreiem Verlauf, monatelang nach Beginn der Encephalitis, bestimmte Restsymptome nicht zurückbilden wollen oder sogar eine Progression der Erscheinungen eintritt.. Ich denke dabei natürlich vor allem an die chronisch progressiven Amyostasen. Hier werden wir keine Bedenken haben, von einem Liquorbefund in chronischen Stadien zu sprechen. Wir beginnen mit den akuten Stadien.

1. Der Druck des Liquor cerebrospinalis ist zweifellos in vielen akuten Fällen erhöht (Economo, Siemerling, Dreyfus, Moritz, Kraus und Pardee, Findlay und Shiskin). Unter den eigenen Fällen finden wir 3 mal Drucksteigerung, mehrmals wurde der Druck nicht gemessen, mehrmals war er ganz normal. Sabatini, Schupfer, Turettini und Pietrowski vermissen die Drucksteigerung meist oder immer. Ein Zusammenhang der Drucksteigerung mit einer besonderen Verlaufsart der Encephalitis ist bisher nicht zu ermitteln, wenn auch die Fälle mit klinisch stärksten Meningitissyndromen besonders hohen Druck zu zeigen pflegen. An der Tatsache der Drucksteigerung (200 mm H_2O in Seitenlage) in vielen akuten Fällen ist trotz des Mißtrauens gegen viele Befunde dieser Art (s. u.) nicht zu zweifeln.

2. Das Aussehen des Liquors ist in der überwältigenden Mehrheit der Fälle absolut durchsichtig, wasserhell. Gelegentliche Blutbeimengungen, die beobachtet und auf Meningealblutungen im Gefolge der Krankheit zurückgeführt wurden, waren vielleicht nur durch Läsion eines kleinen Pialgefäßes bei der Punktion bedingt. Verfärbungen des Liquors, gelbgrünliche Farbe (Economo), Xanthochromie bei Spinalsyndrom (Riley) sind extrem selten. Gelegentlich wurden sogar allmählich sich absetzende spinngewebsartige Gerinnsel beobachtet, wie wir sie von der tb. Meningitis her kennen (Economo, Happ und Mason). Auch dieses Phänomen ist extrem selten. In den Fällen, in denen wir es sahen, handelte es sich bei anfänglich zweifelhafter Diagnose stets um eine tb. Meningitis.

3. Eiweißvermehrung fehlt oft, ist im allgemeinen gering, ebenso kann die Nonnesche Globulinreaktion ganz fehlen oder in geringer Stärke auftreten. Im allgemeinen ist die Nonnesche Reaktion (und andere identische Reaktionen) gering auch in Fällen, in denen die Pleocytose deutlich ist (Plaut, Dreyfus, Siemerling, Schupfer, Reinhart), doch liegen auch entgegengesetzte Befunde vor (Moritz, Kraus und Pardee, Findlay und Shiskin). Eine derartige Umkehr der gewöhnlichen Alterationsformel, positiven Nonne bei fehlender Pleozytose, sahen wir nur in vereinzelten chronischen Fällen, ebenso wie Heß. Die Reaktion blieb in solchen Fällen gering (Opaleszenz), erreichte also nie die Stärke, wie man sie trotz fehlender Lymphozytose in einzelnen Fällen raumbeschränkender Prozesse sehen kann.

4. Die Pleozytose stellt wahrscheinlich das häufigste pathologische Symptom des Liquors in akuten Stadien dar, auf ca. 490 Fälle in der Literatur mit positiver Pleozytose kommen ca. 180 negative. In den eigenen akuten Fällen aus Göttingen betrug die Lymphozytenzahl gewöhnlich 8—17 im cmm. Ich möchte den unteren „Grenzwert" auch als pathologisch ansehen, zumal in dem einen dieser Fälle bei Punktionen in späteren Stadien das Zellergebnis ein negatives war. Die leichte Pleozytose fanden wir in 11 Fällen, in einem Fall war die Zellzahl $6^2/_3$, in einem Fall, der unter dem Bilde der akutesten Bulbärparalyse verlief, fehlten Zellen in der Zählkammer. Wie ich schon bemerkte, schwanken die Veränderungen des Liquors in den lokalen Epidemien sehr. Namentlich Netter, Sainton, Wilson, Vaidya, Nonne, Moritz, Sabatini, Findlay und Shiskin finden meist normale oder nur wenig vermehrte Zellzahl, Economo, Plaut, Dreyfus, Siemerling, House, Turettini und Pietrowski, Runge, Naef, Kraus und Pardee mäßige oder starke Pleozytose stets oder fast regelmäßig, Barré und Reys in 32 von 70 Fällen. Über den Grad der Pleozytose lassen sich keine festen Regeln aufstellen. Starke Vermehrung der Zellen auf 100—300 im cmm ist gewiß selten, aber nicht exzeptionell. Eine derartig hochgradige Pleozytose kommt auch bei Fällen vor, die klinisch nicht mit meningitischen Erscheinungen einhergehen. Auch sonst sind Beziehungen zwischen Verlaufsform und Stärke der Pleozytose nicht mit Sicherheit aufzufinden; bei „lethargischen", choreatischen, myoklonischen, akut amyostatischen Formen sind positive und negative Resultate erzielt worden. Turettini und Pietrowski meinen, daß bei myoklonischer Encephalitis die Pleozytose geringer als bei anderen Formen sei; doch besitzen wir viel zu wenig Vergleichsmaterial, um diese Anschauung zu einer allgemein gültigen stempeln zu können. Ob auch in den ganz schleichend sich entwickelnden Erkrankungen initiale Phasen mit Zellvermehrung auftreten, wissen wir nicht. Plaut ist darin zuzustimmen, daß zwischen dem Grade der Zellvermehrung und der Schwere der klinischen Erscheinungen keine Beziehungen bestehen. Auch Fälle mit schwerer Pleozytose können rasch in Besserung übergehen. Der Art der Zellen nach handelt es sich meist, auch im eigenen Material, um Lymphozyten. Besonders Economo fand aber auch mehrfach eine starke Polynukleose. Auch Crookshank, Schupfer, Kraus und Pardee vermerken mehrfach Leukozytose im Liquor. Wir wissen leider nicht, ob diese im ganzen doch seltene Liquorleukozytose in späterer Zeit einer Lymphozytenausschwemmung in den Liquor Platz macht. Wichtig ist, daß offenbar besonders die Pleozytose ein recht transitorisches Liquorsymptom in akuten Stadien darstellt.

Kraus und Pardee finden sie nur in den ersten 3 Wochen. Auch in den eigenen Fällen konnten wir, wenn die Punktion 1—3 Monate nach Beginn ausgeführt war, keine Zellvermehrung feststellen. Ausnahmen können vorkommen (s. u.), es wäre aber auch daran zu denken, daß in manchen Fällen die Zellvermehrung noch viel rapider wieder aus dem Liquor verschwindet, indem nur in den ersten Tagen der Erkrankungen Zellen in den Liquor ausgeschwemmt werden und diese rasch wieder zerfallen. Vielleicht beruht auf diesem Umstand die Negativität manchen Liquorbefundes.

5. Die Vermehrung des Zuckergehalts des Liquors, die Hyperglykorhachie scheint von erheblicher Wichtigkeit zu sein als ein Symptom, das zwar vielleicht nicht mit derselben Häufigkeit auftritt wie die Pleozytose, dafür aber auch weniger ubiquitär bei den verschiedensten Erkrankungen des Nervensystems ist. Bei manchen Hirnaffektionen verschwindet die Glykose bekanntlich auffallend häufig aus dem Liquor ganz. Leider haben gerade deutsche Autoren bisher nur sehr wenig den zuerst von französischen Autoren erhobenen Befund der Zuckervermehrung (Turettini und Pietrowski, Netter, Dumolard et Aubry, Bourges, Foerster usw. Marcandier, Barré und Reys, ferner Dulière, Foster, Kraus und Pardee) nachgeprüft[1]). Erheblich ist die Zuckervermehrung gewöhnlich nicht. Während der normale Zuckergehalt des Liquors 0,03—0,05% beträgt, kann bei der Encephalitis eine Steigerung auf 0,06—0,12% eintreten. Auch dieses Phänomen scheint starken lokalepidemischen Schwankungen unterworfen zu sein. Dewes z. B. vermißt die Hyperglykorhachie, Findlay und Shiskin finden sie nicht immer, Barré und Reys in 32 von 70 Fällen, Turettini und Pietrowski in 10 von 16 Fällen, Bourges, Foerster und Marcandier in allen 8 untersuchten Fällen entsprechend der Schwere des Krankheitszustandes. Glykämie oder Glykosurie brauchen ihr nicht parallel zu gehen. Auch die Zuckervermehrung des Liquors ist danach ein inkonstantes und sicher auch kein pathognomonisches Symptom bei der Encephalitis, immerhin verdient es doch mehr Beachtung als es bisher gefunden hat. Ich selbst hatte leider nur Gelegenheit, bei chronischen Fällen den Liquorzuckergehalt zu prüfen, mit bisher gewöhnlich nicht eindeutigem Ergebnis, immerhin fand ich auch bei einer langdauernden chronisch amyostatischen Encephalitis noch einmal eine leichte Vermehrung des Zuckers auf 0,066%. Weitere Untersuchungen sind im Gange.

6. Die gebräuchlichen Kolloidreaktionen ergeben in akuten Fällen gewöhnlich eine pathologische Fällung — der negative Befund Plauts bei Mastix — und Goldsolprüfung entspricht nicht der Mehrzahl der Befunde — die Art des Ausfalls ist aber eine uncharakteristische, wechselnde. Unter den in Kiel von mir und Poensgen untersuchten Fällen ließ sich zweimal ausgesprochene Paralysekurve bei Goldprüfung nachweisen, aber in andern Fällen war die Reaktion gering, in 2 Fällen lag die tiefste Zacke in der Verdünnung 1/160. Findlay und Shiskin, die den Liquor in 21 Fällen prüften, stellen die an Paralyse oder Lues zerebrospinalis erinnernde „Spirochaetenkurve" bei der Encephalitis den

---

[1]) Zur Feststellung des Zuckergehalts im Liquor eignen sich alle Methoden der Blutzuckerbestimmung; erleichtert wird sie dadurch, daß Enteiweißung des Liquors bei dem geringen Eiweißgehalt gewöhnlich unnötig ist. Am brauchbarsten sind die in den letzten Jahren angegebenen Mikromethoden von Ivar Bang.

starken Rechtsverschiebungen bei Meningitis gegenüber, Dreyfus findet die Encephalitisfällung zwischen der Lues- und der Meningitiskurve, Davis und Kraus sehen öfters Lueskurven. Von der Berechtigung, aus der Art der variablen encephalitischen Goldkurve auf die Art der zugrunde liegenden Infektion und ihrer Erreger zu schließen, sind wir in Wirklichkeit weit entfernt. Infolge dieser Variabilität der Goldkurven geben wir auch ohne weiteres Happ und Mason recht, daß wir die Goldkurven im allgemeinen diagnostisch nicht verwerten können, ebenso auch den Ausfall der Mastixreaktion. Daß wir im Einzelfall, z. B. in der Differenzierung gegenüber funktionellen oder peripherischen Erkrankungen, dennoch auch den Ausfall der Goldreaktion mitbenutzen können, haben wir in unserer Veröffentlichung über Liquorkolloidreaktionen dargelegt. Wichtiger ist der bisher stets negative Ausfall der von Poensgen und mir angegebenen Kollargolreaktion. Wir haben früher schon gezeigt, daß die Negativität dieser Reaktion gelegentlich diagnostische Hilfe zu leisten vermag. Negativ soll auch nach den allerdings spärlichen Untersuchungen von Guillain und Lechelle die von französischen Autoren angegebene Reaktion mit kolloidaler Benzoe sein. Eine Bestätigung der Angaben dieser Autoren steht noch aus.

7. Die Wassermannsche Reaktion ist begreiflicherweise in fast allen Fällen bis zu höchsten Auswertungsgraden im Liquor negativ, ebenso wie gelegentlich ein positiver Serumwassermann unabhängig von der Encephalitis vermerkt wird. Merkwürdiger ist, daß von manchen Autoren (Lortaz, Jakob und Hallez, Duhot — Crampton sogar in 6 Fällen!) ein positiver Liquorwassermann bei noch negativem Serumwassermann angegeben wird. Wir können diesen Befunden vielleicht skeptisch gegenüberstehen, zumal dann, wenn auch die klinischen Symptome von den encephalitischen abweichen wie in dem Fall Lortaz-Jakob: ablehnen können wir sie ohne weiteres nicht, da uns das Vorkommen unspezifischer Liquor-Wassermannreaktion bei verschiedenen Meningitiden bekannt ist. Wir selbst sahen bisher einen Fall mit mehrfach positivem Liquorwassermann und encephalitisverdächtigen Erscheinungen, bei dem uns der Nachweis der anscheinend luischen Gaumensegelperforation und des positiven Serumwassermanns doch zur Annahme einer Kombination von Encephalitis und Lues führte (s. Abschnitt Diagnose). Außer diesem Fall war in einem wohl sicher rein encephalitischen Fall der Liquorwassermann fraglich! (geringe Hemmung bei Auswertung) neben negativem Serumwassermann. Die Möglichkeit des Vorkommens positiven Liquorwassermanns wird uns durch die Bergelsche Hypothese erleichtert, wonach die Wassermannreaktion im Liquor, die schon von Wassermann und Lange in Beziehung zu den Lymphozyten gebracht wurde, auf einem lipolytischen Ferment der Lymphozyten beruht, das zwar im allgemeinen spezifisch gegen die Luesantigene eingestellt ist, doch besteht die Möglichkeit, daß unter besonderen Umständen die lipolytischen Lymphozytenfermente bei andern Krankheitsprozessen sich mit den luischen Antigenlipoiden verankern und zur Komplementablenkung führen; hiermit hängt z. B. der gelegentliche positive Liquorwassermann bei tb. Meningitis zusammen. Danach wäre bei epidemischer Encephalitis ein etwaiger Liquorwassermann nur bei starker Liquorlymphozytose denkbar. Eine auch nur schwache Hemmung bei fehlender Lymphozytose wie in dem von mir berichteten Falle würde der Bergelschen Hypothese widersprechen, wenn auf diese einmalig gefundene geringe und fragliche Hemmung

überhaupt Wert gelegt werden könnte. Praktisch dürfte jedenfalls feststehen, daß der positive Ausfall der Wassermannreaktion bei epidemischer Encephalitis ein sicherlich sehr seltenes Geschehnis darstellt.

Die bakteriologischen Befunde des Liquors werden an anderer Stelle besprochen.

Wir kommen nun zu den Veränderungen des Liquors in chronischen bzw. residuären Stadien. Hier verfügen wir bisher über ein ziemlich spärliches Vergleichsmaterial, da die Untersuchungen erklärlicherweise erst dann begannen, als man die Häufigkeit der residuären Defekte, namentlich der subjektiven Restsymptome und der chronisch progressiven Erkrankungen feststellte. Da die bisherigen Befunde nicht unwesentlich voneinander differieren, wird die Mitteilung einer größeren Reihe eigener Untersuchungen gerade aus diesem Stadium nicht unerwünscht sein. Ich verfüge über die, zum Teil wiederholten, Punktionsergebnisse von 19 chronisch amyostatischen Kranken, 2 Kranken mit Residuärbeschwerden, 3 amyostatischen Kranken in noch frischerem Zustand, 2—3 Monate nach Krankheitsbeginn.

Während Sicard und Kudelski, Möves, Boveri, Cohn und Lauber im Spätstadium normalen Liquor fanden, haben Heß (an einem Material von 11 Fällen) und Hartmann auf die Häufigkeit von Liquorveränderungen in diesem Stadium bei Kranken, die mehr oder weniger starke subjektive Beschwerden, Defekterscheinungen, amyostatische Beimengungen boten, hingewiesen. Unter diesen Alterationen steht bei weitem an erster Stelle die Erhöhung des Liquordrucks, die in den Fällen von Heß zwischen 150 und 360 mm H_2O, bei Hartmann zwischen 200 und 380 schwankt; Heß erwähnt auch den Eigenbericht eines Arztes, bei dem $1^1/_2$ Jahr nach Beginn der Erkrankung ein Druck von 460 mm festgestellt wurde. Neben der Drucksteigerung, die Hartmann als Zeichen einer Meningitis serosa ansieht, findet sich gelegentlich auch etwas Globulinvermehrung.

Lotmar hat bereits in kritischem Referate auf die Unzulänglichkeit der Hartmannschen Untersuchungsmethodik hingewiesen, und es unterliegt ja auch keinem Zweifel, daß die im Sitzen gefundene Druckhöhe von 200—380 mm keineswegs als sicher pathologisch angesehen werden darf, wenn auch Liquordruck und hydrostatischer Druck nicht einfach miteinander identifiziert werden können. Aber auch die Druckbefunde, die man in der üblichen Seitenlage macht, in welcher der hydrostatische Druck fortfällt, können zu gefährlichen Selbsttäuschungen führen, wenn man nicht außerordentliche Vorsicht bei der Messung übt. Wenn man kein Manometer benutzt, sondern in der üblichen bequemen Weise mit einem gebogenen Steigrohr die Höhe der austretenden Liquorsäule bestimmt, ist es schon wichtig, ein Rohr mit genügender lichter Weite zu benutzen, um jede kapillare Wirkung des Steigrohrs auszuschalten. Daß man im Steigrohr einen etwas niedrigeren Druck als den faktischen Liquordruck mißt, da einige ccm Liquor aus dem Wirbelkanal ausgetreten sind, ist von geringerer Bedeutung. Um so größer sind aber die Irrtumsmöglichkeiten durch die bekannten Druckartefakte, die durch das „Pressen", durch die Vermehrung des Hirnblutvolumens infolge der Tätigkeit der Bauchpresse, die das Blut aus Bauch- und Brustorganen verdrängt, bei der Punktion hervorgerufen werden. Diese Kunstprodukte sind ja bekannt, namentlich bei Personen, denen die Punktion Schmerzen bereitet,

weniger bekannt und beachtet wird aber leider die Tatsache, daß diese Blut-
verschiebungen außerordentlich lange anhalten und den Liquordruck auch dann
beeinflussen können, wenn eine völlige Beruhigung des Patienten eingetreten zu
sein scheint. Man muß jedenfalls minutenlang bei Erzielung völlig gleichmäßiger
und ruhiger respiratorischer Schwankungen der Flüssigkeit im Steigrohr warten,
ehe man den gefundenen Druck verwerten darf[1]). Auch dann wird man bei den
großen individuellen Schwankungen des Liquordrucks, deren Ursachen wir noch
nicht alle übersehen, die Vorsicht haben müssen, erst einen Druck von 180—200 mm
H_2O als pathologisch anzusehen.

Ob Heß die notwendigen Vorsichtsmaßregeln bei der Druckmessung benutzt
hat, gibt er nicht an; ich vermute es aber. Auch dann aber darf man sie nicht als
Typus der encephalitischen Dauerzustände mit pathologischen Residuärsymptomen ansehen. Unter den 21 chronischen Fällen, die ich untersuchte, fand sich
in 13 ein Druck bis zu 150 mm, einmal 160, zweimal 170 und nur in 4 Fällen ein
zum Teil allerdings nicht unwesentlich erhöhter Druck bis zu 250, einmal 280 mm
H_2O (einmal war die Druckmessung nicht vorgenommen). In 2 subchronischen
Fällen betrug der Druck 190 bzw. 210 mm. Auch in den Fällen, in denen gelegentlich Druckerhöhung konstatiert wird, können die Verhältnisse bei verschiedenen
Punktionen offenbar sehr schwanken, nur zeitweise ist stärkerer Druck bemerkbar. Auf keinen Fall ist es generell erlaubt, die gefundenen Restsymptome oder
Beschwerden mit der Liquordruckerhöhung, dem supponierten Hydrozephalus
externus oder internus (der übrigens anatomisch gewöhnlich fehlt) in einfache
Parallele zu bringen. Das mag in einzelnen Fällen so sein, aber nicht in der Mehrzahl der Fälle. Und dementsprechend kann man auch nicht von einer oder wiederholten Druckentlastungen therapeutisch viel in diesen chronischen Fällen er-
hoffen. Manchmal wird die Punktion sogar auffallend schlecht vertragen, wie wir
das sonst etwa bei der multiplen Sklerose, dem Hirntumor sehen. Diese langdauernden Folgeerscheinungen von Meningismus sahen wir selbst bei einem
Kranken mit starker Liquordruckerhöhung. Ein anderer Kranker verspürte
nach der einen Punktion große subjektive Besserung, nach der zweiten ebenso
große Verschlechterung, obwohl die Liquorentnahme unter großer Vorsicht in
geringer Menge geschah. Suggestive Wirkungen wollen wir da nicht mit Sicherheit ausschließen, obwohl der Kranke keinerlei psychogene Beimengungen zeigte.
Vorsicht bei der Anwendung druckentlastender Punktionen scheint mir aber
auf jeden Fall angezeigt.

Abgesehen von der gelegentlichen Liquordruckerhöhung sind die Liquorveränderungen bei chronischen Fällen minimal. Eine leichte Globulinvermehrung
hält sich mitunter 6 Monate lang, Hyperglykorhachie vielleicht noch länger,
fehlt aber auch in manchen Fällen, in denen ich danach fahndete. Barré und
Reys meinen, daß die Liquorveränderungen gegen den 8. Monat hin verschwinden. Die Pleozytose, die ja häufig, wie ich schon erwähnte, besonders rasch ver-
geht, vermißte ich in allen chronischen und subchronischen Stadien. Nur bei
einem Kranken in chronischem Residuärzustand nach Choreaencephalitis, ca.
1 Jahr nach Beginn der Erkrankung, wurde in einem auswärtigen Institut eine

---

[1]) Daß man in praxi die enorme Drucksteigerung etwa bei raumbeschränkenden Prozessen auch öfters sehr viel rascher feststellen kann, ist dabei natürlich nicht ausgeschlossen.

Pleozytose von 250 Lymphozyten im cmm festgestellt. Als wir einige Zeit später Gelegenheit hatten, in der Klinik den Liquorbefund nachzuprüfen, war von einer Zellvermehrung nichts zu finden. Ohne an der Exaktheit der Untersuchungen des auswärtigen Instituts zweifeln zu wollen, werden wir in diesem Falle doch wohl mit einiger Skepsis fragen dürfen, ob da nicht bei der ersten Punktion eine Verwechslung von Lymphozyten mit Erythrozyten stattgefunden hat. Jedermann weiß, daß sich gelegentliche Erythrozytenbeimengungen in der Mischflüssigkeit nicht immer in erwünschter Weise ganz auflösen, sich mitfärben und bei unvorsichtiger Untersuchung zu Verwechselungen Anlaß geben können. Wir dürfen die relative Negativität des mit den gewöhnlichsten Methoden geprüften Liquorbefundes in chronischen Stadien — auch bei chronisch-progressiver Erkrankung — als typisch ansehen, unbeschadet der Möglichkeit späterer gelegentlicher Ausnahmsbefunde. Über die feineren chemischen Veränderungen des Liquors bei diesen Zuständen sollen erst weitere Untersuchungen entscheiden.

D. Die Allgemeinveränderungen des Organismus und die Reaktionen der Psyche.

Die Mannigfaltigkeit der Befunde, die wir bei der Besprechung der Veränderungen des Liquor cerebrospinalis konstatieren konnten, trifft in verstärktem Maße für die Allgemeinveränderungen des Organismus zu, wenn man die Encephalitisepidemie in ihrer Gesamtheit betrachtet. Diese Mannigfaltigkeit und vielleicht sogar Regellosigkeit zeigt sich schon bei dem ersten Befunde, den wir hier zu betrachten haben, dem „Fieber".

1. Fieber.

Die epidemische Encephalitis kann dauernd fieberlos verlaufen, sie kann von leichtem, von schwererem, von ganz akutem transitorischem, von längere Zeit anhaltendem Fieber begleitet sein; dieses Fieber kann der Ausdruck von Komplikationen sein, die nicht in zwangsläufiger Abhängigkeit vom encephalitischen Krankheitsprozeß stehen, etwa einer „zufälligen" Bronchopneumonie, es kann aber auch — und zwar häufiger — einen Ausdruck des encephalitischen Krankheitsprozesses an sich bilden. So litten von 100 Fällen des eigenen Materials 16 Fälle wahrscheinlich nie, 56 in den akuten Stadien sicher an Fieber, nur 17 an Fieber von 39° und darüber, in einem Fall soll die Temperatur außerhalb der Klinik 41° erreicht haben, 10 mal wird Schüttelfrost angegeben. Die Angaben über Fieber sind nicht erschöpfend, da oftmals die Temperatursteigerung so kurzdauernd war, daß selbst in den Fällen, in denen die Kranken im akuten Stadium in die Klinik eingeliefert wurden, die Temperaturerhöhung bereits abgefallen war, obwohl leichtes Fieber vorher bestanden hatte. In vielen Fällen, in denen die Annahme initialen Fiebers nicht beweisbar war, mußte deshalb von der Einbeziehung in die Statistik Abstand genommen werden.

Die Mannigfaltigkeit des Verhaltens der Temperatur geht auch aus den Angaben der Literatur hervor. Für Sainton bildet das Fieber ein Charakteristikum seiner symptomatischen Trias, dagegen vermißt es Nonne in seinen Fällen meist, und so werden auch später ganz fieberlose Fälle von Gutzwiller, Staehelin,

Reich, Schupfer, Scott u. a. beschrieben. Strümpell sah im allgemeinen nur leichtes Fieber, Bonhoeffer gleichfalls, vermißt anscheinend das Fieber öfter, Moritz bezeichnet es als ganz wechselnd. Eine einigermaßen konstant wiederkehrende Temperaturkurve wie etwa beim Typhus, kann es demnach bei der Encephalitis nicht geben. Dort, wo es zu Fieber kommt, ist die Temperaturerhöhung gewöhnlich sehr initial, remittierend oder auch intermittierend, ich sah aber auch — selten (!) — ein treppenkurvenartiges Ansteigen mit späteren ungleichmäßigen Zacken, das sich über einige Wochen erstreckte und schließlich erst durch die Behandlung kupiert wurde. Über die wesentliche Bedeutung lytischer oder kritischer Beendigung der Temperaturerhöhung sind wir nicht orientiert. Treten keine Komplikationen ein, dauert die Temperatursteigerung selten mehr als 14 Tage. Die Differenzen in der Dauer des Fiebers sind aber auch wieder prinzipiell bedeutendere als bei anderen Infektionskrankheiten, bei denen eine gewisse auch zeitlich umgrenzbare Verlaufskurve doch wenigstens für einen großen Kern der Fälle zutrifft.

In dieser Regellosigkeit des Fiebers lassen sich nur wenig Gesetzmäßigkeiten feststellen, und auch diese nur in beschränkten Grenzen. Hierzu gehört vor allem, daß in den einzelnen Teilepidemien häufig eine gewisse einheitliche Tendenz auch im Temperaturverlauf zutage tritt. Die Hamburger Epidemie 1918/19 neigte fast nie zu Fieber, die französische 1918 fast immer. Zweitens: Die Höhe des Fiebers ist im allgemeinen unabhängig von der Stärke, der Schwere der Herderscheinungen also der Ausdehnung und Stärke des Krankheitsprozesses im Gehirn. In der Hauptsache scheint es in Abhängigkeit von der jeweil verschiedenen Stärke der Allgemeinintoxikation zu stehen, dementsprechend wurden bei den irritativ-hyperkinetischen Erkrankungen der Epidemie 1919/20, bei denen auch andere Erscheinungen allgemeiner Toxikose deutlicher waren, durchschnittlich höhere Temperaturen beobachtet als früher, abgesehen von der Temperaturerhöhung, die durch die dauernde motorische Erregung allein verursacht werden kann. Auch hierbei gibt es Ausnahmen, ich sah vereinzelte Choreaencephalitiden ohne Fieber, umgekehrt hochfieberhafte Zustände mit reinem „hypersomnischem Stadium" bzw. amyostatischen Folgen; aber generell ist die Differenz wohl außer Zweifel. Drittens: bei längerer Dauer des Krankheitsprozesses ist echtes Fieber extrem selten, auch dann, wenn die klinischen Erscheinungen sich fortdauernd verschlimmern, ein fortschreitender Abbau der nervösen Substanz also angenommen werden muß. Ganz gelegentlich kommen nach monatlicher oder jahrelanger Dauer kurze oder länger dauernde und gleich schwere Rezidive vor (s. später bei Besprechung des Krankheitsverlaufs), meist verläuft die chronische Krankheitsprogression fieberlos. Auch in diesem Falle ist die genaue fortlaufende Beobachtung der Temperaturkurve von Wichtigkeit, da wir mehrfach eigenartige Zacken der Temperatur, meist der Abendtemperatur, auf subfebrile Werte (37,5—37,8° axillar) alle paar Tage oder auch nur alle 8—14 Tage sahen, die wir bei dem gänzlich fehlenden Befund an den andern Organen und dem gewöhnlichen Fehlen entsprechender subjektiver Beschwerden gezwungen sind, auf den chronisch encephalitischen Krankheitsvorgang (wenn auch nicht ohne weiteres lokalen Hirnvorgang) zurückzuführen. Dieser Befund ist nicht nur theoretisch interessant, sondern kann auch diagnostische Bedeutung gewinnen.

Gegenüber der gewöhnlichen diffus „toxischen" Entstehungsweise des etwaigen Fiebers bei Encephalitis hat die Fieberentstehung durch direkte entzündliche Herdläsion der im Zwischenhirn und vielleicht auch im Striatum gelegenen „Temperaturzentren", sei es durch Reizung, sei es durch Ausfallsläsionen, wahrscheinlich nur die Bedeutung eines Akzidentalsymptoms, wenn auch die Differenzierung der Fieberart nach diffus toxischer und nach Herdgenese klinisch nicht rein gelingen wird. Misch glaubt in dem Symptom der Schlafthermolyse, dem Abfallen der hohen Temperatur während des Schlafs, ein Zeichen des lokalen „Hirnstammfiebers" erblicken zu dürfen; weitere Beobachtungen, die diese Ansicht bestätigen, scheinen nicht vorzuliegen. Die Stellung der exzessiv hohen Temperaturen, wie sie Hoestermann sah, oder der starken postmortalen Temperatursteigerung, die Bingel beobachtete, ist noch nicht hinreichend geklärt. Dauernde Störungen der Wärmeregulation durch irreparable Schädigung der Zentren und Bahnen im Hirnstamm, Hypothalamus, Striatum (?) sind nicht beobachtet, soweit man nicht die gelegentlichen Temperaturzacken bei chronisch amyostatischen Kranken auf eine leichte Läsion dieser Stellen zurückführen möchte, was bei dem irregulären, nur gelegentlichen Auftreten der „Zacken" mehr als zweifelhaft erscheint.

2. Psychische Störungen.

Die Veränderungen der Psyche bei der epidemischen Encephalitis mußten bereits mehrfach in der Symptombeschreibung berührt werden, insbesondere bei den nächtlichen Unruhezuständen der Kinder, den eigenartigen psychischen Begleitphänomenen des amyostatischen Syndroms, ebenso dem Verhalten der psychischen Regsamkeit im Schlaf. Wir haben hier noch zusammenfassend die noch fehlenden psychischen Begleitphänomene der Encephalitis bei hypersomnischen wie bei andersartigen akuten Zuständen und die Resterscheinungen nach Ablauf der Encephalitis abzüglich der bereits geschilderten Habitualveränderungen bei amyostatischer Encephalitis. zu betrachten. Wir haben keine Bedenken, diese Erscheinungen, obschon sie sich im Nervensystem abspielen, in der Reihenfolge der Beschreibung von den Herderscheinungen abzutrennen und den „diffusen" Habitualstörungen anzugliedern. Uns leitet dabei der Gesichtspunkt, daß diesen psychischen Veränderungen in den akutesten Stadien anatomisch gewöhnlich wahrscheinlich gar keine entzündlichen Herde wie in der Entwicklung der somatischen nervösen „Herderscheinungen", sondern nur diffuse Alterationsvorgänge der Rindenelemente entsprechen (s. u.) und daß die Symptome weitgehend andersartig diffus toxisch bedingten psychischen Symptomen des exogenen Reaktionstypus entsprechen, daß, wenn es wirklich charakteristische psychische Syndrome der Encephalitis geben sollte, diese weniger in der Eigenart der rein psychischen Alterationen, als in der Kombination und Wechselwirkung dieser mit zentrifugalen und subkortikal bedingten motorischen liegen würden, wie wir das unter dem besonders starken Einfluß der motorischen Komponente hinsichtlich der psychischen Begleitphänomene der Amyostase gesehen haben. Die Annahme herdartiger Bedingtheit einzelner selten beobachteter Erscheinungen in akuten Phasen, wie der Witzelsucht durch Läsion des Stirnhirns (Schlesinger), bleibt doch mehr als fraglich. Die Problematik der

Beziehungen zwischen Stirnhirnläsion und Witzelsucht braucht ja hier nicht weiter erörtert zu werden[1]); auf jeden Fall genügt es, zu betonen, daß diese Erscheinung keineswegs die Folge einer Herdläsion des Stirnhirns sein muß.

Sondern wir die seltenen Akzidentalsymptome aus, die, wie die Witzelsucht, hie und da beobachtet wurden, ignorieren wir die verschiedenförmige Ausbildung der psychotischen Syndrome unter dem Einfluß des Individualfaktors, so schrumpfen die habituellen psychischen Begleiterscheinungen der akuten Phasen auf relativ wenige zusammen. Diese akuten Phasen wollen wir zuerst ins Auge nehmen.

a) **Unbeeinträchtigt** bleibt die Psyche öfters in leichten abortiven Formen, die sich vorwiegend in Hirnstammläsionen manifestieren. Auch bei leicht hypersomnischen, selbst leicht hyperkinetischen Fällen kann eine stärkere Alteration der Psyche fehlen. Leichte affektive Anomalien fehlen natürlich, soweit sich am eigenen Material erkennen läßt, auch in diesen Fällen fast niemals, und es bleibt Geschmacksache, ob man derartige Anomalien besonders hervorheben oder als recht normal motivierte Reaktionen der Psyche auf das Kranksein, als Erscheinungen des physiologischen Krankheitsgefühls aus der Beschreibung der psychischen Anomalien ausscheiden will, wenn diese affektiven Anomalien, wie wir das nicht selten sahen, sich in einer gewissen Reizbarkeit oder Verdrossenheit äußern. Auffallender ist, daß sich öfters eine eigenartige **Euphorie**, eine Sorglosigkeit der Erkrankten gegenüber schweren und langdauernden Herderscheinungen ohne weitergehende psychische Anomalien findet, wie wir das bei einem Kranken mit Erblindung und hartnäckigen tetaniformen Zuckungen der rechten Schulter sahen. Wir kommen auf dieses Symptom noch zurück. Gelegentlich sahen wir auch eine starke explosive initiale Reizbarkeit ohne tiefergehende Bewußtseinsveränderung, niemals dagegen im akuten Stadium eine tiefgehende, nicht durch Delirien komplizierte Depression, mehrfach Ängstlichkeit und Unruhe auch ohne Delirien.

Bei langsam schleichend sich entwickelnden chronischen Erkrankungen können die psychischen Störungen von vornherein sich auf Verdrossenheit und Apathie beschränken. Es entwickelt sich dann allmählich das schon früher beschriebene psychische Begleitsyndrom der amyostatischen Kranken.

b) **Apathisch-stumpfe Zustände** (Runge) sind sehr häufig bei der hypersomnisch-ophthalmoplegischen Form, wie als Nachstadium nach hyperkinetischer Encephalitis bzw. im Anschluß an delirante Phasen beobachtet (**Dimitz und Schilder, Mingazzini, Jones und Roß**). Der Zustand von Apathie, Interesselosigkeit, Bewegungsverarmung im Anschluß an die delirante Phase wird von **Dimitz** und **Schilder** wegen seiner Häufigkeit sogar als eine Art Typus des psychotischen Syndroms der Encephalitis angesehen. Die Autoren stützen sich dabei vielleicht zu sehr auf die Eigentümlichkeiten des eigenen Materials, das geschilderte Verhalten ist bei anderen Teilepidemien nicht immer so charakteristisch. Wir sahen wenigstens nicht selten delirante Kranke, denen eine eigentlich akinetisch-apathische Phase fehlte, wie auch umgekehrt nicht selten apathische Zustände (Apathie als rein symptomatischer Sammelbegriff) von vornherein neben Schlafzuständen oder an Stelle derselben beobachtet wurden. In der Deu-

---

[1]) Ich darf vielleicht auf meine diesbezüglichen Ausführungen in meiner Arbeit: „Die psychischen Störungen bei Hirntumoren usw.", Arch. f. Psychiatr. **54** verweisen.

tung der postdeliranten Akinese, in der Betonung der Mitwirkung „neurolo
gischer" Phänomene schließe ich mich den Autoren an. Sicherlich bildet die klinische Feststellung einer Apathie oder Stumpfheit mit geringer Spontaneität nur den rohen Ausdruck für hirnpathologisch ganz verschiedenartige Vorgänge. In manchen akuten Fällen, die zum eigenen Materiale gehören, entsprach sie einer einfachen Benommenheit, die an Stelle ausgesprochener Schlafzustände im Krankheitsbild dominierte. Die Zustände dösiger Schläfrigkeit (Umber) bilden die Überleitung zu den eigentlichen Schlafzuständen. In anderen Fällen entspricht der Spontaneitätsverlust den akinetischen Pseudoschlafzuständen vom Marinescoschen Typ, deren hirnpathologische Grundlage später zu diskutieren ist. Der Zustand dürfte etwa dem „luziden katatonischen Stupor" der Hesnardschen Einteilung der encephalitischen psychischen Syndrome entsprechen. Wir finden also Tonusanomalien, Regungslosigkeit, gelegentlich Katalepsie, eine Art „Lähmung der Gefühlssphäre" (Jones und Raphael), häufig geschlossene Augen, teils ohne echten Schlaf, teils gleichzeitig mit Schlafzuständen oder nach Lösung des eigentlichen Schlafstadiums. Schon bei diesen Zuständen spielen rein subkortikal neurologische Läsionen genetisch wohl die wichtigste Rolle. Der dritte Typus der postdeliriösen Apathie und Aspontaneität, gelegentlich mit katatonoiden Störungen, hat vielfache Berührungspunkte mit dem zweiten durch die wichtige Mitwirkung subkortikaler nichtpsychischer Apparate; wie weit und wie oft dieselben Apparate wie beim zweiten Typ geschädigt sein können, mag hier unerörtert bleiben. Finden wir dabei mehr hypertonische parkinsonartige Erscheinungen, dürfen wir jedenfalls eine Parallele zu den oft symptomatisch ja sehr gleichartigen Spontaneitätsstörungen des chronisch amyostatischen Stadiums ziehen. In manchen Fällen kann nach Ablauf eines schweren hyperkinetischen Stadiums eine kurze Aspontaneität auch wohl einfach als ein Zeichen allgemeiner Erschöpfung des Gehirns angesehen werden. Mein eigenes Material reicht nicht zur Erledigung der Frage, wie oft einfache Erschöpfung hierbei die Hauptrolle spielt. Aber sicher ist die Erschöpfung nicht immer die oder nicht die einzige Ursache der postdeliranten Apathie, ebensowenig kann man sie als eine sonst irgendwie bedingte Reaktion auf die vorangegangenen Delirien ansehen; sehen wir doch symptomatisch ganz ähnliche Störungen bei chronisch langsam sich entwickelnden Amyostasen. Ein direkter Zusammenhang zwischen Delirien und späterer „Apathie" besteht in vielen Fällen nicht, viel mehr Beziehungen sind zwischen den vorangehenden motorischen Hyperkinesen und der späteren Apathie anzunehmen. Die Dauer der postdeliranten Spontaneitätsstörung ist offenbar eine sehr verschiedene. Während in den eigenen Fällen eine reine postdelirante Apathie überhaupt selten und höchstens kurzdauernd ist, erwähnen Dimitz und Schilder Fälle von vielmonatlicher Dauer, bei denen allerdings offenbar Parkinsonerscheinungen immer deutlicher werden. Ihre Kenntnis ist klinisch besonders wichtig wegen der leichten Verwechslungsmöglichkeiten mit einer Demenz, mit der diese oft sehr gut reparable Störung natürlich nichts zu tun hat.

c) Die Delirien stellen bei weitem die wichtigste und häufigste psychische Begleiterscheinung unter den aktiveren psychischen Syndromen der Encephalitis im akuten Stadium dar. Man kann sie einteilen in die Initialdelirien, die den „neurologischen" Phänomenen oder wenigstens der Entwicklung des eigentlichen Schlafzustandes vorausgehen, die Begleitdelirien der Schlafzustände und die Begleitdelirien der hyperkinetischen Encephalitis. Die Differenzierung der letzten beiden Formen spiegelt auch insofern den Sachverhalt wieder, als prinzipiell — natürlich nicht immer im Einzelfall — die Delirien bei den „lethargischen" Formen sehr viel leichter, oberflächlicher, teilweise vielleicht auch symptomatisch etwas verschieden sind von den Delirien bei Hyperkinesen. Die Hervorhebung der Initialdelirien hat den Vorteil, daß wir mit dieser Gruppe auch die von Bonhoeffer, Herzog, Hesnard u. a. beschriebenen Fälle fassen, in denen die encephalitische Erkrankung vorwiegend unter dem Bilde einer deliranten Psychose verlief, ohne daß es zur Entwicklung manifester neurologischer Phänomene oder der Schlafzustände zu kommen braucht. Wir beobachteten im eigenen Material zwar keinen rein psychotisch verlaufenden Fall, wohl aber war die Zahl der Fälle relativ groß, in denen sich die deliranten Erscheinungen (oft ziemlich schwer) allein auf das mit Fieber und grippösen Allgemeinerscheinungen verbundene Initialstadium beschränkten und mit dem Beginn der Schlafzustände sistierten; einmal fing die Erkrankung, wie schon früher erwähnt, ja auch perakut mit einem schweren Delirium an. Motorische Hyperkinesen von choreatisch-myoklonischem Charakter waren dabei nicht vorhanden, katatonoide psychomotorische Erregungen fehlten wenigstens oft (mindestens 11 Fälle). Auch in diesem Verhalten der Delirien sehen wir einen Hinweis auf ihre diffus toxische und nicht mit den Herdläsionen der Erkrankung identifizierbare Genese.

Feste Grenzen der einzelnen Formen, in denen die Delirien erscheinen, gibt es natürlich nicht, die Mannigfaltigkeit der beobachteten Bilder läßt sich nur durch Hervorheben einzelner Typen schildern. Im Stadium der Schlafzustände beobachteten wir nicht selten ganz verwaschene Traumdelirien mit nur gelegentlich leichter Unruhe, flüchtigen, unszenischen Halluzinationen. Die Kranken scheinen laut zu träumen, versinken dann bald wieder in ihren Schlaf. Die Zustände entsprechen den schreckhaften Träumen, die Jones und Raphael beschreiben. Charakteristischer sind die häufigen, schon wiederholt (Modena, Runge, Kirby und Davis, Dimitz und Schilder) gewürdigten Beschäftigungsdelirien, die wir besonders häufig bei hypersomnisch-ophthalmoplegischen Formen wie auch oft bei Initialdelirien vorfinden, und die so frappant dem Delirium tremens ähneln können, besonders dann, wenn, wie Dimitz und Schilder hervorheben, das Delirium von Zittern und Schweißausbrüchen gefolgt ist, was allerdings nicht häufig der Fall zu sein scheint. Häufig handelt es sich dabei um relativ stille Delirien mit euphorischer Affektivität, relativ leichter Fixierbarkeit und Erweckbarkeit, aber großer Ablenkbarkeit und Unaufmerksamkeit, geringer Suggestibilität der Sinnestäuschungen. Abendliche bzw. nächtliche Verstärkung der Delirien wird oft beobachtet. Dimitz und Schilder betonen, daß in diesen Delirien nach Erzielung der Fixation die Auffassung nur wenig gestört ist. Ein wichtiger Unterschied gegenüber dem Delirium der Trinker besteht auch bei diesen Delirien, weniger in der symptomatischen Ausgestaltung als in der zeitlichen Entwicklung und Dauer der Delirien. Wir beobachten nicht ein akut ausbrechendes, einige Tage mehr oder weniger kontinuierlich dauerndes, rasch mit einem Schlaf endigendes Delirium, wie wir das beim Trinkerdelirium wenigstens gewöhnlich sehen, sondern intermittierende delirante Phasen, die mit Zeiten der Ruhe und auch Zeiten größerer Klarheit alternieren und manchmal zwar auch nur Tage, öfters aber auch viele Wochen dauern; auch im eigenen Material sind Einzelfälle mit sechswöchentlicher Dauer derartiger zeitweiliger deliranter Phasen. Unter den chronisch amyostatischen Fällen habe ich freilich niemals mehr Delirien gesehen.

Neben den leichten relativ „stillen" Delirien sehen wir dann in sukzessiver Steigerung immer schwerere, heftigere Delirien, allerdings, wie wir Schilder und Dimitz völlig beipflichten, weniger bei den klassisch „lethargischen" als bei andersartigen Erscheinungen der Encephalitis. Besonders stürmische delirante Entladungen begleiten die heftigen motorischen Hyperkinesen, wie schon Oehmig, Dimitz, Schlichting beobachteten. Auch einige choreatische Fälle des eigenen Materials zeichneten sich durch besonders schwere Delirien aus, andere leichte Choreafälle verliefen auch ohne Begleitdelirien. Schwere Delirien mit massenhaften Phantasmen, starker motorischer Unruhe, Ängstlichkeit evtl. Gewaltsamkeit fanden wir auch unter den Initialdelirien, ohne daß motorische Hyperkinesen zu folgen brauchten. Auch in diesen „schweren" Delirien kann der Beschäftigungscharakter und die Anähnelung an schwerere Formen des Trinkerdeliriums gewahrt bleiben, nur die verstärkte motorische Unruhe, die geringere Erweckbarkeit, die tiefere Bewußtseinstrübung unterscheiden sie graduell von den leichteren Formen. In anderen Fällen kann es (ohne alle charakterologisch hysterischen Beimengungen) zum halluzinatorischen Wiedererleben alter Erlebnisse (Kriegsreminiszenzen), mit starker Angst, blinden gewaltsamen Impulsen und Widerstreben kommen; in wieder anderen Fällen sind die deliranten Erlebnisse elementarer, bruchstückartiger, zerfallener; kurze delirante Erlebnisse schieben sich nur in die katatonoiden „parakinetischen" heftigen automatischen Impulse ein; eine Entwirrung der Beziehungen zwischen deliranter Komponente und nicht damit zusammenhängenden Hyperkinesen ist natürlich oft nicht möglich; auffallend ist, wie auch in solchen schweren Fällen Zeiten der Ruhe, relativer Klarheit und guter Fixierbarkeit mit schwersten Verworrenheits- und Erregungszuständen alternieren können, auch wohl eine Stütze für die Annahme der Wirkung einer diffusen, schubweise wirksamen Allgemeintoxikose und gegen die Annahme dauernder entzündlicher Herdwirkung sprechend. Diese schwersten Fälle sahen wir nur bei gleichzeitigen Hyperkinesen; sie leiten offenbar über zu den allerschwersten Formen des schnell zum Exitus führenden Delirium acutum mit tiefgehendem Zerfall der assoziativen Vorgänge, wie sie von Dimitz und Schilder, Bonhoeffer u. a. beobachtet worden sind. Es handelt sich hier um Erkrankungen, deren Natur evtl. erst anatomisch festgestellt werden kann, da sie sich ohne alle charakteristischen Erscheinungen der Encephalitis manifestieren können.

Sichere Stigmata, welche auch diese schwereren Delirien von andersartigen unterscheiden können, habe ich nicht feststellen können; hiergegen spricht offenbar auch schon die große Variabilität der klinischen Bilder. Dimitz und Schilder betonen die relativ gute Auffassung auch bei schwereren Delirien mit starker Unruhe und starker Inkohärenz, aber ein sicheres Stigma ist auch dieses Symptom nicht, da wir doch auch recht schwere Auffassungsstörungen finden, auch außerhalb des furibundesten akuten Delirs. Unter den Sinnestäuschungen überwiegen, wie bei allen Fieberdelirien, die Visionen; haptische Halluzinationen oder

Illusionen, wie beim Delirium tremens, habe ich unter den eigenen Fällen nicht feststellen können. Die Stimmung ist bei den schwereren Delirien oft eine recht ausgesprochen angstvolle, dementsprechend finden wir mitunter auch eine starke Neigung zu Gewalttätigkeiten oder sinnlosen Fluchtimpulsen (einer unserer Kranken sprang aus dem Fenster, zog sich eine Knöchelfraktur zu und erlag einer dann hinzutretenden Pneumonie), und auch die Visionen zeigen eine entsprechende Färbung („schlechte“ Bilder, drohende Gestalten, Totenköpfe usw.). Kirby und Davis verweisen auf die guten Erinnerungen der deliranten Erlebnisse bei Amnesie an die realen Geschehnisse während der deliranten Phase, doch kann auch völlige Amnesie an delirante Erlebnisse bestehen. Dimitz und Schilder fanden eine interessante Wechselbeziehung zwischen den motorischen Hyperkinesen und den Reaktionen der Psyche auf dieselben in Form von schwebenden, tanzenden Visionen oder subjektiver Transformation der Hyperkinese, indem der Kranke selbst die Empfindung des Schwebens und Tanzens hatte. Ähnliche Wahrnehmungsfälschungen finden wir allerdings auch außerhalb der hyperkinetischen Encephalitis; z. B. sah einer meiner Kranken im Beschäftigungsdelir während der „grippösen“ Initialphase fortwährend tanzende Gestalten, ohne dabei an motorischen Hyperkinesen zu leiden. Hysteriforme Erscheinungen, wie sie Dimitz und Schilder beobachteten, fehlten unter den Delirien des eigenen Materials.

Die Rückbildung der deliranten Erscheinungen ist meist eine rasche und komplette, nur handelt es sich meist nicht um fortgesetzte delirante Verwirrtheitszustände, sondern meist, wenigstens in den leichteren Fällen, um nächtlich besonders deutliche kurze delirante Phasen, die sich den Schlafzuständen, den Hyperkinesen, den initialen Allgemeinerscheinungen beimengen, klareren oder ruhigeren Zeiten Platz machen oder von impulsiven Erregungen ohne deutliche delirante Note abgelöst werden und schließlich dann ganz zurücktreten, sei es bei gleichzeitiger Aufklärung des Gesamtbewußtseins, sei es, daß ein Zustand der Aspontaneität an ihre Stelle tritt. Sicherlich sind diese deliranten Beimengungen bei der Encephalitis außerordentlich häufig, doch scheinen Dimitz und Schilder etwas zu weit zu gehen, wenn sie meinen, daß es nur wenige Fälle gibt, in denen delirante Episoden gänzlich fehlen. Offenbar spielen hier die Verschiedenheiten des Materials eine sehr große Rolle. Die obengenannten Autoren stützen sich auf ein Material, in dem die hyperkinetisch-irritativen Formen, die besonders stark zu Delirien neigen, sehr stark vertreten sind, außerdem fanden die Untersuchungen in einer psychiatrischen Klinik mit geschlossenen Abteilungen statt, in die naturgemäß besonders viele psychotische Kranke gekommen sein dürften. Liegt jedoch ein Material zugrunde, in dem die „stillen“ Formen, die reinen Hirnstammerkrankungen, die chronisch amyostatischen Formen mit leichten Initialerscheinungen dominieren, findet man doch eine ganze Reihe von Fällen, in denen offenbar jede delirante Episode gefehlt hat, auch wenn man natürlich berücksichtigt, daß man in den meisten Fällen gezwungen ist, fremde anamnestische Angaben für die initialen Phasen vor Einlieferung des Kranken in der Klinik mitzuverwerten. Ich finde dann unter 100 Kranken des eigenen Bestandes 42 mal sicher delirante Episoden, 38 mal wahrscheinlich niemals Delirien, während mir in 20 Fällen die anamnestischen Erhebungen zur Abgabe einer sicheren Entscheidung, ob Delirien stets gefehlt haben, nicht genügend zu sein schienen. Crookshank fand in der englischen Epidemie 1918 unter 127 Fällen Delirien nur 19 mal; doch ist es möglich, daß diese Statistik nicht erschöpfend ist.

d) **Andere Formen des exogenen Reaktionstyps.** Neben den Delirien treten alle andern Syndrome des exogenen Reaktionstyps in sehr bemerkenswerter Weise zurück; so fand sich z. B. im eigenen Material kein einziger Fall von Halluzinose oder ausgesprochener Korsakowscher Zustände. Nur in einem Falle mit klonischen Zuckungen war es zwischen deliranten Episoden unter offenbarer Verwertung von Erlebnissen im Delirium bei gleichzeitigen Sensationsanomalien im außerdeliranten Zustande zur Bildung eines einige Zeit festgehaltenen Wahnkomplexes gekommen. Eifersuchtsideen (der Pfleger gebe sich mit seiner Frau ab) verbanden sich mit dem Gefühl der Beeinflussung durch elektrischen Strom und mit Konfabulationen (Vater, Mutter und Bruder seien in die medizinische Klinik gekommen, sein Schwager sei erschossen). In dem Alternieren derartiger kurz entwickelter Wahnkomplexe mit stärkeren Verworrenheitszuständen mit starker Inkohärenz und deliranten Erlebnissen kann man die Berechtigung zur Diagnose eines **amentiellen** Zustandsbildes sehen, doch dauerte diese Phase nur sehr kurze Zeit. Von andern Autoren sind auch einige ausgesprochenere Amentiasyndrome beobachtet worden, wobei freilich darauf hinzuweisen ist, daß der Amentiabegriff auch in modernerer Fassung ein sehr dehnbarer ist und alle möglichen Krankheitsbilder umschließt, in denen wir eine gewisse Störung der Auffassung, der Vigilität, des Ablaufs der Assoziationen bis zur völligen Inkohärenz, der Retention neben einer gegenüber den Delirien verlängerten Dauer der Störung mit genereller Heilungstendenz sehen, während in der weiteren Symptomgestaltung bald stuporöse Phasen, bald halluzinatorische Erregungen, bald halbsystematisierte, aber wechselvolle durch illusionäre Erlebnisse unterhaltene Wahnkomplexe dominieren, die Affekte der Ratlosigkeit oder Fassungslosigkeit vorhanden sein oder auch fehlen können. Auch die **Korsakowschen** Syndrome gehen bekanntlich zum Teil in diesen amentiellen Symptomenkomplex über, mit Ausnahme des amnestischen Dauerzustandes, der isoliert zurückbleiben kann. Derartige amentielle und korsakowoide Psychosen sind von **Wilson, Stertz, Modena, Hesnard, Leslie, Hohman, Abrahamson, Climenco, Dimitz** und **Schilder** beobachtet worden; der eine Fall letzterer Autoren (Apathie, depressive Stimmung, Wahnideen, dabei gute Fixierbarkeit, gutes Auffassungs- und Denkvermögen) steht allerdings den gewöhnlichen Amentiabildern symptomatisch schon recht fern. Sehr eigenartig ist es, wenn solche Syndrome, die wir dem Amentiasyndrom hinzuzurechnen geneigt sind, gemeinsam mit neurologischen Phänomenen mehrfach rezidivieren, wie das **Petit** berichtet („Depression" mit narkoleptischen Anfällen, vorübergehender intellektueller Einbuße, „wirre" Verfolgungsideen, einzelne neurologische Erscheinungen im III. Anfall). Offenbar entspricht die Seltenheit derartiger Rezidive der Seltenheit ausgesprochener encephalitischer Rezidive überhaupt. Auch die einmaligen amentiaartigen Syndrome können wir wohl nur als Gelegenheitserscheinungen bewerten, wenn wir auch keineswegs behaupten wollen, daß allein die individuelle Disposition die relativ seltene Ausgestaltung des psychotischen Begleitsyndroms der Encephalitis schafft. Ebenso relativ selten sind Halluzinosen (**Modena, Herzog**), dämmerzustandsartige Syndrome (**Hes-**

nard). An leichte korsakowoide Zustände kann man denken, wenn die Kranken, wie wir auch mehrfach beobachteten, im Beginn ihrer Krankheit über Gedächtnisschwäche klagen, ziemlich rasch wieder Erlebnisse vergessen, evtl. sogar Wortamnesien zeigen. Es handelt sich aber auch dann nicht, soweit sich am eigenen Material feststellen läßt, um reine amnestische Syndrome, sondern um Störungen, die im wesentlichen in Abhängigkeit von Benommenheit (Indolenz!) evtl. Denkträgheit auf dem Boden der früher erwähnten Aspontaneität stehen. Ausgesprochene amnestische Syndrome, wie sie etwa beim Tumor cerebri vorkommen und auch aus leichten Benommenheitszuständen sich deutlich herausschälen lassen, haben wir bei der epidemischen Encephalitis bisher nicht festgestellt.

e) Manische Zustände. „Psychomotorische Erregungen.“ Kommt es bei exogenen Krankheiten zu Zuständen manischer Erregung mit Hyperthymie, Ablenkbarkeit, Ideenflucht, Betätigungsdrang, wird man von vornherein geneigt sein, endogen dispositionellen Faktoren den Hauptanteil an der Ausgestaltung des durch den exogenen Krankheitsprozeß höchstens ausgelösten psychotischen Syndroms zuzuschreiben. Leichte Beimengungen manischer Stimmungslage sind aber unter den verschiedenartigsten psychischen Erscheinungen im akuten Stadium der Encephalitis zu häufig bei den verschiedensten lokalen Teilepidemien und bei dispositionell wahrscheinlich ganz verschiedenartigen Personen beobachtet worden, als daß man nicht wenigstens für die Tatsache der Euphorisierung an sich den exogenen Faktoren eine etwas besondersartige genetische Rolle zuschreiben möchte. Von der naiven Sorglosigkeit, mit der manche chronische amyostatische Kranke ihrem schweren Krankheitszustand verständnislos ohne richtiges Krankheitsgefühl gegenüberstehen können, sehen wir dabei ganz ab, da hierbei der amyostatischen Apathisierung eine genetisch besonders wichtige Rolle zukommt. Auffallender ist schon die bereits erwähnte Euphorie, die die akuten Zustände der Schlafzustände, der Hirnnervenlähmungen, der initialen Aspontaneität oft begleitet (House, Umber, Hohman usw.), da sich hier eine stärkere, aktivere affektive Beimengung, als man bei einer affektiven Apathie erwarten dürfte, manifestieren kann. Ebenfalls ist auf die häufig euphorische Stimmungslage der Delirien hingewiesen, wenn auch in diesen nicht selten Angstzustände auftreten. Weiter hat Runge hypomanische Zustände mit Rededrang, Umständlichkeit, Mangel an Hemmungen, Merkschwäche usw. beobachtet, also nicht rein manische Komplexe, aber doch Syndrome, in denen die hyperthyme Stimmungslage hervorsticht. Sehr bemerkenswert sind dann die von Dimitz und Schilder beschriebenen komplexen Erkrankungen, in denen noch stärker Teilerscheinungen des manischen Syndroms mit Erscheinungen der bekannten psychomotorischen Hyperkinesen kombiniert waren, manische Stimmungslage neben „maschinenmäßiger“ Unruhe, als zwanghaft empfundenem Singen, gelegentlich neben einer Ideenflucht, untermischt mit deliranten Phasen. Auch hier war die Stimmungslage innerhalb der im übrigen charakteristischen Form der automatischen Erregung von besonderer Eigenart. Wir beobachten solche manischen Zustandsbilder gewiß auch bei andern exogenen Reaktionen, gelegentlich bekanntlich auch bei echten Schizophrenien, dennoch scheint die ziemlich erhebliche Anhäufung leichter Beimengungen euphorischer Stimmungslage unter verschiedenen Zustandsbildern eine „begrenzt charakteristische" Note des psychotischen Syndroms der Encephalitis darzustellen. Es ist uns natürlich vorläufig noch ganz unverständlich, welche nichtindividuellen Faktoren diese euphorische Beimengung zu vielen Encephalitisfällen hinzusteuern; jedenfalls liegt kein Anlaß vor, lokalisatorische Eigentümlichkeiten des Krankheitsprozesses hierfür anzunehmen.

In diesem Zusammenhange wird es erlaubt sein, darauf hinzuweisen, daß im eigenen Bestande auch ein etwas reineres hypomanisches Syndrom ohne Verfärbung durch parakinetische, delirante, korsakowoide Beimengungen beobachtet wurde. Eine 48 jährige Frau, die früher an Migräne gelitten hatte, aber nicht durch zyklothyme Schwankungen aufgefallen war, auch keine psychopathische Heredität zeigte, erkrankt im März 1920 mit Fieber, zentralen Schmerzen, lokalisierter Chorea, leichten Merkstörungen, Apathie, zerebellaren Symptomen, später Fettsucht, Amenorrhoe. Bei der Untersuchung am 4. Juni 1920 findet sich noch Gaumensegelparese, pathologischer Radiusperiostreflex, leichte Chorea in den Beinen, Schlafverschiebung, Gangtaumeln. Die Gaumensegelparese bessert sich rasch, Apathie geht zurück. Mit einer gewissen Gleichgültigkeit gegenüber den noch bestehenden Krankheitssymptomen entlassen. Schlafverschiebung bessert sich. Am 14. Juli erneut aufgenommen in ausgesprochen hypomanischem Zustand, lacht, witzelt, erzählt alles in lebhafter Weise mit leuchtenden Augen, starkes Gesundheitsgefühl, singt, neigt zu Zoten, starke Libido trotz Menopause. Körperliche Erscheinungen zurückgebildet. Dauergewicht 90 kg bei eingeschränkter Nahrungszufuhr. Allmählicher Rückgang der Hyperthymie. Gebessert entlassen am 13. August 1920. Später sollen nach ärztlichem Bericht sich hypomanische Attacken wiederholt haben; eine Neuuntersuchung war nicht möglich.

Wir haben natürlich vorläufig keine Beweise, eine nur zufällige Kombination der in diesem Fall wohl sichergestellten epidemischen Encephalitis mit der hypomanischen Erkrankung oder einen nur sehr indirekt provokatorischen Zusammenhang von Hypomanie und Encephalitis ausschließen zu können, glaubten aber den Fall hier mit anführen zu müssen, da andere Autoren vielleicht noch ähnliche Erfahrungen gewonnen haben.

Gegenüber den Euphorisationstendenzen bei vielen Fällen von Encephalitis ist die Frage weniger geklärt, ob auch depressiven Zuständen eine erheblichere Wichtigkeit unter den psychischen Begleitsymptomen der Krankheit zukommt. Depressive Zustände sind im allgemeinen in den akuten Stadien der Encephalitis erheblich seltener als euphorische; ich erwähnte schon, daß sie z. B. im eigenen Material fehlen. Die Vermutung, daß sie überhaupt nur ausnahmsweise in diesen Stadien vorkommen, hat sich freilich nicht halten lassen. So konnte Hohman z. B. 7 mal unter 23 Fällen den depressiven Typus feststellen. Aber in der Wertschätzung der depressiven Erscheinungen müssen wir einen andern Maßstab anlegen als in der Feststellung ausgesprochener euphorischer Symptome. Eine nicht allzusehr in die Tiefe gehende Verstimmung oder selbst Ängstlichkeit als Reaktion auf diese schwere Erkrankung würde man, wenigstens bei affektiv genügend erregbaren Personen oder bei den vielen, die sich noch nicht zu dem bekannten heroischen Duldergleichmut des chronisch organisch Siechen durchentwickelt haben, eher als Zeichen einer besonderen Integrität der Psyche ansehen müssen, die aber relativ selten ist gegenüber den Habitualerscheinungen dumpfer Verdrossenheit, Apathie oder Euphorie in den aktuellen akuten Phasen. Schwere depressive Zustände mit entsprechender Beteiligung der Gesamtpsyche (Wahnideen !) gehören nicht zu dem Bilde der charakteristischen psychotischen Begleitsyndrome, auch nicht in initialen Phasen. Kommen sie einmal tatsächlich vor, scheint die Wichtigkeit der prämorbiden Persönlichkeit als Grundlage der Wesenalteration bei der Erkrankung eine besonders demonstrative (s. Fälle von Hohman). Die mürrische Verdrossenheit oder Mutlosigkeit bei manchen Patienten mit schleichenden, später in Amyostase übergehenden Symptomen ist eine nicht krankhaft aufzufassende Reaktion auf organogene Störungen, öfters im vorapathischen Stadium. Die Vorbedingungen für die mitunter beobachtete ängstliche Färbung der Delirien sind noch nicht geklärt.

Es wäre hier dann noch der Ort, im Anschluß an die Beobachtung von Dimitz und Schilder über manische Euphorie kombiniert mit maschinenmäßiger Unruhe, die Häufigkeit der nicht mit Affektanomalien kombinierten und außerdeliranten psychomotorischen Erregungen bei der epidemischen Encephalitis hervorzuheben. Ich war schon gezwungen, mehrfach automatische Unruhezustände an anderen Stellen zu schildern, die nächtlichen Unruhezustände im nachakuten Stadium namentlich bei Kindern, die impulsiven Drangunruhezustände der chronischen Amyostatiker ! Neben diesen typischen Erscheinungen haben einige weitere Befunde, initiale psychomotorische Unruhe, vorwiegend in Rededrang sich äußernd (Nonne), ähnliche Befunde von Hohman, initiale poriomanische Zustände (H. W. Maier) wohl mehr akzidentale Bedeutung, wenn auch namentlich das Symptom der initialen Triebunruhe auf rein sprachlichem Gebiet des Interesses nicht entbehrt. Es ist natürlich klar, daß die kurze Zusammenfassung der nicht manisch-depressiven, nicht deliranten psychomotorischen Unruhezustände vom genetischen Standpunkt aus gesehen eine wahrscheinlich ganz oberflächliche ist, und daß die genetischen Differenzen nicht nur durch die verschiedenen Intensitätsgrade bedingt sind, sondern tiefere Ursachen haben. Wir haben schon früher darauf hinweisen können, daß die psychomotorischen Erregungen der amyostatischen Kranken wie viele psychische Aspontaneitätserscheinungen eine extrapsychische neurologische Grundlage haben können, während in den psychomotorischen Unruhezuständen bei hyperkinetischen, choreatisch-klonischen Affektionen die besonders starke Wirkung diffuser, irritativer, in der Blutbahn kreisender Gifte angenommen werden muß. Die Natur der initialen, nichtmanischen psychomotorischen Drangzustände bedarf noch besonders der weiteren Erforschung.

f) „Restveränderungen" nach Ablauf der akuten Krankheitsphase. Die ersten Schübe der Encephalitisepidemie hatten den Eindruck erwecken müssen, daß der Encephalitis — im Gegensatz zu anderen, auch akuten, Hirnerkrankungen — keine Dauerschädigungen der Psyche folgten. Der Kranke genas oder starb, je nach der Schwere der Infektion oder der Widerstandskraft seines Organismus oder sonstiger Begleitumstände; aber wenn er genas, wurde die Heilung eine völlige. Intellektualität und Affektivität blieben ungeschädigt. Der weitere Verlauf der Epidemien hat auch auf dem Gebiet der psychischen Folgeerscheinungen unsere Ansichten modifizieren müssen. Zuerst mußte man feststellen, daß die Folgeerscheinungen der Encephalitis auch auf psychisch-nervösem Gebiet sehr hartnäckig werden (Remond — Lannelongue); dann kamen unsere Erfahrungen über die „postencephalitischen" Nachtunruhezustände der Kinder, weiter unsere Kenntnis der psychischen Begleiterscheinungen der chronisch-amyostatischen Phänomene. Auch wenn wir von diesen beiden letzteren Syndromen absehen, finden wir nach Ablauf der akuten Stadien die Psyche zweifellos in vielen Fällen nicht zur Norm zurückgekehrt. Bei weitem in der Mehrheit dieser Fälle entsprechen die Erscheinungen denen, welche Kraepelin unter dem Namen der infektiösen Schwächezustände zusammengefaßt hat, und zwar durchweg den leichteren Stadien. Dementsprechend finden wir nach Ablauf des manifesten Krankheitsprozesses (bei Ausschluß chronisch amyostatischer Zustände) entweder noch eine längere Zeit anhaltende Schlaffheit des Wesens, Ermüdbarkeit, leichte Teilnahmlosigkeit oder die typische Schwächemorosität, die Verdrossenheit und eigensinnige Reizbarkeit als Reaktion auf noch vorhandene Mißempfindungen, namentlich bei Patienten mit Schlafstörungen, auffallend selten offenbar tiefergehende Verfälschungen des Gedankeninhalts durch gelegentliche Illusionen, Wahnerlebnisse usw., im eigenen Material fehlen z. B. solche Erscheinungen ganz. Die depressive Stimmung kommt also hier mehr zum Durchbruch als in den akuten Stadien; pathologische euphorisch-hyperthyme Zustände sind in den nicht amyostatischen Nachstadien selten. Die Ähnlichkeit der klinischen Bilder mit denen der Erschöpfungsneurasthenie bedarf keiner Diskussion. Auch das rein psychische Bild kann eine „hysterische" Färbung gewinnen, monotone leidsame Klagen über dauernde Kopfschmerzen und Schlaflosigkeit können den ungeübten Beobachter veranlassen, eine psychogene Aufpfropfung anzunehmen, obwohl, wie Kahlmeter mit Recht ausgeführt hat, diese Symptome rein organogen sein können oder, wie wir vielleicht besser sagen werden, es nur einer sehr geringfügigen Einstellungstendenz zum affektiv-mimischen Sichgehenlassen bedarf, damit die organogenen Restbeschwerden ihre „psychogene" Ausdrucksfärbung erlangen. Die Erfahrungen anderer Autoren entsprechen offenbar im wesentlichen den eigenen. Holthusen und Hopmann verweisen auf häufig nur psychische „Adynamien", d. h. fehlende Fröhlichkeit, verlängerte Arbeitszeit, Heß auf die Umgestaltung der Psyche, die sich in Gleichgültigkeit äußert, Kirby und Davis fanden fast stets affektive Anomalien, einmal eine schwere Depression mit eigenartigen zwangsmäßigen Lachimpulsen. Dabei darf man aber nicht annehmen, daß diese psychasthenischen Restsymptome immer so regelmäßig oder gar mit großer Hartnäckigkeit immer zurückbleiben. Wir vermißten dieses Übergangsstadium in mehreren Fällen, die schnell zur Heilung kamen. In anderen Fällen dauerte es wochen- oder monatelang, verschwand dann wieder. Nur in 2 (nicht amyostatischen) Fällen besteht eine Morosität seit mehreren Jahren ohne Rückbildungstendenz. Im allgemeinen sind diese Erscheinungen also reversibel, wenn auch oft hartnäckig.

Merkwürdiger ist eine chronische Umwandlung der Psyche, die zwar auch die Intelligenz im engeren Sinne frei läßt, aber doch viel weiter geht als die affektiv-psychasthenischen Restsymptome, die wir eben besprachen. Diese Umwandlung der Psyche, die wir jetzt meinen, führt durch eine Veränderung des gesamten Charakters zu psychischen Syndromen, wie wir sie aus den kaleidoskopischen Syndromen angeborener psychopathischer Konstitution her kennen. Hübner, Westphal, Kirschbaum, Hofstedt haben solche Erscheinungen bei Kindern beschrieben. Es ist merkwürdig, daß sie bei Erwachsenen nur bei erheblichen psychopathischen Antezedentien als Verstärkung der prämorbiden Erscheinungen

(Jones und Raphael) beobachtet zu werden scheinen; jedenfalls sind sie nach Abschluß der geistigen Reife ungemein viel seltener. Auch wir sahen bei Kindern mehrfach ähnliche Erscheinungen. In dem einen Falle konnte allerdings auch das schlechte soziale Milieu für die moralische Depravation des Kindes, die im Anschluß an eine Encephalitis und „postencephalitische" Nachtunruhe manifestiert war, herangezogen werden. In einem weiteren Fall trat eine sehr merkwürdige Störung bei einem intellektuell überdurchschnittlich entwickelten 12jährigen Knaben ganz allmählich zutage: eine seltsame Altklugheit neben einer unangenehmen Aufdringlichkeit und Hemmnungslosigkeit, der eine erhebliche innere Unruhe zu entsprechen schien, dauerndes Auflauern des Arztes, Vorbringen kleiner Querelen in unendlicher Suada, bei völliger Verständnis- und Kritiklosigkeit dem ungehörigen Benehmen gegenüber, das allen Mitkranken auffiel; abgesehen von dieser Urteilsschwäche dem eigenen Verhalten gegenüber hatte die Intellektualität sonst nicht gelitten.

Über diese Erscheinungen hinaus kann aber jetzt auch kein Zweifel mehr bestehen, daß beim unentwickelten Gehirn die encephalitische Schädigung der Psyche noch tiefer gehen, auch die Entwicklung der Intellektualität hemmen und sogar ausgesprochene Demenz, Verblödungszustände hervorrufen kann, wie wir nach den Mitteilungen von Peterson und Spence, Hofstedt, Hübner wohl nicht mehr bezweifeln können. Diese Dauerdefekte sind allerdings doch wohl nicht so zahlreich; im eigenen Material ist kein einziger Fall eines sicheren intellektuellen Dauerausfalls. Vor allem handelt es sich auch da wieder um eine Eigentümlichkeit der kindlichen Psyche. Der Erwachsene zeigt keine intellektuellen Dauerausfälle, auch keine Dauerausfälle der Reproduktion, also nicht die organischen Defektsymptome, die etwa die Paralyse, die senilen Zustände, die epileptische Demenz auszeichnen. In diesem Sinne ist die epidemische Encephalitis für die psychischen Funktionen doch im allgemeinen als eine benigne Erkrankung anzusehen, in kindlichen Fällen zeigen sich allerdings mitunter Ausnahmen, welche die Erkrankung trotz ihrer verschiedenen Artung an andere kindliche Encephalitiden anähneln.

Fasse ich noch einmal kurz zusammen, welche psychischen Begleitsymptome bei der epidemischen Encephalitis am häufigsten, am konstantesten zur Beobachtung gelangen, so kommen wir auf wenige Grundtypen, die sich mit den Ausführungen anderer Autoren (Modena, Hesnard, Kirby und Davis, Hohman, Dimitz und Schilder, Runge usw.) gut in Einklang bringen lassen. Oft kombiniert, überschichtet, durcheinandergemischt finden wir in akuten Stadien in erster Linie Störungen der Spontaneität bald im Sinne der Hypo-, bald im Sinne der Hyperfunktion, gelegentlich (soweit es sich um Apathie handelt) entsprechend allgemeiner Benommenheit, oft in eigenartiger Abhängigkeit von Alterationen extrapsychischer, rein motorischer, subkortikaler Mechanismen, psychiatrisch-neurologische Mischzustände; in zweiter Linie die aufgepfropften Erscheinungen des exogenen Reaktionstyps Bonhoeffers, vorwiegend in Form der Delirien, die in Übereinstimmung mit der mehr blanden oder mehr agitierten Erscheinungsweise der neurologischen Phänomene einen mehr stillen (ruhige Beschäftigungsdelirien) oder mehr stürmischen Charakter haben; in weiter Entfernung hinter den Delirien kommen die anderen exogenen Typen; in dritter Linie steht die Neigung zur Euphorie bei vielen Kranken. Akzidentalsyndrome anderer Art (z. B. gelegentliche schizophrene Gebilde — Kirby und Davis) sind nosologisch belanglos, zeigen uns aber, wie Anlageeinflüsse in die direkteren Krankheitsreaktionen hineinverflochten sein können. Im Residuärstadium mitunter langdauernde, aber reservible, psychasthenieartige Erscheinungen (infektiöse Schwächezustände), mitunter auch fehlende Residuärsymptome, ferner die nächtlichen Unruhezustände der Kinder, außerdem bei Kindern bisweilen Persönlichkeitsumwandlung wie bei Psychopathen, gelegentlich Demenz. Bei chronischen Krankheitsprozessen finden wir dann die schon früher besprochenen eigenartigen Begleiterscheinungen des amyostatischen Syndroms.

3. Klinische Erscheinungen der Allgemeinschädigung.

Schon in der Schilderung der Initialerscheinungen ist auf die mehr oder weniger häufige Feststellung von katarrhalischen Erscheinungen der oberen Luftwege, der Bindehäute, Anschwellung der Speicheldrüsen hingewiesen worden, auf Befunde also, die uns bekanntlich einen Hinweis auf die Einbruchspforte des encephalitischen Virus geben könnten. Neben diesen Befunden interessiert uns die Frage, in welchem Maße Erscheinungen allgemeiner Intoxikation, Symptome von Läsionen der inneren Organe bei der Encephalitis beobachtet werden. Wir werden auch hier in der Schilderung die akuten Stadien von den chronischen Reststadien und chronisch progressiven Erkrankungen zu scheiden haben. Was bisher über solche Allgemeinveränderungen publiziert worden ist, erstreckt sich fast allein auf die akuten Stadien.

Schon bei der Schilderung des Fiebers konnten wir darauf hinweisen, daß die Stärke des Fiebers offenbar in Parallele zur Stärke der Allgemeinintoxikation zu bringen ist. Ebenso verhält es sich wahrscheinlich im allgemeinen mit den Delirien, sowohl hinsichtlich der Tiefe der Bewußtseinstrübung als der Schwere der motorischen Entladungen. Sabatini, Economo, Schupfer, Ronchetti u. a. haben darauf hingewiesen, daß bei der choreatischen Encephalitis, bei der Fieber und Delirien eine besondere Höhe erlangt hatten, auch andere toxische Erscheinungen besonders stark waren, Gesichtsödem, Herpes, rapide Abmagerung, schwere Prostation sowie (Economo) tiefer Blutserumgefrierpunkt, starke Vermehrung des Reststickstoffgehaltes im Blutserum, Vermehrung des Gesamtcholesteringehaltes im Blute. Diesen Veränderungen reihen sich die „toxischen" Exantheme an, die auch gerade bei der hyperkinetischen Epidemie von Oehmig, Maier, Jaksch beobachtet wurden. Ich fand unter dem eigenen Material ein einziges Mal ein skarlatinaartiges, kurzdauerndes, kleinfleckiges Exanthem (vor Behandlung) bei einem Patienten, der kurz vorher Hemichorea leichteren Grades gezeigt hatte. Aber diese toxischen Erscheinungen kommen nicht nur bei den hyperkinetischen Fällen vor, sondern können bei jeder akuten Encephalitis auftreten, wenn auch die individuellen und lokalepidemischen Differenzen offenbar große sind. Leider fehlen uns große Reihenzusammenstellungen noch gänzlich.

Insbesondere würde ein genaueres Studium der feineren Veränderungen der Blutzusammensetzung an großem Material im Falle einer etwaigen neuen Epidemie vielleicht noch ganz interessante Ergebnisse zeitigen. Vorläufig wissen wir nur aus spärlichen Beobachtungen (Umber, Rindfleisch), daß Störungen, die auf einen „toxisch erhöhten intermediären Eiweißzerfall hindeuten" (Umber), bei verschiedenen Formen der Encephalitis in akutem Stadium vorkommen, daß insbesondere der Kreatinin- und Harnstoffgehalt sehr erhebliche Steigerung zeigen können. Auch die schwere Prostation, der rasche Verfall der Kranken war schon Nonne in der Epidemie akuter Amyostase mit Hirnstammlähmungen aufgefallen; ebenso erwähnt Forster bei einer mit viel akuten amyostatischen Erscheinungen verbundenen Epidemie rasche Abmagerung. Große Differenzen bestehen zweifellos in der Stärke dieser Prostation; unter den eigenen Fällen, die wir in akuten Phasen beobachten konnten, trat diese Erscheinung z. B. im allgemeinen zurück, nur dreimal bisher entwickelte sich unter unseren Augen ein rascher körperlicher Verfall (dabei einmal dick belegte Zunge, borkig trockene Lippen, fauliger Geruch ex ore), der wenigstens in zwei Fällen nicht oder nicht allein durch motorische Unruhe bedingt war; in einem dieser Fälle traten sehr hartnäckige Furunkel hinzu, die eine auffallend schlechte Heiltendenz zeigten. Mehrfach gaben uns Chronischkranke an, daß sie im akuten Stadium rasch erheblich (bis 40 Pfd.) abgemagert seien (bei fehlender Hyperkinese, fehlender Abstinenz). Das Auftreten einer schweren Anämie im akuten Stadium als sicheres Krankheitsprodukt haben wir nicht beobachtet, ebenso nie Dekubitus, von dem Ronchetti berichtet. Auch der Herpes febrilis, den besonders häufig Sabatini findet, der aber auch von anderen Autoren (Crookshank 8 mal unter 12 Fällen, Stertz, Herzog, Ronchetti usw.) und nicht nur bei Hyperkinetikern erwähnt wird, ist im eigenen Bestand selten und nur einmal (bei einem nicht hyperkinetisch Kranken) beobachtet worden.

Nach Barré und Reys ist der Blutdruck in akuten Stadien fast immer vermindert. Sicherlich hat auch dieser an sich interessante Befund keinen Anspruch auf Allgemeingültigkeit. So fanden wir in akuten Stadien mehrfach sogar eine Erhöhung des Blutdruckes (bis auf 165 mm Hg Riva-Rocci mit 13 cm Manschette bei Personen unter 40 Jahren) gegenüber Zeiten der Rekonvaleszenz, in denen die Blutdruckwerte niedriger wurden. Dennoch bezweifeln wir nicht, daß in akuten Stadien öfters Blutdrucksenkung eintreten kann. Das Herz bietet klinisch anscheinend selten Symptome einer myodegenerativen Schädigung, selten findet man auch Vergrößerung der Milz (Groebbels), etwas häufiger klinische Erscheinungen einer Leberparenchymschädigung. Zwar die Urobilinurie, die wir gelegentlich fanden, ist bei fieberhaften Erkrankungen ein zu banales Symptom, als daß es viel Beachtung verdient; bemerkenswerter erscheint der Ikterus, von dem wir freilich auch nicht ohne weiteres entscheiden können, ob Paremchymschädigungen der Leber oder mehr hämatolytische toxische Prozesse von ursächlich besonderer Bedeutung sind. Das Symptom wird mehrfach erwähnt (Repond, Herzog, Grünewald, Oehmig); Barré und Reys finden ihn sogar in $^1/_{10}$ aller Fälle. Selten kommt es dabei zu Bilirubinurie. Im eigenen Bestande findet er sich zweimal, einmal längere Zeit hindurch. An der Tatsache werden wir jedenfalls festzuhalten haben, daß wenigstens vorläufig Erscheinungen, die durch eine Leberschädigung hervorgerufen sein könnten, nur in einem Bruchteil von Fällen akuter Encephalitis klinisch festgestellt wurden. Albuminurien kommen auch wieder mehr gelegenlich vor; ich selbst finde sie unter den akuten Fällen nur einmal angegeben; in anderen Fällen handelt es sich um Rezidive früherer Nephritiden.

Häufiger zeigt das Blut in den akuten Stadien Veränderungen, teils Schokoladenfärbung (Grünewald), die übrigens wieder für die Bedeutung hämolytischer Vorgänge in der Entstehung des Ikterus sprechen würde, und abnorm leichte Gerinnbarkeit (Hilgermann - Shaw, Grünewald), teils — und besonders häufig — Veränderungen des Leukozytenbildes und der Leukozytenformel, die aber auch keinerlei Einheitlichkeit zeigen. Ich selbst habe gerade in akuten Fällen bisher wenig Gelegenheit gehabt, das Blut genauer zu untersuchen; teils fand sich eine polynukleäre Leukozytose bis zu 18 000 L (in einem Falle mit Aneosinophilie und Lymphopenie [13,5%] bei Linksverschiebung des Leukozytenbildes); in einem Falle fiel mir bei fehlender Gesamtleukozytose (7400) die starke Vermehrung der großen einkernigen ungranulierten Monozyten auf (16%). Kurze Exzerpte aus der Literatur mögen die Mannigfaltigkeit der erhobenen Befunde illustrieren: Normaler Befund: Strümpell, Nonne; Leukozytose (Polyzytose): Pribram (24 000), Géronne (seltener Leukopenie), Dimitz, Wieland (1 Fall) Gröbbels (bei gleichzeitiger Lymphozytose), Siegenbeck. Lymphozytose bzw. relative Mononukleose: Luzzatto und Rietti, Sabatini, Schupfer (18 000—19 000 gesamt), Alexander und Allen. Leider geht nicht immer klar aus den Berichten hervor, ob mit der Monozytose eine Lymphozytose oder eine Vermehrung der großen sog. mononukleären Leukozyten, der Metschnikoffschen Makrophagen des Blutes gemeint ist[1]). Vaidya fand in 20 Fällen durchschnittlich 8000—9000 Leukozyten, nach Moritz kommt alles vor. Zweifellos fehlt auch weder Gesamtleukopenie noch Aneosinozytose (s. Adler) noch auch Eosinophilie; letztere Blutformeln sind aber offenbar selten.

Auf Grund der Polymorphie und Systemlosigkeit der Blutbefunde ist die Bedeutungslosigkeit des Blutstatus von manchen Autoren vielleicht zu sehr betont worden, obwohl derselbe doch nicht ganz wertlos ist. Jedenfalls dürfen wir wohl in den relativ häufigen Veränderungen des Leukozytenbildes ein besonders markantes Beispiel dafür sehen, daß auch nach Ablauf der initialen oder prodromalen Erscheinungen an der Einbruchspforte die Encephalitis keine lokale Gehirnerkrankung, sondern häufig eine Allgemeinerkrankung des Organismus ist, bei der Toxine oder lebendes Virus die Blutbahn überschwemmen und zu Reaktionen am Knochenmark führen. Gegen die einfache Abhängigkeit der Blutveränderungen von den lokalen Veränderungen im Gehirn spricht die Tatsache, daß Stärke der Anomalien des Blutbildes und Stärke der Hirnveränderungen nicht in Parallele stehen und daß dem prinzipiell einheitlichen Bilde der anatomischen Hirnveränderungen ganz verschiedenartige Blutveränderungen entsprechen.

---

[1]) Obwohl neuerdings Bergel wieder die einheitliche Genese dieser beiden Blutbestandteile verficht, scheint mir ihre Trennung vom klinischen Standpunkte aus doch auch dann nicht unwichtig, wenn die theoretischen Anschauungen Bergels allgemeinere Anerkennung finden sollten. Denn tatsächlich finden wir bei einigen Kranken, eventuell in ganz umschriebenen Zeiträumen, eine ganz ausgesprochene Ausschwemmung gerade der hämatologisch durchaus gut charakterisierten Elemente mit dem großen, schwach färbbaren, oft runden, eckigen oder eingebuchteten Kern und dem großen, kaum basophilen Plasma, während die charakteristischen kleinen und größeren Lymphozyten mit dem typischen, enorm chromatinreichen Kern und basophilen Plasma kaum vermehrt, eher vermindert sind. Diese morphologisch gut charakterisierten Differenzen müssen doch auch dann, wenn die Bedeutung der einzelnen Zellformen noch nicht ganz geklärt ist, entschieden beachtet werden.

Diese Verschiedenartigkeit der Leukozytenformel müssen wir freilich vorläufig in der Hauptsache registrieren, ohne ihre Bedeutung schon ganz klar erkennen zu können, da die Bedeutung und Ursache der verschiedenen Formen der Leukozytose noch nicht voll geklärt sind (s. u.), vor allem aber, weil wir noch gar nicht wissen, ob den verschiedenen Leukozytenformeln in den akuten Stadien nicht auch stets bestimmte Verschiedenheiten anderer Organ- oder Allgemeinstörungen wenigstens im Groben entsprechen. Die relativ häufige Leukozytose wird man natürlich am zwanglosesten auf die Wirkung in der Blutbahn kreisender Toxine zurückführen wollen; sehr unklar und aufklärungsbedürftig ist die Rolle der häufig vermehrten Makrophagen. Ich würde es für erwünscht halten, im Falle einer etwaigen neuen Encephalitisepidemie in akuten Stadien ganz systematisch die Blutkurven durchzustudieren und auch im Verhältnis zur neurologischen Artung und der Art der (toxischen) Allgemeinveränderungen der Einzelfälle zu betrachten.

Die relative Lymphozytose, die in der Rekonvaleszenz auftreten soll, wird auch auf einen konstitutionellen Status thymico-lymphaticus zurückgeführt (Géronne). Das kann gewiß gelegentlich der Fall sein, aber es ist sehr zweifelhaft, ob die Lymphozytose des Blutes immer nur hierdurch bedingt ist. Nach den Erfahrungen, die ich bei chronischen Zuständen der Encephalitis gemacht habe (s. u.), bleibt es auch zweifelhaft, ob man generell sehr häufig die relative Lymphozytose bei Rekonvaleszenten erwarten darf.

Weiter besitzen die Feststellungen der verschiedenartigen Blutbefunde in akuten Stadien auch etwas allgemeinpathologisches Interesse insofern, als sie uns lehren, daß eine lymphoide Infiltration der Gefäßwände im Hirn keineswegs einer Lymphozytose des Blutes zu entsprechen braucht.

Dann haben die Befunde, so divergent sie auch sind, dennoch einen gewissen diagnostischen Wert. Ich erwähne nur etwa den nicht seltenen Fall, daß eine encephalitische Erkrankung zunächst den Eindruck eines Typhus erweckt und dann, wie wir es erlebten, die Feststellung einer starken Leukozytose sofort mit zur Klärung der Krankheit mithelfen kann. In anderen Fällen kann evtl. die Blutuntersuchung die Diagnose gegenüber einer funktionellen psychogenen Erkrankung erleichtern, wobei negative Befunde natürlich nichts besagen. Endlich kommt den Ergebnissen der Blutuntersuchung vielleicht auch eine pathogenetische Bedeutung in der Frage der Beziehungen zur Influenza zu. So kommt z. B. Reicher in gründlichen systematischen Untersuchungen zu dem Ergebnis, daß in unkomplizierten Fällen der Influenza, wie auch bereits von anderer Seite betont wurde, oft eine hartnäckige Leukopenie, anfangs mit Lymphopenie, später Gesamtleukozytose besteht, während die Verf. bei der Encephalitis normale Leukozytenwerte oder Leukozytose von Anfang an fand. Schupfer betont die gleichen Differenzen. Mögen auch in Einzelfällen Übereinstimmungen vorkommen, prinzipiell ist festzuhalten, daß die bei Influenza so häufige Leukopenie bei der Encephalitis ein ungewöhnliches Phänomen darstellt.

Es ist nun wohl nicht ohne Interesse, daß das Leukozytenbild auch nach Ablauf der akuten Krankheitsphase nicht zur Norm zurückkehrt, sondern daß namentlich dann, wenn die Erkrankung nicht ausheilt, vielmehr in ein chronisch progressives amyostatisches Stadium übergeht, Veränderungen des Blutbildes bestehen bleiben, die mitunter einen recht erheblichen Grad annehmen können. Da in der Literatur, soweit ich sehe, auf diesen Punkt noch gar nicht eingegangen ist, habe ich es für nötig gehalten, an einer größeren Reihe von Fällen Leukozytenzahl und Leukozytenformel zu studieren, öfters hierbei nicht nur Einzeluntersuchungen, sondern auch wiederholte, evtl. Serienuntersuchungen mehrere Tage hindurch anzuwenden, wobei gleichzeitig allerdings auch die Wirkung mancher Arzneimittel auf das Blutbild studiert werden konnte. Daß im übrigen bei der Bewertung der Ergebnisse ihre Beeinflussung durch Medikamente ausgeschlossen war, daß die Untersuchungen in nüchternem Zustande vorgenommen wurden, ist selbstverständlich. Viele Patienten wurden gleich nach der Aufnahme, bevor sie ein Medikament erhalten hatten, untersucht, die anderen nur, wenn die Wirkung therapeutischer Maßnahmen wie Injektionen von Rekovaleszentenserum, unspezifischer Proteinsubstanzen usw., abgeschlossen war. Einige hatten noch geringe Skopolamingaben bekommen, gewöhnlich jedoch nicht am Tage der Untersuchung. Ich habe auch aus der Literatur keine Angaben darüber gewinnen können, daß Skopolamin langdauernd das Blutbild modifiziert; jedenfalls würde es seiner biologischen Stellung nach eher eine Lymphozytose provozieren als eine Eosinophilie, wie wir sie öfters auch bei solchen skopolaminbehandelten Fällen fanden; es stand aber auch nur ein Teil der verwerteten Fälle zur Zeit der Blutuntersuchung unter Skopolaminbehandlung.

Meine Untersuchungen bei chronischen Kranken erstreckten sich bisher auf 34 Fälle, darunter 28 Fälle mit chronisch amyostatischer Encephalitis; in den übrigen 6 Fällen handelte es sich um verschiedenartige Resterscheinungen (galvanoide Zuckungen, langdauernde Rekonvalenszenz usw.). Wir betrachten hier besonders die Erscheinungen bei chronisch amyostatischer Encephalitis. Es handelt sich dabei um Erkrankungen, die zum Teil monatelang, meist aber weit über ein Jahr bestanden:

Auffallend häufig ist die Gesamtleukozytenzahl gesteigert. Wenn wir als Durchschnittswert in nüchternem Zustande 6000 bis höchstens 8500 Leukozyten annehmen, finden wir in mindestens 15 unter den 28 bisher untersuchten Fällen eine Vermehrung, die bis zu einer Leukozytose von 18 000 Leukozyten steigen kann. Im letzteren Falle handelte es sich um einen fieberfreien und von andersartigen Organprozessen freien progressiven Zustand, der später zum Exitus führte. In einem Falle fand ich sogar 19200 Leukozyten, doch war hier an dem Tage vorher ein kurzer fieberhafter Zustand vorausgegangen, den wir als ein Rezidiv des encephalitischen Prozesses auffassen mußten[1]). Ein ähnliches Verhalten zeigte unter den angeführten 15 Fällen von Leukozytenvermehrung nur noch ein Fall mit einer Leukozytenzahl von 12 800. Alle anderen Fälle waren fieberfrei, hatten keinen eitrigen, keine sonstigen krankhaften Prozesse, insbesondere keine sonstigen katarrhalischen Begleiterscheinungen irgendwelcher Art. Wir fanden Werte von 16 500, 13 600, 12 600, 12 300, 11 400 Leukozyten usw. 8000—10 000 dürfte etwa der Durchschnittswert sein. Leukopenien sind selten (nur einmal 5600 bei der ersten Untersuchung, bei späteren 8000 und 8100[2]). Auffallend ist der ziemlich beträchtliche Wechsel der Leukozytenwerte

---

[1]) Neuerdings zeigt dieser Kranke auch bei weiterem fieberfreien Verlauf eine starke Leukozytose von 13 000 Zellen und mehr.

[2]) Neuerdings finde ich bei einem sehr schweren progressiven Kranken einen Nüchternheitswert von 3600 Leukozyten.

bei wiederholten Untersuchungen. Schwankungen zwischen 8800 und 13 600 Leukozyten kommen bei denselben Individuen in nicht großen Zwischenräumen vor, ohne daß der Krankheitszustand stärkeren Änderungen unterworfen ist. Eine sichere Parallele zwischen Stärke der encephalitischen Erscheinungen und Leukozytenwerten besteht, soweit wir bisher sehen, nicht; wir können also prognostische Gesichtspunkte aus der Leukozytenzahl noch nicht gewinnen. Werte von durchschnittlich 10 000 Leukozyten nüchtern finden wir sowohl bei remittierenden wie bei rasch progressiven Erkrankungen.

Die relative Verteilung der einzelnen Zellformen weist außerordentliche Verschiedenheiten auf. Ganz normale relative Leukozytenwerte sahen wir nur in etwa 2 Fällen; es ist möglich, daß wiederholte Untersuchungen auch hier größere Abweichungen der Leukozytenformel ergeben hätten. Relative und gewöhnlich auch absolute Lymphozytose kommt ziemlich häufig vor, ist aber keineswegs die Regel! In 16 Fällen erreichte oder überschritt der Lymphozytenwert wenigstens zeitweilig 30% (meist dann zwischen 30 und 35%, einmal bis 54% gehend). Umgekehrt finden wir öfters relative Lymphopenie bis zu 8% herabgehend (6 Fälle). In diesen Fällen war die absolute Lymphozytenzahl im Blut (ca. 1300—2000 im cmm) entsprechend der allgemeinen Leukozytenvermehrung ungefähr normal. Wir betrachten dabei als Normallymphozytenwert im Blut 21—25% (nach der Tabelle von V. Schilling). Die großen Monozyten (ungranulierte mononukleäre Leukozyten mit chromatinarmem großen Kern und Übergangszellen) sind öfters (6 mal) bis auf 14% vermehrt (Durchschnittswert 4—8%), freilich niemals so stark, wie das z. B. nach einer Milchinjektion der Fall sein kann, wo wir eine Monozytose bis zu 27% fanden. Öfters sinkt auch (mitunter beim gleichen Kranken) der Monozytenwert stark bis auf fast negative Werte. Es ist übrigens bekannt, daß gerade die Monozytenausschwemmung außerordentlichen Schwankungen ausgesetzt sein kann. Nur einmal fand ich als Gelegenheitsbefund einen neutrophilen Myelozyten bei sonst relativ wenig verändertem Blutbild. Die Werte der polymorphkernigen Leukozyten schwanken entsprechend den jeweiligen Werten der Lymphozyten, Monozyten und Eosinophilen stark. Es kann eine vorwiegende Polyzytose bestehen, es kann aber auch relative Leukopenie der Polymorphkernigen und ganz selten sogar (2 mal) absolute Leukopenie eintreten. Innerhalb der Formel der polymorphkernigen Leukozyten sah ich Linksverschiebung (Arneth), relative und absolute Vermehrung der stabkernigen (Schilling) auf 6—10% nur 3 mal, den höchsten Wert bei dem einen Fall mit Fieber wahrscheinlich infolge encephalitischen Rezidivs. Eigenartig ist vor allem wohl das Verhalten der eosinophilen Zellen (Durchschnittswert 2—4%). Diese finden sich in 15 Fällen in ungefähr normalen Relativwerten, in den anderen Fällen finden wir fast ebenso oft Schwund oder starke Verminderung der Eosinophilen (6 Fälle) wie eine Eosinozytose (7 mal), die bis zu 13, 14 und selbst $18^1/_2$% steigen kann, in den anderen Fällen 6—8% beträgt. Die stärksten Werte fanden wir bei jugendlichen Personen, die weder an Helminthiasis (Stuhlkontrollen!), noch Asthma oder Hautkrankheiten litten. Die Mastzellen zeigen gewöhnlich keine Anomalien, erreichen selten 1%, ebenso werden selten abnorme Lymphozyten (Riederformen) und höchstens ausnahmsweise Reizformen (Plasmazellen?) gefunden. Auffallend ist das relativ häufige Vorkommen zerfallender vakuolisierter oder ganz zerfallener neutrophiler und eosinophiler Leukozyten in Präparaten, denen man sonst eine Quetschwirkung nicht anmerkt. Die Kombination der verschiedenartigen Leukozytenwerte kann recht eigenartige pathologische Blutbilder ergeben, wie bei dem Pat. R. U., 12 Jahre alt, dessen Blutbild am 27. VII. und 8. XII. 21 folgendes Schema ergibt:

	I	II
Gesamt	8800	13 600
Eosinoph.	9%	$9^1/$% (normal 2—4)
Jugendliche neutroph.	$^1/_3$%	—
Stabkern. neutroph.	$1^1/_3$%	4%
Segmentk. neutroph.	40%	58% (normal 58—63)
Lymphozyten	39%	23% (normal 21—25)
Monozyten	$10^2/_3$%	$5^1/_2$% (normal 4—8)

oder bei einem älteren Patienten mit sehr langsam progressiver ganz schleichender Erkrankung (niemals Fieber).

	I. 12. VIII.	II. 23. VIII.
Gesamt	?	11 400
Eosinoph.	0%	$1^1/_2$%
Stabk.	4%	—
Segmentk.	47%	44%
Lymphozyten	44%	47%
Monozyten	5%	3%

Bei einem 20jährigem Mädchen (fieberfrei, mittelschwere konstante Amyostase):

	I. 9. XII.	II. 13. XII.	III. 23. XII.
Gesamt	5600	8100	8000
Baso	—	—	1
Eosin.	1%	8%	14%
Stabk.	5%	$4^2/_3$%	$5^1/_2$%
Segmentk.	71	42	48
Lymphozyten	$18^1/_2$%	$31^2/_3$%	$24^1/_2$%
Monozyten	4%	$13^2/_3$%	7%

Bei dem 15jährigen Patienten O. O. (I. Untersuchung 1 Tag nach eintägigem Fieberrezidiv ohne Organbefund, II. Untersuchung 2 Tage später):

	I.	II.	
Gesamt	17 700	19 200	
Eosin.	1%	$5^1/_2$%	(= ca. 1000 in cmm
Stabk.	11	8	normal 120—320)
Segmentk.	63	43	
Lymphozyten	$19^1/_2$%	38	
Monozyten	$5^1/_2$	5	

Diese wenigen Beispiele zeigen schon weiterhin ein nicht unwichtiges Ergebnis, das starke Schwanken der Leukozytenformel im Einzelfall in kurzen Intervallen, ohne daß dabei akzidentelle äußere Einflüsse wie Nahrungszufuhr, körperliche Anstrengung, Menstruation, Komplikation mit andersartigen Erkrankungen wirksam zu sein brauchen (in den beigebrachten Beispielen hatte nur der letzte Fall Fieber gehabt). Auch bei ganz gesunden Personen ist das Blutbild unter den gleichen äußeren Bedingungen (Nüchternheit, Ruhe) gewiß nicht immer das gleiche, immerhin müssen so erhebliche Schwankungen wie zwischen 1 und 14% eosinophile Zellen = 56 bzw. 1120 im cmm oder in einem anderen

Falle, in dem allerdings nicht Amyostase, sondern lokalisierte myorhythmische Zuckungen eines der wichtigsten objektiven Restsymptome bildeten, zwischen 53 und 18% Lymphozyten (4800 bzw. 7600 Gesamtleukozyten = 2544 bzw. 1368 Lymphozyten im cmm) innerhalb weniger Tage[1]) überraschen. Diese Wandelbarkeit der Befunde ist bekanntlich der neurologisch-psychiatrischen Wissenschaft nicht fremd. Ich erinnere nur an die Epilepsie, bei der u. a. nach den Untersuchungen Hartmanns und di Gasperos diese Schwankungen ent- sprechend vergröbert und konstanter aufzutreten scheinen, vor den Anfällen Leukopenie, nach den Anfällen Leukozytose evtl. Hypereosinophilie und häufig auch Lymphozytose. Ebenso sollen ähnliche Schwankungen mit krisenhaften Phasen bei schizophrenen Krankheitsprozessen auftreten (Lundvall). Die Kenntnis dieser mitunter doch recht starken Schwankungen wird uns bei dem Versuch ein Verständnis für die Bedeutung der Blutveränderungen bei der chronischen Encephalitis zu gewinnen, zur Vorsicht mahnen, soweit uns über- haupt schon die Ursachen der verschiedenen Formen der Leukozytenausschwem- mung bekannt sind. Die Anschauungen sind bekanntlich noch recht kontroverse, und es liegt weder im Rahmen dieser Arbeit noch in meiner Kompetenz, hinsicht- lich der Genese und der Bedeutung der einzelnen Blutzellen selbständig Stellung zu ergreifen.

Strittig ist z. B. die Bedeutung, die der relativ häufigen absoluten und rela- tiven Lymphozytose des Blutes zukommt. Géronne hatte, wie schon erwähnt, in diesem Befund einen Hinweis auf die Häufigkeit einer lymphatischen Diathese der Encephalitiker zu sehen geglaubt. Tatsächlich wissen wir natürlich bei unseren Patienten nicht, wie der Blutbefund vor der Erkrankung war; dennoch schöpfen wir gegen die Annahme der konstitutionellen Grundlage der Lymphozytose Be- denken — aus 3 Gründen: 1. Weil wir bei den Kranken mit Lymphozytose oft weder anamnestisch noch objektiv die geringsten sonstigen Erscheinungen einer lymphatischen Diathese finden; 2. weil nach vielfachen Untersuchungen neuerer Zeit die Vielfältigkeit der Bedingungen, unter denen Lymphozytose auftritt, eine so große geworden ist, daß es schwer fällt, einen derartigen Befund als eine sichere Stütze für die Annahme konstitutioneller Anomalien anzusehen; 3. weisen die möglichen gewaltigen Schwankungen in der Stärke der Lymphozytose darauf hin, daß sie von irgendeinem im Körper vor sich gehenden Prozeß abhängig ist — wenigstens in manchen Fällen abhängig sein kann. Bergell sieht bekannt- lich die Aufgabe der Lymphozyten darin, daß sie ein fettspaltendes Ferment enthalten; überall dort, wo lipoide Substanzen in größerer Menge abgebaut werden, kommt es zur verstärkten Ausschwemmung der Lymphozyten. Es ist sehr bestechend, diese Anschauungen mit verstärktem Abbau der lipoidreichen Hirnsubstanz bei chronisch amyostatischer Encephalitis in einen Zusammen- hang zu bringen. Unabhängig von der Beachtung der Ursachen der perivasku- lären lymphoiden Infiltrate, die bei der chronischen Amyostase fehlen können, könnten wir doch einfach zu dem Schlusse gelangen: Bei der chronisch progres- siven Encephalitis treten lipoide Abbauprodukte der Hirnsubstanz ins Blut

---

[1]) Unter den nichtamyostatischen Resterscheinungen fand sich im übrigen 2 mal nor- males Blutbild (klinisch in Heilung begriffene Fälle), 2 mal stark Lymphozytose, einmal aber nur relativ bei Leukopenie (agrypnischer Zustand), einmal starke Eosinophilie, doch bestand hier gleichzeitig Helminthiasis.

über, die chemotaktisch die Lymphozytose im Blut verursachen. Die Anschauungen Bergells haben allerdings noch nicht überall Anerkennung gefunden. Vor allem wird man auch dann, wenn man den interessanten experimentellen Untersuchungen Bergells volle Beweiskraft zuspricht, noch die Frage offen stehen lassen, ob mit der lipolytischen Tätigkeit der Lymphozyten ihre Bedeutung erschöpft ist. Außerdem dürfen wir nicht vergessen, daß wir die Lymphozytose nicht in allen Fällen, die progressiv evtl. zum Exitus führen, finden, daß die Stärke der Lymphozytose nicht in Abhängigkeit von der Schwere der klinischen Erscheinungen, der mehr progressiven oder regressiven Verlaufsart steht, daß wir sie sogar in Fällen finden, die offenbar nach dem klinischen Verlauf gar keinen verstärkten Abbau im Gehirn mehr zeigen, bei Resterscheinungen, wie Schlafstörungen, die narbenlos wieder ausheilen. Wir müssen also damit rechnen, daß als Ursachen der Lymphozytose vielleicht auch noch andere als ihre lipolytische Funktion, vielleicht gar nicht immer gleichartige Ursachen in Betracht kommen.

Die Eosinozytose werden wir, wenn sie auch nicht gar so häufig auftritt, gleichfalls wohl nicht als ganz bedeutungslose Akzidentalerscheinung anzusehen haben. Die banalen Grundlagen der Eosinophilie wie Asthma, Helminthiasis, Hautaffektionen usw. kommen bei unseren Kranken (wenigstens gewöhnlich) nicht in Betracht. Wir wissen durch die Untersuchungen von Schlecht, daß bei bzw. nach anaphylaktischem Schok eine starke Eosinophilie regelmäßig eintritt; ebenso tritt auch als Reaktion auf die im Körper bei abnormem Zerfall arteigenen Eiweißes sich bildenden toxischen Abbauprodukte Eosinophilie auf. Zu ähnlichen Ergebnissen kommen neuere sehr eingehende Untersuchungen von Ehishi Homma über Eosinophilie in Blut und Geweben. Der Verfasser stellt z. B. fest, daß nicht nur kompliziert aufgebautes Material, wie Organe und Gewebe artfremder Tiere, sondern auch viel einfachere Eiweißkörper, ja sogar die einfachen Abbauprodukte des Eiweißes eine Gewebseosinophilie hervorrufende Kraft haben. Wir können danach annehmen, daß bei manchen Fällen der Encephalitis konstant toxische Abbauprodukte von Eiweiß im Körper kreisen, die zu einer chemotaktischen Anlockung der Eosinophilen führen. Freilich haben wir auch hier wieder die Diskrepanz zwischen neurologischen und hämatologischen Befunden, die nie miteinander parallel gehen, ja wir finden sogar Hypo- oder sogar Aneosinozytose auch in chronischen Fällen, und nicht den leichtesten. (Die relativ besten Rückbildungstendenzen zeigten bisher Fälle mit mittlerer Eosinophilenzahl, doch sind wir weit entfernt davon, bestimmte prognostische Relationen zwischen Blutbild und Verlauf zu gewinnen.) Außerdem können wir nicht sagen, daß der gesteigerte Zerfall toxisch wirkender Eiweißabbauprodukte die einzige Ursache der Eosinophilie ist (vagotonische Eosinophilie, Eos. bei Asthma nervosum usw.). Dieselben Schwierigkeiten, die uns aus der Bewertung der eosinophilen Zellen erwachsen, gelten auch für die Gesamtleukozytose, die wir in vielen Fällen als konstantes Symptom finden, die neutrophile Leukozytose, die ebenfalls auf das Kreisen irgendwelcher toxischer Stoffe in der Blutbahn hinweist, die besonders unklare Monozytose (die wir übrigens besonders stark mitunter nach parenteral zugeführtem Eiweiß, nach Milchinjektionen, fanden).

Alle diese Schwierigkeiten zu lösen, ist uns bisher unmöglich, dennoch ist eine wichtige Schlußfolgerung aus den erhobenen Befunden möglich, nämlich die, daß es auch bei den chronischen Formen der Encephalitis nicht einfach möglich ist, die Veränderungen des Blutes in direkte Abhängigkeit von den lokalen Hirnläsionen zu bringen. Es muß uns überhaupt sehr fraglich scheinen, ob der Hirnvorgang als Abbau allein betrachtet die Veränderungen des Blutes in etwas erklärt. Dieser Hirnabbau ist in vielen Fällen doch sicher ein überaus langsamer, vielleicht Monate, Jahre hindurch in manchen Fällen nicht viel intensiver als in physiologischen Zuständen; es kommen auch klinische Remissionen vor. Soll hierdurch allein etwa eine sehr starke Eosinophilie, eine konstante Leukozytose von 10 000, 12 000 Leukozyten Nüchternheitswert ihre Erklärung finden? Lokale entzündliche Reizerscheinungen im Gehirn darf man hier noch weniger als in akuten Stadien zur Erklärung heranziehen; der anatomische Befund (wie der klinische Verlauf) geben uns hierzu sicherlich keine Berechtigung. Wir kommen eigentlich ganz zwanglos zur Erwägung, ob die chemotaktischen Grundlagen oder die direkt auf das Knochenmark, den Lymphapparat wirkenden Reize, welche die Veränderungen des Blutbildes bedingen, nicht e x t r a z e r e b r a l liegen. Theoretisch könnte man zweierlei annehmen: Erstens, daß der ganze endokrine Apparat, der bekanntlich auch auf die Blutzusammensetzung bedeutenden Einfluß ausübt, desequilibriert ist, daß inkretorische Störungen bald mehr in einem, bald im anderen Sinne wirksam sind; und als Hilfshypothese könnte man dann wieder daran denken, daß zerebrale (dienzephale) Zentren der Inkretion chronisch lädiert sind, daß also wenigstens ein indirekter Zusammenhang zwischen Hirnleiden und Blutzusammensetzung besteht. Zweitens, daß auch ein solcher indirekter Zusammenhang nicht besteht, daß als Grundlage der Blutveränderung eine Störung d e r Organe vorliegt, denen die Aufnahme, Verarbeitung und Entgiftung der Nahrungsstoffe, der im Blut kreisenden Abbaustoffe des Organismus zukommt. Auf diese Weise könnten wir uns etwa ein Bild davon machen, daß in manchen Fällen artfremde Eiweißstoffe, die mit der Nahrung eingeführt, nicht physiologisch abgebaut, verändert in die Blutbahn gelangen, eine Eosinophilie hervorrufen, ein andermal mehr unabgebaute lipoide Substanzen in der Blutbahn kreisen. Diese Störung könnte in ihren Anfängen schon zurückgehen auf akute Stadien, in denen infektiöse oder toxische Läsionen der genannten inneren Organe stattgefunden haben könnten. Durch die Blutuntersuchung allein können wir freilich den hier aufsteigenden Problemen nicht näher kommen, wohl aber gewährt sie einen Einblick in die Kompliziertheit der pathogenetischen Verhältnisse bei der chronischen Form der epidemischen Encephalitis, denen wir nicht gerecht werden, wenn wir allein immer nur unser Auge auf die anatomischen Veränderungen des Gehirns zuwenden.

Aus dem Blutbefund ergab sich die natürliche Folgerung danach zu fahnden, was für weitere Zeichen etwaiger Allgemeinstörungen, Störungen des Gesamtstoffwechsels, der endokrinen Funktionen usw. bei der chronischen Encephalitis feststellbar sind. Eingehende Stoffwechseluntersuchungen, die klärend hätten wirken können, hatte ich bisher nicht Gelegenheit, durchzuführen. Der allgemeine Ernährungszustand leidet bei vielen, namentlich leichteren Fällen, nicht. In einer Gruppe weiterer Fälle tritt Abmagerung ein, aber gleichzeitig ist auch infolge der Aspontaneität, der Erschwerung des Kauens die Nahrungsaufnahme eine so mangelhafte, daß die Abmagerung hierauf allein beruhen könnte. Daneben haben wir aber auch mehrfach Fälle mit ausgesprochen klinischen Erscheinungen und progressivem Verlauf gesehen, in denen trotz guter Nahrungsaufnahme

(Zusatznährmittel!) trotz völlig ruhigen Verhaltens eine progressive Abmagerung einsetzte, die sehr erhebliche Grade annehmen kann. Herr Privatdozent Dr. Seyderhelm, Oberarzt der med. Klinik, hatte die Freundlichkeit, in einigen (bisher 6) Fällen, das Blut genauer auf Reststickstoff, Harnsäuregehalt, Kochsalz, Gefrierpunktserniederung zu untersuchen (nüchtern, nach mehrtägiger fleischloser Kost). Der Kochsalzgehalt ist normal, der Reststickstoff mehrfach an der oberen Grenze des Normalen oder sogar sicher vermehrt (bis zu 62,8 mg %). Wohl sind die Angaben über die normale Breite des Rest-N-gehaltes schwankend, doch können Mengen von 62,8 und mehr mg % wohl sicher als schon pathologisch gesteigert ansehen (Normalgehalt nach F. Müller 25 höchstens 35 mg %). Der Harnsäuregehalt im Blut steigt bis auf 3,3 mg %; auch solche Werte sind beachtenswert, da bei purinfreier Kost normalerweise Harnsäure im Blut nicht nachweisbar ist (E. Meyer-Lenhartz). Ob es ein Zufall ist, daß die Rest-N-Erhöhung in den Fällen am höchsten war, die unter den untersuchten die größte Neigung zur Progression boten, mag dahingestellt bleiben.

Die Urinuntersuchungen ergaben bei den chronischen Encephalitikern bei den gebräuchlichen Prüfungen nichts Wesentliches. Eiweiß und Zucker fehlen meist, Indoxyl ist auch in schweren Fällen mitunter nur in geringem Umfange vorhanden. Bemerkenswert ist es, daß in einem amyostatischen Fall mit noch subchronischem Verlauf eine transitorische Albuminurie mit vereinzelten granulierten Zylindern und leichten Ödemen einsetzte, für die sich eine andere Ursache als die Encephalitis nicht auffinden ließ. Es handelte sich aber (unter den chronischen Phasen) um eine Einzelerscheinung, auf die wir nicht viel Gewicht legen können.

Es ist weiterhin natürlich auch der Versuch gemacht worden, festzustellen, ob bei den chronischen Fällen die Leberfunktion Störungen irgendwelcher Art zeigt. Diese Untersuchungen hatten anfangs kein sehr positives Ergebnis. Erst in der letzten Zeit, als diese Arbeit bereits zum Abschluß gekommen war, gelang es deutlicher, Veränderungen mit feineren Untersuchungen des Stoffwechsels, die noch nicht zum Abschluß gekommen sind und daher erst später publiziert werden können, festzustellen.

Noch unsicherer stehen wir den Versuchen gegenüber, im endokrinen Apparat mittels der üblichen pharmakologischen Proben Störungen zu erkennen. Die Pilokarpinüberempfindlichkeit namentlich der Speicheldrüsen ist allerdings als ein ziemlich häufiges Stigma schon früher beschrieben worden; doch mußten wir schon darauf hinweisen, daß hier wahrscheinlich weniger die gesteigerte Reizbarkeit der Drüsen oder des peripheren Nervensystems als die des autonomen Apparates im Hirn die Ursache der Pilokarpinempfindlichkeit darstellt. Ob das in mancher Beziehung dem Pilokarpin antagonistische Adrenalin beim amyostatischen Encephalitiker sehr viel anders wirkt als beim Gesunden, ist mir nach vielfachen eigenen Untersuchungen sehr zweifelhaft geblieben. Es fällt allerdings auf, daß nach subkutaner Injektion von $^1/_2$ mg Adrenalin in einer Reihe von Fällen die Blutdrucksteigerung ausbleibt, aber in anderen Fällen bestehen auch keinerlei quantitative Differenzen gegenüber Normalpersonen. Vor allem aber hat der sehr wichtige Hinweis von Csepai auf die Unzulänglichkeiten und Unberechenbarkeiten der Wirkung subkutaner Injektionen und die Notwendigkeit intravenöser Injektionen probatorisch vorzunehmen, auch mich zu diesem Vorgehen veranlaßt.

0,02 bis 0,03 mg Suprarenin können gewöhnlich ohne Schaden gegeben werden. Dieser·Versuchsmodus hat auch den Vorzug der Zeitersparnis, da die Adrenalinwirkung nach intravenöser Zufuhr bekanntlich mit großer Intensität plötzlich, gewöhnlich wenigstens im Verlauf der ersten Minute einsetzt und nach wenigen Minuten sich wieder löst. Ich habe bei dieser Methode keinerlei Differenzen praktischer Verwertbarkeit zwischen Encephalitikern und Vergleichspersonen feststellen können. Höhe und Schnelligkeit des Eintritts der Blutdrucksteigerung, Pulsbeschleunigung, Atemvergrößerung, Adrenalinzittern zeigen bei Encephalitis so gut wie bei Vergleichspersonen (Gesunden, Funktionellen, multipl. Sklerose usw.) individuelle Differenzen, generell sind sie nicht voneinander zu trennen. (Die Blutdrucksteigerung nach 0,025 mg Supraremin intravenös betrug z. B. in einem Fall bei Körpergewicht 47 kg, Anfangsblutdruck 125 mm Hg [nach Beseitigung der psychogenen Blutdruckkomponente] 40 mm Hg.)

Etwas mehr Wert kann man vielleicht auf die Prüfung der Wirkung subkutaner Atropin- oder Skopolamininjektionen legen, da die Skopolaminwirkung in jedem Falle eine langsamere und zähere ist als die Adrenalinwirkung, die Differenzen der verschieden schnellen Resorption aus dem Unterhautzellgewebe dabei weniger in Betracht kommen. Die Wirkung des Skopolamins als Palliativmittel gegen die amyostatischen Erscheinungen ist bekannt; es wäre aber falsch, anzunehmen, daß die Empfindlichkeit des Amyostatikers gegen Skopolamin eine besonders hohe ist. Das Gegenteil kann der Fall sein! Bei nicht skopolamingewöhnten, motorisch ganz ruhigen Personen sah ich z. B. nach $^6/_{10}$ mg Skopolamin oder $^3/_4$ mg Atropin subkutan völliges Ausbleiben der Mydriasis, der trägeren Pupillenreaktion, des Trockenheitsgefühls, jeglicher Müdigkeit. Bei einer anderen Patientin blieben im Skopolaminschlaf (nach $^6/_{10}$ mg Skopolamin) die Pupillen eng und reizfähig. Bei Vergleichspersonen trat schon nach $^3/_{10}$ mg Skopolamin starke Mydriasis im Verlauf der nächsten halben Stunde auf. Man sieht auch, daß die Salivation auf Skopolamin- oder Atropindauergaben mitunter sehr schlecht reagiert. Ein gewisser Gegensatz zwischen Pilokarpin- und Atropinempfindlichkeit besteht in vielen Fällen zweifellos, der aber nicht überall feststellbar ist, wie denn auch die Pilokarpinüberempfindlichkeit nur in einem Teil der ptyalistischen Amyostatiker zu demonstrieren ist.

Die Erscheinungen von Fettsucht und Dystrophia adiposogenitalis können hier nicht besprochen werden, da sie mit großer Wahrscheinlichkeit auf Herdveränderungen des Zwischenhirns oder der Hypophyse in akuten Stadien zurückzuführen sind.

Ein sehr häufiges Geschehnis bei schweren chronischen Amyostasien ist die hartnäckige Amenorrhöe beim weiblichen, beim männlichen Geschlecht Impotenz oder wenigstens Störungen der Erektionsfähigkeit und der Libido. Wir können letztere Störungen wohl nur zum Teil von der allgemeinen häufigen psychischen Apathie abhängig machen, sondern müssen hier wie bei der Amenorrhöe auch an endokrine Störungen der Keimdrüsen (vielleicht in Abhängigkeit von Störungen des Gesamtstoffwechsels) denken. Es handelt sich dabei in meinem Beobachtungsmaterial um Fälle, die keineswegs Erscheinungen der adiposogenitalen Dystrophie bieten.

E. Akzidentelle neurologische Erscheinungen.

Die Anschauungen über die Polymorphie der klinischen Erscheinungen bei der epidemischen Encephalitis gründen sich darauf, daß es kaum ein neurologisches Symptom gibt, das bei der Erkrankung nicht gefunden wird. So wenig an diesen Behauptungen gezweifelt werden kann, so irrelevant werden sie doch, wenn pathogenetische Folgerungen daraus gezogen werden und gegenüber Einzelbefunden die Einheitlichkeit der gewohnheitsmäßigen Zustandsbilder oder wenigstens des einheitlichen Kerns, der den gewohnheitsmäßigen Zustandsbildern zugrunde liegt, übersehen wird. Ein wichtiges Kennzeichen dieser Tendenz zum Einheitlichen ist die relative Seltenheit schwerer Hirnsymptome, die bei verschiedenen anderen Hirnerkrankungen, insbesondere auch solchen entzündlicher Art, durchaus nicht selten sind, bisweilen eine dominierende Stellung im Symptomenbild einnehmen. Wir haben hier negative klinische Kennzeichen der epidemischen Encephalitis, die gelegentlich „wie alles" auch bei dieser Erkrankung auftreten, im ganzen aber auffallend selten und noch seltener hartnäckig sind. Zu diesen negativen Stigmen scheinen vor allem die supranukleären zerebralen Lähmungserscheinungen der Pyramidenbahn, ferner die sog. kortikalen Reizerscheinungen, die kortikalen herdförmigen Ausfallserscheinungen, und sensible Ausfallserscheinungen zu gehören. Diese Symptome sind hier neben einigen anderen Symptomen als neurologische Akzidentalsymptome kurz zu beschreiben:

1. Die supranukleären zerebralen Pyramidenlähmungserscheinungen. Ihre Symptomatologie bedarf an dieser Stelle natürlich keiner Besprechung. Monoparesen bzw. Monoplegien wie Hemiparesen oder Hemiplegien sind bei der Encephalitis gleich selten. Ich erwähne zunächst einige Autoren, die öfters Störungen dieser Art beobachteten oder bemerkt zu haben scheinen: Alexander und Allen: In 5 von 100 Fällen Lähmungen (spastisch oder schlaff?). Sabatini: Gewöhnlich Lähmungen oder Schwächezustände eines Gliedes oder Hemiplegien bzw. Triplegien. Sainton: Mitunter richtige Hemiplegie. Moritz: Häufige Paresen bis zur Lähmung. Cruchet: Bei den ersten französischen Frontepidemien mehrfache Hemiplegien. Dreyfus: Besondere Form der „Encephalitis hemiplegica". Diese Zitate, die sich noch leicht vermehren lassen, scheinen meinen vorangehenden Ausführungen zunächst zu widersprechen; die nähere Betrachtung zeigt aber, daß gegenüber den eigentlichen neurologischen Hauptsymptomen doch ein großer Unterschied besteht: Erstens sind die zitierten Angaben zum Teil so ungenau, daß wir nicht immer unterscheiden können, ob Pyramidenlähmungen, ob extrapyramidale Paresen oder sogar atonische Paresen gemeint sind. Zweitens: Die erwähnten Pyramidenlähmungen zeigen häufig eine Flüchtigkeit, die in besonderem Gegensatz zu der größeren Konstanz gerade dieser Störungen bei anderen Hirnaffektionen, auch Encephalitiden, in denen die Hemiparesen, wenn überhaupt, sich nur langsam zurückbilden, steht. Drittens: Besonders wichtig erscheint es, daß es in verschiedenen Orten, an verschiedenen Epidemiezeiten große Encephalitisschübe ohne jede Tendenz zur Erkrankung der Pyramidenbahn in großer Menge gibt, daß andererseits auch nur kleine Teilepidemien mit besonderer Neigung zu Pyramidenlähmungen fehlen. Auch hier einige Beispiele:

Strümpell betont schon die rein extrapyramidale Natur der motorischen Störungen gegenüber den Pyramidenlähmungen. Mingazzini findet unter mehr als 100 Fällen niemals kapsuläre Hemiparesen. Cruchet stellt unter 145 Fällen aus den späteren Epidemien in Bordeaux und Südwestfrankreich nur zweimal eine exquisit hemiplegische Form fest. Die schon mehrfach von mir zitierte eigene Zusammenstellung von 200 Fällen fremder Autoren ergibt überhaupt nur einmal eine alternierende Brachiofazialislähmung und dreimal Hemiparesen, darunter zweimal ganz leichte mit schneller Rückbildung. Ich selbst vermisse unter 106 Fällen des eigenen Materials jede Pyramidenlähmung mit Ausnahme eines Falles mit spinaler doppelseitiger Hypertonie, bei der im übrigen auch die Hypertonie die eigentlichen Paresen an Stärke weit überragt. Daß Reflexstörungen von Pyramidencharakter häufiger sind, erwähnte ich schon.

Namentlich die Kapsel und die suprakapsulären Bahnen von der Rinde abwärts scheinen selten von der entzündlichen lokalen Affektion betroffen zu werden, und diejenigen spastischen Paresen, über die berichtet wird, sind, soweit es sich nicht überhaupt um ganz vorübergehende Folgen eines diffuseren Ödems handelt, wohl häufig genug pedunkulärer, pontiner oder noch peripherer Natur. In diesem Zusammenhange haben auch seltenere Befunde wie die Feststellung alternierender Fazialislähmung (Bandiera, Wieland) eine gewisse Bedeutung.

Bleibende Hemiplegien nach epidemischer Encephalitis werden zwar von Cruchet erwähnt, müssen aber im ganzen als exzeptionell betrachtet werden.

Nach alledem scheint uns trotz Anerkennung der atypischen Fälle generell die epidemische Encephalitis eine mit fast verblüffender Konstanz elektiv die zerebralen Pyramidenbahnen verschonende Erkrankung zu sein.

2. Kortikale Reizerscheinungen: Die Entscheidung über die Häufigkeit kortikaler Reizerscheinungen wird etwas dadurch erschwert, daß bei der Encephalitis so häufig alle möglichen Formen klonischer Zuckungen oder tonischer Dauerspannungen beobachtet werden, die mit Wahrscheinlichkeit oder Sicherheit irgendeine mehr oder weniger tief subkortikale Reizung zur Voraussetzung haben. Von den „myoklonischen", galvanoiden, myorhythmischen Zuckungen z. B. können wir wenigstens das eine mit ziemlicher Sicherheit sagen, daß sie nicht „in" der Rinde entstehen. A. Stern erwähnt einen Fall mit permanenten Fazialiszuckungen, dessen kortikale Genese zum mindesten fraglich ist. Andererseits werden nicht selten längere Zeit dauernder Trismus (Crookshank, Adler) oder tetaniforme Krämpfe und tonische Dauerspasmen (Jaksch, Lauxen) genannt, die vielleicht auf einer Reizung der entsprechenden motorischen Kerne beruhen, jedenfalls auch sicher nicht zu den kortikalen Reizerscheinungen zu rechnen sind. In anderen Fällen ist wieder die Zugehörigkeit des Falles zur epidemischen Encephalitis dubiös. So zeigt der von Simons erwähnte Fall mit wochenlang dauernden Jacksonerscheinungen anatomisch ein atypisches Bild, wie wir es eher bei der Strümpell-Leichtensternschen Encephalitis sehen, die von der epidemischen klinisch-anatomisch zu trennen ist. Bostroem führt 2 mit rindenepileptischen Anfällen verbundene Fälle an, die ebensowohl oder vielleicht besser als Meningitis serosa gedeutet werden können. Unter den Teilepidemien der epidemischen Encephalitis gibt es nur eine einzige, bei der „Konvulsionen", rindenepileptische und auch wohl generalisierte, nicht als

Einzelerscheinung hier und da unter vielen Fällen, sondern mit einer gewissen
Konstanz aufgetreten zu sein scheinen, das ist die australische des Jahres 1917,
von der wir noch nicht wissen, ob sie ganz sicher eine Teilepidemie der epidemischen Encephalitis war. Auch Crookshank erwähnt 15 mal unter 128 Fällen
epileptiforme Anfälle oder Konvulsionen. Ohne genaue Beschreibung wird sich
nicht feststellen lassen, ob es sich stets um Rindenreizsymptome handelte. Umgekehrt werden dagegen erstaunlich viele Serien von Fällen von vielen Autoren
aus verschiedenen Epidemien beschrieben, in denen rindenepileptische und
generalisierte Anfälle ganz fehlen. Dabei erscheint es besonders bemerkenswert,
daß auch diejenigen Teilepidemien, die sich durch besonders starke Reizerscheinungen, Delirien, choreatisch-klonische Zuckungen auszeichneten, also die
hyperkinetischen Encephalitiden, hinsichtlich der Seltenheit der epileptischen
Phänomene durchaus nicht von anderen Encephalitiden unterschieden. So
findet Dimitz unter 47 Fällen dieser Art nur zweimal epileptische Anfälle, einmal
Epilepsia continua, auch Economo erwähnt unter seinem großen Beobachtungsmaterial die Epilepsie gar nicht, ebensowenig Sabatini. Cruchet sah unter
145 Kranken zweimal nur die „epileptische Form", dreimal begann die Krankheit
mit epileptischen Anfällen; ein Kranker starb, zwei behielten die Epilepsie. In
dem von mir schon mehrfach zitierten Sammelmaterial von 200 Fällen findet
sich nur dreimal Epilepsie, einmal terminaler Jackson (Cramer und Gilbert,
die Autoren betonen selbst die Seltenheit der epileptischen Erscheinungen), einmal in einem Falle Siemerlings ein initialer Zustand tonisch-klonischer Anfälle;
einmal ein initialer Jacksonanfall (Staehelin — bei der Autopsie fand sich eine
hämorrhag. Encephalitis im Stirnhirn, also auch ein atypischer Befund). Unter
106 eigenen Fällen fand sich nur ein Fall mit generalisierten epileptischen Anfällen
als Krankheitsintroduktion; die Anfälle wiederholten sich später noch einmal,
bei diesem Einzelfall werden wir eine besonders starke Kampfbereitschaft gegenüber Noxen, die das Hirn treffen, anzunehmen haben.

Das gleiche gilt für die seltenen Fälle, in denen Jacksonzuckungen oder
generalisierte Epilepsie als Restsymptom nach Ablauf der akuten Krankheitserscheinungen zurückbleiben (Cruchet). Einen solchen Fall sah ich auch in
Kiel, der in meiner Arbeit über die Pathologie der Encephalitis lethargica
veröffentlicht ist: Im akuten Stadium waren rindenepileptische Erscheinungen
aufgetreten, die sich später generalisierten und nach wenigen Monaten zu einem
tödlichen Status epilepticus führten. Vor der Erkrankung hatten epileptische
Erscheinungen nicht bestanden. Anatomisch zeigte vor allem die Rinde keine
Entzündungserscheinungen. Derartige Ausnahmeerscheinungen bestätigen nur
die Regel von der Seltenheit der Epilepsie bei der epidemischen Encephalitis,
die nach dem pathologischen Befunde verständlich ist, die klinische Eigenart der
Erkrankung aber um so mehr kennzeichnet, als die Bereitschaft der Hirnrinde
auf entzündliche, toxische und andere Schädigungen mit Krämpfen zu reagieren,
eine bekannt große ist. Selbst die besonders zu Krämpfen disponierten Kinder
zeigen nur selten bei dieser Encephalitis Neigung zu epileptischen Zuständen.

3. Sensible Ausfallssymptome. Sichere Ausfallserscheinungen der
Sensibilität durch irgendeine Herdläsion im Zentralnervensystem sind vielleicht
noch seltener als die supranukleären Pyramidenlähmungen, relativ am häufigsten

noch im Gebiet des sensiblen Trigeminus als Ausdruck einer Kernläsion (s. o.). Ferner kommen bei den gelegentlichen transversalen Myelitiden natürlich auch sensible Störungen vor (s. o.). Im übrigen sind zwar sensible Reizerscheinungen in Form von Paraesthesien, neuralgischen oder zentralen Schmerzen sehr häufig, um so seltener aber die Ausfallserscheinungen, die auf eine ernsthafte Läsion der spinothalamischen, der Hinterstrangs-, der Schleifenhaubenbahnen und vor allem der thalamokortikalen Stabkranzbahn und des zentralen sensiblen Fokusgebiets hinweisen. Strümpell, Sainton, Sabatini, Happ und Mason weisen auf die Seltenheit sensibler Störungen in akuten Phasen schon hin. Crookshank erwähnt unter 128 Fällen sensible Ausfallserscheinungen nicht, unter den 200 Fällen der eigenen Sammelstatistik wird einmal (Repond) allgemeine Hypalgesie, also ein hier nicht verwertbares Symptom, angegeben. Unter den eigenen Fällen vermisse ich organische sensible Ausfallserscheinungen. Wir sahen in der letzten Zeit allerdings einen diagnostisch recht unklaren chronisch verlaufenden Fall mit eigenartigen kinästhetischen und stereognostischen Störungen in der linken Hand, bei der man nach der Anamnese evtl. auch an eine Encephalitis denken mußte; da aber die Diagnose bisher nicht aufgeklärt worden ist, können wir ihn hier nicht verwerten. Positive Ausnahmefälle erwähnen Naef (2 Fälle mit Störung der Lageempfindung an den Beinen), Kahlmeter (nicht ganz selten segmentäre Ausfallserscheinungen teils spinaler, teils zerebraler Natur). Häufiger finden wir psychogene Auflagerungen. Adler und ich konnten solche Störungen in je einem Falle durch Suggestivbehandlung beseitigen; Fälle von Sainton und Wartenberg (Abschneiden der Hypalgesie mit Extremitätenabschnitt) gehören wahrscheinlich auch in dieses Gebiet.

Ein Einwand ist gegenüber der Betonung der Seltenheit sensibler Ausfallsstörungen in akuten Stadien allerdings selbstverständlich: daß nämlich die Sensibilitätsprüfung in den akuten Stadien bei den benommenen, schlafsüchtigen, apathischen und deliranten Kranken so erschwert ist, daß feinere Störungen leicht übersehen werden können, sofern eine genaue Untersuchung überhaupt stattfindet. Es kann also die Seltenheit der Sensibilitätsstörungen eine scheinbare sein, wenigstens insofern, als transitorische Störungen leicht übersehen werden. Dieser Einwand ist gegenüber den chronischen Phasen nicht so berechtigt; daß in diesen, insbesondere den amyostatischen Zuständen auch bei der Encephalitis sensible Ausfallserscheinungen — im Gegensatz zu den nicht seltenen zentralen Schmerzen — generell fehlen, dürfen wir als Tatsache hinnehmen; und wir kennen bisher auch kein anderes Restsyndrom oder chronische Verlaufsform der Encephalitis, die die Sensibilität in Mitleidenschaft zieht, wenn wir auch die Möglichkeit zugeben, daß neue Epidemien uns hier wieder ungeahnte Überraschungen bringen.

4. Gnostisch - praktische Störungen: Diese sind bei der Encephalitis ganz exzeptionell und bedürfen danach nur kürzester Zitierung. Ganz selten wurden aphasische Erscheinungen bemerkt (Tucker), meist flüchtiger Art (Valobra, Ceconi). Etwas häufiger sind im Verlauf der amentiellen, deliranten und korsakowoiden Begleitpsychosen der Encephalitis leichte wortmnestische Störungen und paraphasische Entgleisungen, die wir jedenfalls nicht als Herdsymptome aufzufassen berechtigt sind und die sich auch restlos wieder zurückbilden.

5. Störungen der optischen Bahnen: Der eingehende Sammelbericht von Cords überhebt mich der Pflicht, auf die Veränderungen des Augenhintergrundes bei der Encephalitis genau einzugehen. Der Inhalt des Referats von Cords deckt sich vollkommen mit Anschauungen, die ich selbst vertreten habe (z. B. in der unveröffentlicht gebliebenen Alvarenga-Arbeit), daß ophthalmoskopische, Papillenveränderungen im allgemeinen selten sind. Manche Forscher wie Nonne, Schupfer, Sabatini, Dimitz, Morax, Bollack haben an größerem Material den Fundus oculi stets normal gefunden. Auch wir sahen in eigenem Bestande niemals ausgesprochene Neuritis optica oder Stauungspapille. Die Zahl der Fälle mit positiven entzündlichen oder Stauungsveränderungen am Optikus auch nach Abzug der nicht der epidemischen Encephalitis angehörigen Fälle (z. B. Urbantschitsch — seröse Meningitis nach Grippe?) ist zwar absolut genommen nicht ganz gering. Cords stellt ungefähr 20 (allerdings nicht stets diagnostisch einwandfreie) Fälle zusammen. Waardenburg findet unter 17 holländischen Fällen sogar insgesamt 10 Fälle mit Optikusveränderungen (jedoch nicht nur Neuritis oder Stauung). Aber die Zahlen schwinden doch sehr zusammen, wenn man berücksichtigt, aus einem wie großen Gesamtmaterial sie aufgefischt sind. Der Häufigkeit nach sehen wir offenbar in absteigendem Maße: Leichte Rötungen und Verwaschenheit der Papille, ausgesprochene Neuritis optica, Stauungspapille. Trotz einzelner neuer Mitteilungen über letzteres Symptom (Hogue) dürfen wir wohl daran festhalten, daß die echte Stauungspapille ein sehr ungewöhnliches Phänomen bei epidemischer Encephalitis ist, und dieses Ergebnis darf daher auch bei diagnostischen Zweifeln wegweisend, wenn auch natürlich nicht beweisend sein. Wiederum können wir auch betonen, daß keine Form der Encephalitis epidemica bekannt ist, die besonders zu neuritischen Veränderungen am Optikus tendiert, daß nirgends Teilepidemien mit Serien von Neuritis, Stauungspapille usw. einhergehen, wie wir das bei den Hauptsymptomen, Augenmuskellähmungen, Akkomodationsstörungen, den verschiedenen Zuckungsformen usw. usw. gesehen haben.

Die wenigen Befunde am Oktikus werden von den Autoren (s. Cords) teils auf direkte Entzündung im Optikusstamm, teils auf Hirndruck zurückgeführt. Ich darf dabei erwähnen, daß ich bereits im Jahre 1919 (s. Arch. f. Psych. Bd. 60) ausgesprochene entzündliche Veränderungen (perivaskuläre Infiltrate) im Chiasma sah, ohne daß an der Papille klinisch Veränderungen zu erkennen gewesen waren. Immerhin unterliegt es keinem Zweifel, daß solche anatomische Befunde auch die Grundlage für klinische Veränderungen am Optikus bilden können, nicht nur für Neuritis, sondern auch für Optikusatrophien.

Diese sind absolut genommen vielleicht nicht viel seltener als neuritische Veränderungen. Entsprechend den Befunden von Duverger und Barré, Löhlein, Economo sah ich in einem Falle eine von der hiesigen Augenklinik bestätigte schwere Optikusatrophie, die zur Erblindung führte; unglücklicherweise war das andere Auge schon in der Kindheit erblindet. An der Diagnose war in diesem Falle kein Zweifel erlaubt, da sich nach den akuten Erscheinungen ein Restzustand mit typischer lokalisierter Amyostase und tetaniform rhythmisierten Zuckungen herauskristallisierte, wie wir das doch nur bei der epidemischen Encephalitis sehen. Lues war auszuschließen (Punktion!). Ebenso dürfen wir nicht an dem gelegentlichen Vorkommen einer retrobulbären Neuritis (zentrale

Skotome, evtl. zurückbleibende temporale Abblassung) zweifeln. Außer den Fällen von Economo und Waardenburg gehören 2 eigene Fälle, in denen die retrobulbäre Neuritis von der hiesigen Augenklinik festgestellt wurde, hierher. In beiden Fällen waren Alkoholismus, Nikotinabusus und andere Gifte, ebenso Lues auszuschließen (beide Fälle waren punktiert), ebenso war in beiden Fällen kein Anhalt für multiple Sklerose. Dagegen hatte der eine der beiden Fälle vorher einen typisch hypersomnisch-encephalitischen Zustand durchgemacht; der andere, der eine sehr schlechte Anamnese gab und anscheinend 3 Jahre vorher seinen akuten encephalitischen Schub gehabt hatte, zeigte die Ruhelosigkeit und Neigung zu Automatismen, die wir auch sonst unter den Restzuständen der Encephalitis häufig finden.

Auch die Veränderungen des Visus und Gesichtsfeldes, über die Bartels und Cords berichten, können wohl mit einer entzündlichen Läsion im Optikus zusammenhängen. Sehr eigenartig und schwer erklärbar sind die meist wohl transitorischen doppelseitigen Amaurosen und Amblyopien ohne Spiegelbefund am Optikus, die der Encephalitis nicht ganz fremd sind, aber auch bei anderen Erkrankungen, z. B. der tb. Meningitis auftreten. (Ödem des Chiasma?) Dagegen gehören Fälle mit Störungen der zentralen optischen Bahnen und der Sehrinde wiederum zu den allergrößten Seltenheiten. Cords nennt einzelne Fälle mit wahrscheinlichen oder sicheren hemianopischen Erscheinungen, ein abortiver Fall mit transitorischer Hemianopsie als fast einziges Herdsymptom der Encephalitis wird von Arlt erwähnt. Die Zahl dieser Fälle schrumpft noch dadurch zusammen, daß manche derselben der epidemischen Gehirnentzündung nicht angehören. Dies möchte ich z. B. von den 3 Fällen Buzzards bestimmt behaupten, da anatomisch zwar alle möglichen Veränderungen, wie Hämorrhagien, Thrombosen, ischämische Erweichungen, festgestellt wurden, aber nicht die typischen anatomischen Veränderungen der epidemischen Encephalitis bzw. nur Rundzelleninfiltrate und Gliawucherungen neben groben Herdläsionen des Gehirns. Diese Herdläsionen sind offenbar sehr mannigfacher Genese wie in dem einen Fall, wo ein Sonnenstich der Erkrankung vorausging. Eine derartig weitherzige Befundverwertung bringt nur Verwirrung und ist der nosologischen Abgrenzung der epidemischen Encephalitis nicht förderlich.

6. Von weiteren Akzidentalsymptomen kommt nur den sog. Hypophysärerscheinungen, den Symptomen der Dystrophia adiposogenitalis, der zerebralen Fettsucht und des Diabetes insipidus ein gewisses Interesse zu. Bekanntlich bestehen zur Zeit noch Kontroversen darüber, welche Teile der Hypophyse ausgefallen sein müssen, um zu den genannten Symptomen zu führen und ob diese Hypophysärerscheinungen nicht in Wirklichkeit Zwischenhirnsymptome, Läsionserscheinungen der Gegend des Tuber cinereum (Erdheim, Leschke u. a.) sind. Die Erfahrungen bei der epidemischen Encephalitis sind natürlich nicht geeignet, diese Kontroversen zu lösen, zumal Autopsiebefunde bei den encephalitischen „Hypophysärerscheinungen" fehlen. Bekannt ist, daß der Entzündungsprozeß bei der Encephalitis öfters das Höhlengrau des III. Ventrikels mit ergreift, gelegentlich kann er aber auch bis zur Infundibulargegend reichen (Guizetti, zweimal entzündliche Veränderungen des Infundibulum). Ausgesprochene Erscheinungen von anscheinend zerebraler Fettsucht bei Encephalitis sind namentlich viel in Frankreich (Livé [4 Fälle], Nobécourt, Labbé)

beobachtet worden, weitergehende mit genitalen Ausfallserscheinungen usw. von Mayer, Runge, Grünewald, Stiefler, Fendel, Bychowski. Namentlich der Stieflersche Fall, der sich erst im Anschluß an die akute Encephalitis entwickelte, ist sehr ausgesprochen (Polyurie, Zurückbleiben im Wachstum, Körpergewichtszunahme von 31,5 auf 53,8 kg, vollständiger Verlust der Achsel- und Schamhaare, fehlende alimentäre Glukosurie). Einen Fall mit starker Fettsucht und Amenorrhöe beobachtete auch ich bei einer erwachsenen Frau; die Erscheinungen begannen sich hier im akuten Stadium zu entwickeln und gingen später langsam wieder zurück. Starke Polyurie, günstig durch Pituglandol beeinflußt, sahen Hoke und Bregazzi. Unter den eigenen Fällen ist einer mit starker Polyurie bei gleichzeitiger chronischer Amyostase (Beginn derPolyurie im chronischen Stadium); es handelt sich um eine im Klimakterium stehende Frau, deren Sohn an ausgesprochenem, nicht encephalitischem Diabetes insipidus litt!

Gelegentlich wird auch eine transitorische Glukosurie beobachtet, die von einer Oblongata- oder Zwischenhirnaffektion abhängig sein kann; schon Economo sah einen solchen Fall. Sehr häufig sind diese Fälle nicht, unter den eigenen Fällen fehlen sie z. B.

Andere Symptome sind so selten, daß sie, um den treffenden Ausdruck Economos zu wiederholen, ins Raritätenkabinett der Encephalitis gehören. Hierzu gehört z. B. das Simonssche Symptom (rasches senkrechtes Emporsteigen der Augen bei Vornüberneigen des Kopfes), ein Fall mit doppelseitigem Hornerschen Symptomenkomplex (Cadwalader), Beseitigung der Schlafmiosis beim Aufrichten ohne gleichzeitiges völliges Wachwerden (Pilcz), ein Fall mit Herpes zoster (Herzog), manche der früher beschriebenen seltenen, psychischen Akzidentalsyndrome, wie Beginn mit Poriomanie usw. Manche der seltenen Symptomverbindungen lassen sich unschwierig unter den anfangs beschriebenen Hauptsyndromen als besonders eigenartig ausgeprägte Symptomverkuppelungen im Rahmen einer größeren Gruppe erfassen, ebenso wie in der Gruppe des amyostatischen Syndroms nur einige Fälle tetanoide Zuckungen, andere tikartige oder athetoide Bewegungen und wieder andere die eigenartigen dyspnoischen Begleiterscheinungen haben. Isoliert steht vorläufig der eigenartige Fall von Oskar Fischer mit Amimie, Anarthrie, Versagen des Kau- und Schlingaktes, Störung des Gähn- und Nießreflexes bei erhaltener Fähigkeit zu elementaren Willkürbewegungen der betreffenden Gebiete. Eine derartig weitgehende Störung komplex-assoziierter Bewegungen bei Erhaltung der einfachen Willkürbewegungen dürfte bisher vereinzelt sein. Bei dem Mangel eines anatomischen Befundes werden wir uns sowohl hinsichtlich der topischen Grundlage der Erscheinungen als auch der Zurechnung des Falles zur Encephalitis reserviert verhalten müssen.

Dritter Abschnitt.

Verlauf und Ausgang.

Bei der außerordentlichen Verschiedenheit der Erscheinungen, die bei der epidemischen Encephalitis beobachtet werden, hat man erklärlicherweise versucht, eine schärfere Gruppierung der einzelnen Formen vorzunehmen. So hat Dreyfus z. B. 8 Formen der Encephalitis unterschieden, nämlich eine Encephalitis lethargica, choreatica, athetotica, agitata, convulsiva, meningitica, cum rigore und hemiplegica. Sabatini trennt eine klassisch-lethargische, eine hyperkinetische besonders fatale (klonisch-hypertonische) eine paralytische und eine psychische (amentiaartige). Economo unterscheidet nach den verschiedenen Epidemien eine meningitische Form mit Ophthalmoplegie und Somnolenz und allgemeinen Intoxikationserscheinungen (Wien 1916/17), die einfache ophthalmoplegische Form mit Somnolenz und Fieber (Frankreich 1918), die ophthalmoplegisch-somnolente Form mit Parkinsonerscheinungen (England 1918), die Form der Somnolenz mit Bulbärlähmungen, Parkinsonsymptomen und Pupillenstörungen (Hamburg 1918), die delirante hyperkinetische neuralgische Form mit schweren toxischen Störungen (namentlich 1920) und die tabische Form mit und ohne Hyperkinesien (ebenfalls 1920, Beobachtungen von Naef, Economo, Stiefler). Ich nenne ferner Ronchetti, der einen lethargischen, deliranten, spasmophilen, neuralgischen Typus unterscheidet und Bonhöffer, der bulbäre, pontine, pedunkuläre und striäre Formen voneinander unterscheidet. Barré und Reys trennen 9 Formen ab: Erstens eine Forme oculaire, zweitens eine myoklonisch-choreatische, drittens Parkinson, viertens labyrinthäre, fünftens meningo-radiculäre, sechstens psychische, siebentens Jackson, achtens paralytische, neuntens thalamische Form.

Obwohl niemand bestreiten kann, daß alle diese Formen vorkommen bzw. Fälle mit den geschilderten Symptomen beobachtet worden sind, haben alle solche Einteilungen doch das Mißliche, daß sie entweder den Formenreichtum der epidemischen Encephalitis nicht erschöpfen oder aber ins Uferlose ausgedehnt werden, indem man für jede unschwer aus der Literatur zu sammelnde kleine Gruppe von Fällen einen neuen Formennamen einführt. So könnte man für die Fälle, in denen Erscheinungen der Fettsucht und der dystrophia adiposo-genitalis vorkommen, den Namen einer Encephalitis mit hypophysären Erscheinungen, einen weiteren besonderen Namen für die bizarren Fälle mit dyspnoischen Anfällen oder hysteriformen Symptomen einführen usw. Daß eine solche Methode nosologisch wertlos ist, bedarf keiner Begründung, und man kann es deshalb verstehen, wenn vielerorts eine Differenzierung der einzelnen Encephalitistypen überhaupt für unzweckmäßig gehalten wird.

Ich kann einen solchen Verzicht auf jegliche Gruppierung innerhalb der Gesamterkrankung doch nicht für ganz gerechtfertigt halten. Tatsächlich sind doch die Differenzen zwischen einer ganz akut verlaufenden Krankheit von wenigen Tagen mit einigen rasch vorübergehenden Augenmuskellähmungen, auf der einen Seite, einer schweren stürmischen Chorea auf der anderen Seite, und endlich einem jahrelang dauernden schweren Siechtum so außerordentlich, daß man eine Verlaufsgruppierung, wenigstens in einige Gruppen nicht wohl entbehren kann. Diese Gruppierung hält es für nebensächlich, ob einem stets wiederkehrenden Kernsyndrom einzelne akzidentelle Symptome beigegeben sind oder nicht; sie stützt sich nur auf Verlaufstypen, die man nicht nur gelegentlich, sondern in großen Massen aus den verschiedensten Teilepidemien herausfischen kann, wenn auch in verschiedener Häufigkeit in den einzelnen Schüben der Epidemie, und sie stützt sich außerdem nicht auf jedes Symptom, das man nur gelegentlich auch bei der epidemischen Encephalitis findet, sondern nur auf die

Hauptsymptome, welche wir gewohnheitsmäßig in dem Gros der Fälle auch wieder bei verschiedenen Epidemien finden.

Diese Hauptsymptome habe ich in der vorangehenden Symptomatologie vor den allgemeinen Symptomen hervorzuheben gesucht. Sie erscheinen mir so charakteristisch, weil sie sich im Groben durch alle Teilepidemien hindurch verfolgen lassen und weil wir sie mit außerordentlicher Häufigkeit bei einer großen Masse von Fällen in vielen Teilepidemien prädominierend finden. Ich behaupte natürlich nicht, daß alle Einzelsymptome, die wir in den Gruppen der Hauptsyndrome finden, häufige encephalitische Erscheinungen darstellen, wie etwa die tetanoiden Zuckungen oder athetotische Bewegungen usw., aber hier müssen wir in der nosologischen Bewertung der Syndrome natürlich nicht die einzelnen Symptome, sondern diese nur im Rahmen der großen habituellen Hauptsyndrome werten. Dem einzelnen Symptömchen innerhalb der besonders charakteristischen Hauptsymptome kommt dann höchstens ein Interesse dadurch zu, daß es sich zum Teil um Erscheinungen handelt, die wir bei anderen organischen Gehirnerkrankungen bisher kaum gesehen haben.

Versucht man dann unter solchen Gesichtspunkten die epidemische Encephalitis schärfer zu gruppieren, so genügt es wohl, drei große Gruppen zu unterscheiden, innerhalb deren man dann etwaige atypisch verlaufende Fälle eingruppieren kann, soweit man solche atypische Encephalitiden als diagnostisch interessante, nosologisch relativ bedeutungslose Anhängsel neben den Hauptgruppen betrachtet.

Diese 3 Gruppen können wir bezeichnen:

1. Die klassische Form mit akutem bis subakutem Verlauf, symptomatisch ausgezeichnet durch Schlafzustände und Hirnstammerscheinungen, häufige Kombination mit asthenisch-hyperkinetischen oder transitorischen, amyostatischen Zuständen. Amyostatische Zustände können von vornherein den anderen Erscheinungen beigemischt sein oder auch den klassischen Erscheinungen folgen, ohne daß a priori eine ungünstige Prognose zu ziehen ist.

2. Die hyperkinetisch-irritative Form. Ebenfalls gewöhnlich akuter bis subakuter Verlauf, symptomatisch ausgezeichnet durch oft gewaltsame Hyperkinesien, häufig auch, wenn auch nicht immer, durch toxische Allgemeinerscheinungen. Die verwandtschaftlichen Beziehungen zur ersten Form, die uns zeigen, daß beide Formen nosologisch nur einer Krankheit angehören, zeigen sich darin, daß erstens choreatische und myoklonische Erscheinungen auch den klassischen Frühepidemien nicht fehlen (Siemerling, Cruchet), daß zweitens auch die hyperkinetischen Fälle sehr häufig Ophthalmoplegien und andere Erscheinungen von Hirnstammlähmungen zeigen, daß drittens während der schwersten hyperkinetischen Epidemien auch gelegentlich bland verlaufende Fälle vorkommen und daß viertens dem hyperkinetischen Stadium außerordentlich häufig ein akinetisches Stadium mit amyostatischen Erscheinungen oder auch ein Stadium mit echten klassischen Symptomen folgt. Dies Verhalten ist so oft beobachtet worden, daß Dimitz und vor allem Mingazzini danach den Verlauf der Encephalitis in 3 Phasen, das Prodromalstadium, das hyperkinetische und akinetische eingestellt haben. Ich halte aber diese Einteilung für etwas zu schematisch, nicht nur darum, weil in vielen Epidemien das hyperkinetische Stadium nie zum Durchbruch kommt, sondern auch darum, weil doch nicht so regelmäßig der Hyperkinese die Akinese folgt. Ich selbst habe mehrere hyper-

kinetische Fälle gesehen, in denen das akinetisch-lethargische Stadium fehlte und nur einfache Erschöpfungserscheinungen neben lokalisierten Resterscheinungen wie z. B. lokalisierten Schmerzen, hartnäckiger Schlaflosigkeit, nervöser Gereiztheit usw. zurückblieben.

3. Die chronische amyostatische Encephalitis. Sie entwickelt sich entweder im direkten Anschluß an eine klassische akute Encephalitis mit amyostatischen Erscheinungen oder an das akinetische Stadium nach hyperkinetischer Encephalitis oder aber auch ganz allmählich und progressiv nach bereits erfolgter Ausheilung der akuten Encephalitis oder einer akuten Erkrankung mit vagen Allgemeinsymptomen ohne sichere encephalitische Erscheinungen. Mitunter entsteht sie auch ganz schleichend ohne manifeste akute Phasen[1]). Aus diesen letzten Eigentümlichkeiten ergibt sich für mich die besondere Notwendigkeit, diese chronisch verlaufenden Formen der Encephalitis abzugrenzen und auch von den gewöhnlichen, oft so hartnäckigen Residuen der akuten klassischen oder hyperkinetischen Encephalitis zu trennen, obwohl wir natürlich im Einzelfall bei einem noch akuten Zustandsbilde mit amyostatischen Symptomen nicht entscheiden können, ob es sich hier um heilbare transitorische Erscheinungen oder um den Beginn einer chronischen amyostatischen Erkrankung handelt. Obwohl theoretische Bedenken bestehen, eine solche Gruppe von anderen Fällen mit amyostatischen Erscheinungen abzutrennen, lediglich auf Grund des chronischen Verlaufs und der schlechteren Heilungstendenzen, bleibt uns praktisch wohl keine Möglichkeit, anders zu handeln, weil in ihrer Gesamtheit die Gruppe mit chronisch-amyostatischen Erscheinungen so viele klinische und Verlaufseigentümlichkeiten zeigt. Und zu diesen Verlaufseigentümlichkeiten gehört nicht nur die schlechte Regressionsfähigkeit, sondern eben auch die Merkwürdigkeit, daß in vielen Fällen das chronisch-amyostatische Stadium erst nach Ablauf der akuten Encephalitis und nach einem latenten Intervall zum Ausbruch kommt, das wochen- und monate-, selbst jahrelang dauern kann. Und ebenso wie das etwaige Intervall zwischen sog. Grippe und akuter Encephalitis, wie ich früher erwähnte, ausgefüllt ist durch mangelhafte Erholung von der Grippe, so zeichnet sich auch dieses langdauernde Intervall zwischen akuter Encephalitis und beginnenden psycho-motorischen Erscheinungen durch einen Zustand der Dauerschwäche, nervöser Gereiztheit, der Veränderung des Charakters aus (woraus natürlich umgekehrt nicht gefolgert werden muß, daß jede mangelhafte Erholung nach Grippe oder Encephalitis zur Amyostase führt).

Unter 59 eigenen Fällen mit chronisch-amyostatischer Encephalitis finde ich:

1. Schwere oder ausgesprochene „Kopfgrippe" bzw. ausgesprochene akute Encephalitis in 38 Fällen.

---

[1]) In ähnlicher Weise unterscheiden Barré und Reys 3 Typen des Parkinsonismus: 1. Initialdominante Manifestation der Amyostase; 2. Parkinsonismus in unmittelbarer Folge nach somnolenter oder hyperkinetischer Encephalitis; 3. Tardive Störungen während der Rekonvaleszenz, meist nach leichter Encephalitis. Barré und Reys finden die zweite Form am häufigsten. Wir werden gleich sehen, daß auch der dritte Typus außerordentlich häufig ist und daß das latente Stadium außerordentlich lange dauern kann. Als Verbindungsglied finden Barré und Reys in der Rekonvaleszenz Liquorveränderungen, Vermehrung des Zuckers, des Eiweiß und der Lymphozyten; es können aber faktisch Lymphozytose und Eiweißvermehrung schon häufig zurückgegangen sein, wenn die amyostatischen Erscheinungen beginnen.

2. **Auffallend leichte Grippe** bzw. **leichte Encephalitis**, oft wegen der Leichtigkeit anfangs übersehen (13 Fälle).

3. **Schleichender Beginn** mit Fehlen jeder akuten Phase (7 Fälle).

4. **Plötzlicher Beginn** mit amyostatischen Herderscheinungen (1 Fall).

Ferner Latenzstadium von mehr als 4 Wochen zwischen akuter infektiöser Encephalitisphase und Beginn der Amyostase (19 Fälle).

(Dauer des Latenzstadiums bis zu 3 Jahren! Gewöhnlich ein halbes bis ein Jahr.)

Betrachten wir die atypischen Verlaufsformen der Encephalitis noch etwas genauer, so wird es uns häufig doch möglich sein, sie ohne großen Zwang in eine der 3 Hauptgruppen einzuordnen. Die meningitische Form werden wir z. B. ziemlich zwanglos als eine durch ungewöhnlich viele meningitische Erscheinungen ausgezeichnete Erkrankung der klassischen Gruppe auffassen können, zumal wir bei manchen Epidemien mit sonst klassischen Symptomen nicht selten meningitische Erscheinungen gehäuft beobachteten und gerade die meningitischen Fälle häufig Augenmuskellähmungen und andere Hirnstammerscheinungen zeigten. Die rein psychischen Verlaufsfälle sind sehr selten; die Fälle, die unter dem Bilde des akuten Deliriums verlaufen, gehören der hyperkinetischen Form an, da bei ihnen die schweren erregenden toxischen Momente wahrscheinlich in ähnlicher Weise wie bei der übrigen Form der hyperkinetischen Encephalitis eine hervorragende Rolle spielen. Die tabischen, hemiplegischen, epileptischen, rein myelitischen Formen sind viel zu selten, als daß sie Anspruch auf eine besondere Gruppierung hätten. Die Differenzierung zwischen der klassischen und der hyperkinetischen Form läßt sich hauptsächlich mit Rücksicht auf die hyperkinetischen Massenepidemien im Winter 1919/20 rechtfertigen, die doch wohl eine besondere Kennzeichnung gegenüber der klassischen Form beanspruchen.

Über die Häufigkeit der einzelnen encephalitischen Formen orientiert gut eine Zusammenstellung von Strauß und Wechsler über 864 Fälle, die wohl größtenteils amerikanischen Arbeiten entstammen. Diese Autoren finden in 8 Gruppen, die sie aufstellen: 1. 303 Fälle von Lethargie und Somnolenz und Augenmuskellähmungen; 2. 192 Fälle mit Parkinsonerscheinungen sowie Erscheinungen von Mittelhirn- und Basalganglienaffektionen, insbesondere katatonisch-kataleptisch amyostatische Symptome; 3. 89 bulbär-pontine Fälle; 4. 66 Fälle mit psychotischen Erscheinungen, Delirien usw.; 5. 77 Fälle mit hyperkinetischen Erscheinungen; 6. 48 Fälle mit Lähmungserscheinungen und schweren hemiplegischen wie myelitisch-paraplegischen Symptomen; 7. 53 hyperalgetische Fälle, einschließlich radiculärer neuritisch-neuralgischer und meningitischer Symptome; 8. 9 Fälle mit ataktischen oder zerebellaren und tabischen Formen, die letzteren Fälle atypisch. Die Einteilung der Autoren krankt etwas daran, daß sie in einzelnen Gruppen Fälle zusammenbringen, die hirnpathologisch recht verschiedene Bedeutung haben, wie z. B. die Zusammenfassung von hemiplegischen und myelitischen, also auch Vorderhornaffektionen in einer Lähmungsgruppe, so daß diese Gruppierung nicht sehr gut über die Seltenheit einiger wichtiger Phänomene orientiert. Wenn wir weiterhin berücksichtigen, daß die bulbärpontinen Fälle wohl ohne weiteres der klassischen Gruppe eingereiht werden können, da die symptomatischen Verschiedenheiten sich durch nur geringe lokalisatorische Abweichungen im Hirnstammgebiet erklären, daß auch wohl viele neuralgisch-meningitische Syndrome der klassischen Hauptgruppe angehören, teilweise abortive Fälle derselben darstellen und daß die unter dem Bilde des Deliriums verlaufende Erkrankungen mit den hyperkinetischen Krankheitszuständen verwandtschaftliche Beziehungen zeigen, erkennen wir, daß im Durchschnitt die klassische Form wohl die häufigste von den drei Hauptgruppen ist. Allerdings scheint in Amerika die chronisch-amyostatische Verlaufsform, auch die nach den akuten Krankheitserscheinungen, nicht so häufig als in Frankreich und bei uns zu sein. Die Statistik besagt vor allem sehr deutlich, wie selten atypische Fälle, die unter dem reinen Bild einer zerebellaren oder tabischen oder andersartigen Erkrankung verlaufen, sind.

Der Verlauf dieser verschiedenen Formen der Encephalitis ist im Einzelfall ein so mannigfaltiger, daß es wieder von vornherein ganz unmöglich erscheint, bestimmte Gesetzmäßigkeiten hier anzugeben. Wir wissen wohl, daß die schweren hyperkinetischen Fälle eine besonders schlechte Prognose haben, aber wielange Zeit die Erkrankung dauern wird, ob sie quoad vitam, quoad sanationem eine gute oder schlechte Prognose geben wird, können wir im Einzelfall nicht entscheiden. Ein Merkmal eigenartigen Gepräges hat sich immerhin auch hier feststellen lassen, daß im Verlauf der Epidemien die Art, die Schnelligkeit der Rekonvaleszenz sowie die Natur der Residuärerscheinungen sich geändert hat, und daß es epidemische Anhäufungen bestimmter Residuärerscheinungen gibt. Dies gilt nicht nur für die amyostatischen Erscheinungen, die den ersten Teilepidemien, soweit es sich um chronische Erkrankungen handelt, doch fast fremd waren, sondern auch für andere Symptome, z. B. die Residuärphase der Nachtunruhe, welche ebenfalls den ersten Epidemien fremd war und die zweifellos, so häufig sie uns jetzt auch aus den verschiedensten Teilen der Welt berichtet worden ist, an bestimmten Orten lokal sich gehäuft hat, ohne daß dabei suggestive Momente eine Rolle spielen. Überhaupt ist die Rekonvaleszenz bei der Encephalitis im Laufe der Zeit zweifellos eine langsamere geworden. In der letzten Zeit beobachtete ich auch häufiger dauerhafte Augenmuskellähmungen, während ich im Anfang über die Geringfügigkeit der nach schweren Erkrankungen zurückbleibenden klinischen Narben erstaunt war. Ganz trifft eine solche Anschauung also, auch wenn wir die chronisch-amyostatische Erkrankung ausschalten, nicht zu. Immerhin ist die Zahl der restierenden echten Lähmungserscheinungen sowohl seitens der Hirnstammkerne als der Pyramidenbahnen und der Rückenmarkskerne im ganzen eine außerordentliche geringe.

Eine kurze Besprechung bedarf weiterhin der Verlauf der Encephalitis in Schüben und die (nicht amyostatischen) Encephalitisrezidive. Einen außerordentlich charakteristischen Fall von schubweise verlaufender Encephalitis hat bereits im Jahre 1919 Economo mitgeteilt. Der Kranke war im Jahre 1917 bereits erkrankt, besserte sich nach längerer Krankheitsdauer, zeigte dann monatelang Perioden relativen Wohlbefindens und motorischer Ruhe mit Monaten athetotischer Unruhe; dabei zeigten sich auch pseudobulbäre Lähmungen der Zungenmuskulatur. Frische Entzündungserscheinungen konnten histologisch nach dem Tode, der $1^1/_2$ Jahre nach Krankheitsbeginn eintrat, festgestellt werden. Der Fall bot zwar auch reichlich amyostatische Erscheinungen, unterschied sich jedoch von den gewöhnlichen amyostatischen Syndromen, die gewöhnlich langsam progressiv fortschreiten oder stationär sind, durch den dauernden Wechsel von

guten und schlechten Zeiten sowie auch durch das Vorkommen schwerer supranukleärer Bulbärlähmungen. In geringerer Stärke werden neue Krankheits-
schübe auch sonst gelegentlich beobachtet. Holthusen und Hopmann halten
nach der Beobachtung von 62 Fällen den Verlauf in Schüben sogar für charakteristisch. Mein eigenes Material läßt diese Eigentümlichkeit in erheblich ge-
ringerem Maße erkennen. Immerhin habe ich auch mehrere Fälle gesehen, in
denen nach längerer Zeit ein zweifelloses Rezidiv der Encephalitis erfolgte. Ein
besonders charakteristisches Beispiel stellte ein Kranker dar, welcher im Jahre
1918 in englischer Kriegsgefangenschaft an einer typischen Encephalitis lethargica
mit hohem Fieber erkrankte, im Anschluß an die akute Krankheit dauernd eine
gewisse Schwäche und Gleichgültigkeit zeigte, die ihn aber nicht hinderte, nach
Entlassung aus der Kriegsgefangenschaft weiter zu arbeiten. Erst im Herbst 1919
erkrankte er wiederum, wie er es nennt, an einer komischen Grippe mit hohem
Fieber, Delirien und Bewußtseinsstörungen und erst im Anschluß an diesen zweiten Schub entwickelte sich eine bisher trotz aller Bemühungen ständig fortschreitende progressive Amyostase. Ein zweiter Kranker erkrankte zunächst
an heftigen Genickschmerzen mit folgenden Delirien, 3 Wochen später an einer
klassischen Encephalitis mit Schlafzuständen und Schmerzen und nach einer
nicht vollkommenen Besserung erst 6 Monate später an Augenmuskellähmungen
und anderen encephalitischen Erscheinungen. Hier kam es schließlich doch noch
zu einer Besserung mit starken Defektsymptomen. Wir haben dann noch zweimal
bei Kranken, die sich in amyostatischem Zustande befanden, ohne jede Organ-
veränderung plötzlich Fieber mit leichten Zerebralerscheinungen transitorischen
Charakters auftreten sehen, die wir geneigt sind, als leichtes Encephalitisrezidiv
zu deuten.

Eine Prädilektion in einem bestimmten Lebensalter scheint bei der
Encephalitis, wenn man große Statistiken verfolgt, nicht zu bestehen, insbesondere
keine überraschende Prädilektion des Kindes- oder des Pubertätsalters oder
auch involutiver Stadien. Es ist bekannt, daß schon Säuglinge erkranken können
(Hirsch), ebenso aber auch Greise. Das Haupterkrankungsstadium ist wohl
das Alter zwischen 20 und 40 Jahren. Nach einer Statistik von Strauß und
Wechsler über 864 Fälle erkrankten zwischen 21—30 Jahren 75%, zwischen
30—40 Jahren 25%. Das männliche Geschlecht ist vielleicht etwas mehr als
das weibliche affiziert; unter 107 eigenen Fällen stehen sogar 75 Männer 32 Frauen
gegenüber. Es ist kaum anzunehmen, daß die starke Differenz allgemeingültigen
Wert hat.

Einer weiteren kurzen Erwähnung bedürfen die zweifellos nicht seltenen
abortiven Encephalitiserkrankungen, die natürlich besondere diagnostische
Schwierigkeiten machen können. Da diese Fälle erklärlicherweise seltener zum
Neurologen kommen, sind wir nicht in der Lage, über die relative Häufigkeit
abortiver Encephalitiden genauere Auskunft zu geben. Wallgrèn hat in die
Häufigkeit solcher Fälle dadurch etwas Einblick zu gewinnen gesucht, daß er
in einer Fabrik eine Exploration unter 70 Arbeitern veranstaltete. Von diesen
70 Arbeitern hatten 59 innerhalb von 2 Monaten Krankheitserscheinungen gehabt, die meist in banalen influenzaartigen Erkrankungen bestanden. 13 mal
wurde abnorme Schläfrigkeit, 6 mal Schlaffheit, 9 mal Nervosität ohne äußere
Ursache, 4 mal Zuckungen oder Zittern festgestellt. Auch Doppelsehen, Nystag-

mus und sonstige Erscheinungen von Augenmuskelparesen kamen vor. Es ist natürlich schwer zu sagen, wie häufig es sich bei der abnormen Schläfrigkeit, der Nervosität oder Schlaffheit während einer Grippeepidemie um echte Encephalitis und nicht um einfache grippal-toxische Erscheinungen gehandelt hat. Ich selbst habe nur einmal einen Fall mit abortiven Hirnnervenlähmungen beobachtet, der mit einiger Sicherheit in das Gebiet der epidemischen Encephalitis gehört. Es ist aber sehr wohl möglich, daß in manchen Teilepidemien die Zahl der abortiven Fälle eine gesteigerte war. Sehen wir doch auch eigenartige Encephalitisepidemien, die sich fast ganz in einem mehrtägigen Singultus erschöpfen. Léri hält die abortive und larvierte Form für häufig und glaubt, daß sie sich häufig unter der Maske der Neuralgie versteckt; nach den Ausführungen von E. Müller muß man auch bei scheinbar rein peripheren Fazialislähmungen an die Möglichkeit der epidemischen Encephalitis denken.

Statistische Angaben über den Ausgang der epidemischen Encephalitis lassen sich nur mit großem Vorbehalt geben, da die in der Literatur wiedergegebenen Krankengeschichten sich vielfach auf Fälle erstrecken, die nicht bis zum Abschluß der Erkrankung beobachtet worden sind und da wir erst in der letzten Zeit die Bedeutung der schweren chronischen amyostatischen Erscheinungen recht einzuschätzen verstehen. Es wird deshalb außerordentlich wichtig sein, daß die Nachuntersuchungen der Encephalitiskranken, die bisher schon von Heß, Holthusen und Hopmann, Speidel und Späth aufgenommen worden sind, an einem großen Material im Laufe der nächsten Jahre fortgesetzt werden. Die eigenen statistischen Untersuchungen, die ich hierbei verwerte, stützen sich auf 107 Fälle, von denen aber in 8 Fällen nicht genügend katamnestische Notizen beschafft werden konnten. Daß wir bei den chronisch-amyostatischen Erkrankungen zum Teil noch nicht im Einzelfall entscheiden können, wie der weitere Verlauf sein wird, ob eine Besserung eintreten wird oder nicht, ist selbstverständlich.

Wir kennen folgende Ausgänge der epidemischen Encephalitis:

1. Heilung. Obwohl wir heute wissen, wieviel schlechter, als früher angenommen werden konnte, die vollkommenen Heilungsaussichten der Encephalitis sind, brauchen wir doch nicht zu befürchten, daß eine Vollheilung überhaupt nicht stattfindet. Heß findet allerdings unter 17 Fällen, die er untersuchen konnte, wenigstens stets noch erhebliche subjektive Beschwerden, Holthusen und Hopmann sahen unter 24 überlebenden Kranken aus akutem Stadium nur 4 klinische Heilungen und ebenso konnte Speidel bei einigen Nachuntersuchungen fast immer noch erhebliche Folgeerscheinungen konstatieren. Aber bei großen Statistiken findet man doch, daß wenigstens soziale Heilungen, d. h. also Heilungen mit voller Berufsfähigkeit, höchstens unerheblichen subjektiven Beschwerden und evtl. objektiven Residuärerscheinungen von funktioneller Bedeutungslosigkeit wie z. B. Pupillenanomalien nicht ganz so selten sind, auch wenn ganz abortive Fälle nicht mit berücksichtigt bleiben. Auch in diesen Fällen wird man vielleicht die Möglichkeit einer späteren amyostatischen Erkrankung leider nicht mit voller Sicherheit ausschließen können, aber dann für unwahrscheinlich halten, wenn die Kranken ihre volle subjektive Frische erlangt und längere Zeit hindurch erhalten haben. Derartige Heilungsfälle finden sich unter den eigenen Fällen bisher 13; die Encephalitis ist in diesen Fällen bereits seit mindestens einem Jahr abgelaufen.

2. **Tödlicher Ausgang.** Die einzelnen Epidemien sind hier außerordentlich verschieden. So fanden sich bei der englischen Epidemie 1918 nach dem Berichte des British local governement board Report 37 Todesfälle unter 168 = 22%; Hall sah seine 16 Fälle alle ausheilen, Bassoe findet 5 Todesfälle unter 16, House 4 unter 14, Netter gibt eine Mortalität von 20—25% an. Die große Winterepidemie 1919/20 verlief bekanntlich im ganzen etwas schwerer. Economo beobachtete im Akmestadium eine Mortalität von 30—40%, Sabatini 28%, Schupfer 33%, Ronchetti sah 7 unter 20 Fällen sterben, in manchen kleinen Teilschüben mit schweren Erscheinungen kann die Mortalität noch viel höher sein. Von Höstermanns 8 Fällen kamen 7 zum Exitus. Der Sanitätsbericht aus Italien gibt für die Epidemie 1919/20 eine Mortalität von etwa 25% unter 4919 Fällen an. Schlecht war offenbar die Prognose der in Saarbrücken beobachteten Epidemie. Der preußische Sammelbericht über das Auftreten der Encephalitis lethargica im Jahre 1920 (Faßbender) ist leider nicht verwertbar, da die Meldungen über die Encephalitis gar zu sporadisch und wahllos eingegangen sind. Wie verschieden die Prognose der einzelnen Formen der Encephalitis in vitaler Beziehung ist, ergibt eine kleine Statistik von Sicard, der unter 9 myoklonischen Encephalitisfällen 6 mal exitus, unter 6 oculo-lethargischen Fällen nur einmal, unter 8 gemischten Fällen mit Lethargie, Augenmuskellähmungen und Zuckungen dreimal einen Exitus konstatierte. Im eigenen Material findet sich eine nur geringe Mortalität, nämlich nur 6 Todesfälle; dabei ist freilich zu berücksichtigen, daß sich in diesem Material besonders viele Fälle mit chronisch amyostatischer Encephalitis befinden. Immerhin figurieren unter den 6 Todesfällen auch 2 mit unaufhaltsam fortschreitender chronischer Encephalitis, die übrigen Fälle setzen sich zusammen aus 2 mit akuter choreatischer Encephalitis, 1 mit klassischer Form, 1 unter dem Bilde der akuten progressiven Bulbärparalyse. Unter den gegebenen Zuständen läßt sich die vitale Prognose der gesamten Encephalitisepidemien noch nicht eindeutig fixieren. Wahrscheinlich wird die gesamte Mortalität trotz der Schwere der akuten hyperkinetischen Encephalitis eine nicht höhere als 15 proz. sein. Hierbei sind aber diejenigen Fälle chronisch - amyostatischer Encephalitis, die erst nach Jahren an ihrem Leiden zugrunde gehen, nicht mitgezählt; deren Zahl läßt sich vorläufig nicht berechnen.

3. Ausgang der akuten oder subakuten Encephalitis mit einem Defektstadium mit mehr oder weniger starken Restsymptomen. Unter diesen Resterscheinungen finden sich nach Ausschluß der chronisch-amyostatischen Syndrome erstens vor allen Dingen starke subjektive Beschwerden, insbesondere Kopfschmerzen, Mattigkeit, Arbeitsunlust und psychasthenische Resterscheinungen oder Veränderungen im Sinne stärkerer psychopathischer Anomalien; ferner, natürlich oft mit den zuerst genannten Erscheinungen verbunden, die außerordentlich hartnäckige Schlaflosigkeit und das Stadium der Nachtunruhe, welches besonders bei Kindern ausgeprägt ist. Weiterhin endlich von motorischen Erscheinungen die lokalisierten tetanoiden oder galvanoiden Zuckungen oder tikartigen Bewegungsstörungen, ohne daß eine ausgesprochene amyostatische Erkrankung zugrunde liegt, außerdem doch mit einer gewissen Regressionstendenz. In der letzten Zeit beobachtete ich auch leichte residuäre Hemichorea im Anschluß an schwere akute Choreaencephalitis (in der Statistik noch nicht mit verwertet). Gelegentliche residuäre Augenmuskellähmungen, Fazialislähmungen und wohl

sehr selten andersartige Lähmungserscheinungen gehören neben den für den Kranken nicht störenden Pupillenstörungen weiterhin zu den möglicherweise dauernden residuären Folgeerscheinungen. Im ganzen beobachtete ich derartige Resterscheinungen, unter denen erhebliche subjektive Beschwerden bei weitem überwogen, in 19 Fällen. Unter der Behandlung, die zum Teil eine einfach roborierende war, haben sich diese Erscheinungen zum Teil noch bessern lassen.

4. Verlauf der Encephalitis in dauernden Schüben bis zum Exitus und „weit häufiger" Übergang in einen chronisch - stationären oder progressiven amyostatischen Zustand. Diese chronische Amyostase mit den Syndromen, welche im symptomatischen Teil eingehend skizziert worden sind, also vorwiegend akinetisch dystonische Syndrome ohne, mitunter aber auch mit Tremor, und mehrere Fälle mit spastisch-athetotischen Begleiterscheinungen häufig mit verschiedenartigen Restzuckungen und psychischen Veränderungen, haben wir unter 107 Fällen bisher 59 mal gesehen. In einigen dieser Fälle war die Akinese, die Rigidität und Aspontaneität nur gering, in 2 Fällen bestand auch eine rein halbseitige Amyostase, in den meisten Fällen handelte es sich um ziemlich schwere oder sehr schwere Krankheitsbilder. Es wäre sehr erwünscht, über die Prognose dieser amyostatischen Zustände unter den jetzigen Behandlungsmöglichkeiten etwas Genaueres festzustellen. Bisher wissen wir darüber leider nur wenig, und ich habe insbesondere schon früher hervorgehoben, daß aus dem Vorhandensein oder Fehlen des typischen Parkinsontremors prognostische Gesichtspunkte nicht gewonnen werden können. Bisher wissen wir nur, daß akinetisch-dystonische Erscheinungen, die im akuten Stadium auftreten, noch durchaus rückbildungsfähig sind. Auch im eigenen Bestande findet sich eine Kranke, die sofort im Anschluß an das erste kurze fieberhafte somnolente Stadium sehr schwere extrapyramidale Spannungserscheinungen mit zentralen Schmerzen in den Beinen bekam, die nach langer Rekonvaleszenz doch wieder besser wurden. Ebenso sahen wir, daß eine schwere akute Amyostase unter dem Einfluß von Rekonvaleszentenserum in kurzer Zeit beseitigt wurde. In einem anderen Falle heilten die Erscheinungen von Akinese und Apathie im Laufe von einigen Monaten ab. Ist aber das amyostatische Stadium erst einmal in ein ganz bland chronisches Stadium mit fehlenden chemisch-zytologischen Liquorveränderungen übergegangen, dann scheint leider die Prognose, soweit wir es bisher beurteilen können, eine sehr ungünstige zu sein, wie bereits E. Schultze bei der Publikation der ersten hier beobachteten 15 Fälle betonen konnte. Unsere weiteren Erfahrungen haben diese Anschauung nicht modifizieren können. Heilung des amyostatischen Zustandes haben wir in diesen Fällen nicht mehr beobachten können, anscheinend dauerhafte Regressionserscheinungen mit Erzielung wenigstens partieller Berufsfähigkeit nur in 5 Fällen; in einigen weiteren Fällen ist die Behandlung noch nicht abgeschlossen oder die Konstanz der Remission noch nicht erwiesen. In den anderen Fällen blieb der Zustand unverändert. In zahlreichen Fällen schritt der, höchstens vorübergehend durch Skopolamin palliativ beeinflußte Zustand unaufhaltsam fort (mindestens 9). Besonders ungünstig scheinen mir auch diejenigen Fälle zu verlaufen, die nach einem langen scheinbaren Latenzstadium an amyostatischen Erscheinungen erkrankten.

II. Pathologische Anatomie.

Die pathologischen Veränderungen der epidemischen Encephalitis sollen in dieser Arbeit nur summarisch behandelt werden. Gegenüber den bisherigen Arbeiten über die Encephalitis, die allzu sehr die Variabilität der Symptome in den Vordergrund rücken und die den Versuch erforderlich machten, einen einheitlichen klinischen Aufbau der Erkrankung zur Feststellung der nosologischen Selbständigkeit der epidemischen Encephalitis zu geben, haben die bisherigen Arbeiten über die Anatomie der Erkrankung im wesentlichen größere Einheitlichkeit ergeben. Tatsächlich gibt es jetzt nur noch wenige Autoren, welche die Geschlossenheit des encephalitischen anatomischen Befundes gegenüber den sog. Grippeencephalitiden noch leugnen; die sehr vielfältigen Probleme, welche sich noch immer aus dem anatomischen Befunde ergeben, sind zum großen Teil allgemein-pathologischer Natur und können hier nicht weiter diskutiert werden. Sicher ist die Histologie der Encephalitis noch in vielen Punkten zu verfeinern, da sich bisher erst wenige Arbeiten mit der feineren Histologie der Erkrankung beschäftigt haben. Aber diese Feststellungen der feineren histologischen Veränderungen an der Glia, bezüglich der Abbauvorgänge usw. haben in nosologischer Beziehung geringe Bedeutung und können hier schon aus raumökonomischer Notwendigkeit übergangen werden. Von größter Wichtigkeit ist freilich eine viel genauere Kenntnis der anatomischen Veränderungen bei chronischer Verlaufsform der epidemischen Encephalitis. Hierüber wissen wir aber leider noch so wenig, daß längere Ausführungen nicht stattfinden können. Es wird eine wichtige Aufgabe der Zukunft sein, diese chronischen Zustände bei der Encephalitis an einem möglichst großen Material histologisch zu erforschen. Wir halten das für nötig, nicht nur des bei dieser Krankheit immerhin etwas problematischen Versuches wegen, aus diesen Untersuchungen lokalisatorische Rückschlüsse zu ziehen, sondern auch darum, weil wir hoffen, daß durch die anatomischen Untersuchungen dieser Zustände etwas festere Grundlagen für die Pathogenese der chronischen Encephalitis gewonnen werden können.

Auch ein äußerer Grund veranlaßt mich, die pathologische Anatomie der Encephalitis hier nur kurz zu besprechen. Nach den früher von mir stattgehabten, im Jahre 1919 beendeten Untersuchungen[1]) habe ich zwar noch mehrere neue Fälle, auch einen Fall chronischen amyostatischen Verlaufs untersuchen können (im ganzen genauer bisher 8). Doch haben diese Untersuchungen gegenüber früheren Beobachtungen nur wenig Neues ergeben, was nicht auch in der früheren Arbeit oder zum Teil in den vielen unterdes erschienenen Publikationen enthalten wäre. Das wenig Neue, was ich in den letzten Fällen gesehen habe, läßt sich auch in kurzen Worten wiedergeben. Ganz auf die Beschreibung der Pathologie in dieser Monographie zu verzichten, erscheint mir nicht ratsam, da ohne den anatomischen Befund das Verständnis für die Frage der Pathogenese, der Differenzierung von anderen Encephalitiden usw. nicht möglich ist. Unter Zugrundelegung der eigenen und der in der Literatur niedergelegten Fälle möchte ich versuchen, kurz die wichtigsten Haupteigentümlichkeiten der epide-

---

[1]) Arch. f. Psychiatr. u. Nervenkrankh. **61**, H. 3.

mischen Encephalitis zusammenzufassen. Dabei sind selbstverständlich wiederum akute und chronische Stadien voneinander zu trennen.

Wir beginnen mit der Beschreibung der Hirnbefunde. Hier ergeben sich folgende Eigentümlichkeiten:

1. Die relative Negativität makroskopischer Befunde. Dies wichtige Phänomen findet bei fast allen Autoren, auch mit größerem Material, erstaunliche Bestätigung. So betonen Herxheimer (6 Fälle), Siegmund (19 Fälle), Wilson (2), Sainton, Luzzatto und Rietti (5) ausdrücklich die außerordentliche Geringfügigkeit des makroskopischen Befundes, und ähnliche Beobachtungen machten auch Creutzfeldt (12), Nonne (2), Fornara (1), Sternberg (22 ausschließlich Ödems des Gehirns), Bernhard - Simons (1), Harbitz (3), Mittasch (18), Dürck (16), W. Gros (9 F.). Monti erwähnt nur Hyperämie. Selbst Jaffé gibt zu, daß der makroskopische Befund meist negativ ist; doch findet er auch Übergänge zur echten hämorrhagischen Encephalitis. Oberndorfer findet außer leichtem Ödem der Hirnhaut in 8 Fällen nur vereinzelte kleine makroskopische Blutungen. Tobler hatte unter 10 Fällen sechsmal makroskopisch normale oder nur akut hyperämische Gehirne und in 2 Fällen leichte Blutungen, in 2 anderen kleine Erweichungsherde. Auch Orlandi (7) sah mehrmals kleine Erweichungsherde im Striatum, Thalamus, Medulla. In den eigenen 6 akuten Fällen war der makroskopische Hirnbefund ebenfalls ein außerordentlicher geringer; in einem Falle schien das Gehirn ganz normal, in einem anderen Falle sah ich banale und für die Diagnose belanglose Veränderungen, die wir bei allen möglichen anderen, nicht nur encephalitischen Krankheitsprozessen sehen, z. B. leichte, nicht eitrige Trübung der Meningen, Hyperämie der Meningen und geringe Hyperämie der Hirnsubstanz, verbreiterte Blutpunkte auf den Schnittflächen und nur einzelne flohstichartige Blutungen auf der Brücke; Schwellung der Hirnsubstanz fehlte in mindestens 3 Fällen. Gewöhnlich konnte man es dem Gehirn nicht ansehen, welch schwerer pathologischer Prozeß sich in ihm entwickelt hatte. Nur in einem Falle fand ich makroskopisch an vereinzelten Stellen der Hirnrinde etwas stärkere Blutungen und eine mehrere Millimeter Durchmesser zeigende Blutung mit Gewebsnekrosen infolge roter Venen- und Arterienthromben im linken nucleus caudatus. Auch in diesem Falle entsprachen die Blutungen in keiner Weise dem Verbreitungsbezirk des „entzündlichen Krankheitsprozesses“. Das Gehirnödem wird insbesondere von Economo, Dimitz, Wegeforth und Ayer betont. Auch vielfach kleine Blutungen werden mitunter erwähnt (Pergher), doch sind alle solche Befunde immer noch gering gegenüber den großen makroskopischen Herden, die wir bei anderen Encephalitiden, z. B. der sog. Grippeencephalitis, sehen. Nach dem Befunde der großen Mehrheit aller untersuchter Fälle erscheint es durchaus gerechtfertigt, die makroskopische Negativität als ein besonders konstantes Merkmal der epidemischen Encephalitis zu betonen.

2. Die nicht hämorrhagische Natur der Encephalitis. Diese Behauptung scheint den vielfachen Befunden von diapedetischen Blutungen bei der Encephalitis streng zu widersprechen; tatsächlich gehen aber die Entzündungserscheinungen und die gewöhnlich kleinen Blutungen keineswegs einander parallel, und in manchen sehr schweren Fällen können Blutaustritte aus den kleinen Gefäßen auch völlig fehlen. So fand ich in einem Falle der Epidemie

1920 völliges Fehlen von Blutaustritten ins Gewebe; in anderen Fällen waren die Blutungen gerade in Infiltratzonen klein und fanden sich dafür auch in vielen anderen Teilen des Gehirns, wo die Infiltrationserscheinungen wiederum völlig fehlten. Auch Economo und Oberndorfer erwähnen, daß die Blutungen bei den Fällen der Epidemie 1920 meist fehlen. Weiter gibt Gros an, daß die Blutungen ohne alle Bedeutung sind, meist agonal; Sternberg findet vielfach kleinste Kapillarblutungen, Sainton „selten kleinste Blutungen", Herxheimer „selten kleinste Ringblutungen", Monti mitunter äußerst begrenzte perivaskuläre Blutungen, Wegeforth und Ayer selten Hämorrhagien, andere Autoren wie Bassoe finden wieder häufiger Blutungen. Wichtig ist auch, daß ausgesprochene Ringblutungen mit Erscheinungen zentraler Nekrose nicht zum Typenbilde gehören. Wieweit die Blutungen durch das Encephalitisvirus selbst oder durch die Schädigung des Grippevirus oder der Grippetoxine bedingt sind, ist, wie ich in meiner früheren Arbeit ausführte, noch fraglich. Jedenfalls fehlen auch die kleinen mikroskopischen Hämorrhagien so häufig oder treten hinter den anderen Entzündungserscheinungen so zurück, daß wir diese Encephalitis nicht in Parallele mit anderen Vorgängen stellen können, bei denen Hämorrhagien, zum Teil durch Schädigungen der Gefäßwände, viel habitueller sind wie z. B. bei der Wernickeschen Höhlengrauerkrankung. Es kommt allerdings, wie Mona und Spiegel zeigen, in Fällen mit allgemeinen Gefäßschädigungen auch zu ausgedehnteren Blutungen, doch treten diese Fälle bei Beurteilung des Gesamtmaterials entsprechend der Seltenheit der schweren Gefäßschädigungen an Zahl bedeutend zurück, haben also nicht eine essentielle, sondern akzidentelle Bedeutung.

Von Monakow hat auf die Häufigkeit geschichteter Plättchenthromben in einzelnen mittelgroßen Venen des Hirnstamms basal von den Infiltraten, die oft die nächste zentrale Fortsetzung jener thrombosierten Venen darstellen, hingewiesen. Er nimmt einen Zusammenhang zwischen perivaskulären Infiltraten und Thromben an, meint aber, daß es infolge derselben nicht zu einer Nekrose der Hirnsubstanz durch Sauerstoffabsperrung wie bei der eigentlichen Grippeencephalitis, sondern nur zu einer Behinderung der CO_2-Abfuhr kommt. Ich kann nach eigenen Befunden die Regelmäßigkeit der kleinen Venenthromben, die also den schweren zur Erweichung führenden Thromben, namentlich Arterienthromben, gegenüberstehen, nicht bestätigen; auch bei Serienschnitten werden sie vermißt, wenn sich auch gelegentlich im eigenen Material kleine venöse Leukozytenthromben, wie diese übrigens auch bei Grippepsychosen von mir gefunden wurden, feststellen lassen.

3. Die Art der perivaskulären Infiltrate und Gefäßwandveränderungen. Durch viele Arbeiten ist jetzt der Nachweis, daß die intraadventitiellen und perivaskulären Infiltratzellen aus Lymphozyten und ihren Fortbildungsstufen bestehen, so eingehend geführt worden, daß eine nähere Diskussion darüber unter Zitierung aller Autoren sich erübrigt. Die Herkunft der Infiltratzellen, deren adventitielle Natur neuerdings wieder besonders von Herzog eingehend verfochten worden ist, bedarf in dieser Arbeit nicht der Diskussion. Übrigens ist jedoch zu betonen, daß, wie auch von Dieckmann betont wird und von mir schon früher dargelegt wurde, neben der Entwicklung der lymphoiden Infiltrate auch eine Wucherung der Gefäßzellelemente stattfindet, die noch nach

längerem Bestehen den Charakter der adventitialen Zellen behält. Dieckmann bezeichnet den encephalitischen Prozeß direkt als einen im wesentlichen produktiven Entzündungsprozeß, in dem die zellige Extravasation zurücktritt und statt dessen eine Wucherung der adventitiellen Elemente (inklusive lymphoider Infiltration) und der Glia (s. u.) eintritt.

Daß die echten polynukleären Leukozyten unter den Infiltratzellen zurücktreten, wird von fast allen Autoren betont. Immerhin hatte Economo bereits gelegentlich in frischen Fällen kleine Leukozytenanhäufungen und einzelne Leukozyten in perivaskulären Infiltraten gesehen. Ich selbst sah neben einzelnen kleinen Leukozytenthromben gelegentlich geringe deutliche Leukozytenexsudationen, die allerdings gegenüber der weit mächtigeren lymphoiden Infiltration vollkommen zurücktraten. Tretiakoff und Bremer, Möwes, Pansera, Sainton sprechen auch gelegentlich von Leukozyten in Infiltraten oder sogar von kleinen Abszessen. Es ist fraglich, ob es sich in allen diesen Fällen um echte Leukozyten gehandelt hat. Bemerkenswert ist immerhin nach den Untersuchungen von Häuptli, daß im Anfangsstadium der epidemischen Encephalitis mittels der Oxydasereaktion sich häufig Leukozyten feststellen lassen, die aber offenbar rasch zurücktreten. Wir dürfen annehmen, daß in ganz perakuten Fällen die Infiltrate noch reichliche Leukozyten enthalten, daß auch in den akuten Fällen jedoch der Prozeß kein rein leukozytärer ist, wie etwa bei der epidemischen Meningitis, und daß die Leukozytose viel rascher verschwindet als bei anderen (eitrigen) Entzündungsprozessen, wie etwa auch wieder bei der epidemischen Meningitis, wo ja auch nach einigen Tagen die Leukozytenhaufen allmählich von Plasmazellexsudaten abgelöst werden.

Die Stärke der Infiltrate ist in den einzelnen Fällen und auch in den einzelnen Epidemien gewissen Differenzen unterworfen, die aber für den gesamten Krankheitsprozeß keine Bedeutung haben. Schwierig ist die Frage, ob es auch Erkrankungen, die der epidemischen Encephalitis zugehören, gibt, bei denen die Infiltrate noch fehlen. Ob man in solchen Fällen noch von einer Encephalitis sprechen will oder nicht, hat ja nur eine terminologische Bedeutung. Tatsächlich hat Klarfeld einen ganz unter dem Bilde der choreatischen Encephalitis verlaufenden Fall mitgeteilt, bei dem rein degenerative Veränderungen schwerster Art im Vordergrund waren, während entzündliche Erscheinungen im Sinne Nissls bis auf geringe, vielleicht lymphozytäre Resterscheinungen fehlten, also eine toxisch-degenerative Erkrankung angenommen werden mußte. Es ist interessant, daß es sich in diesem Falle um eine choreatische Encephalitis handelte, bei der die toxischen Begleiterscheinungen so besonders ausgesprochen zu sein pflegen. Wir haben keinen Anlaß, einen Fall wie den Klarfeldschen bloß wegen des atypischen anatomischen Bildes aus der Gesamtgruppe der epidemischen Encephalitis auszuschalten, andererseits soll ein solcher Fall als Rarität uns auch nicht veranlassen, die prinzipielle Bedeutung der konstanten Typenbilder herabzusetzen. Ähnliche Veränderungen wie Klarfeld konnte ich in einem besonders rasch unter dem Bilde der Bulbärparalyse zum Tode verlaufenden Fall beobachten. Hier fanden sich lymphozytäre und leukozytäre gemischte Infiltrationen nur in den weichen Häuten der Oblongata und Brücke, auch kleine Gefäßthromben aus Leukozyten und Lymphozyten. In der Oblongata und dem Höhlengrau selbst bestanden nur schwere degenerative Veränderungen der Ganglienzellen mit Pyknose, Verkleinerung und Randständigkeit des Kerns, daneben auch bereits auffallende Reizerscheinungen der Glia, mehrere zellreiche Gliaknötchen, Vermehrung des Plasmas der Gliazellen, Gliakernreihen, ringartige Gliasynzytien. Gegen Botulismus sprach in diesem Falle die Isoliertheit des Falles innerhalb der Familie und die leukozytären Infiltrate der Meningen, vielleicht auch die Gliaknötchen. Wir nehmen an, daß in diesem atypischen Falle der Exitus eintrat, bevor es zu eigentlichen Gefäßinfiltrationen gekommen war.

Abgesehen von der starken Wucherung der Gefäßwandzellen sind die Gefäßwandveränderungen, also vor allem die degenerativen Erscheinungen an den Endothelien und Perithelien im allgemeinen gering, und wir können auch diese Geringfügigkeit der Gefäßveränderungen als charakteristisch für den ganzen Krankheitsprozeß ansehen, wenn auch einzelne Autoren, namentlich Mona und Spiegel in einer Gruppe von Fällen Verdickung und hyaline Entartung der Gefäßwände besonders häufig gesehen haben wollen. Ich bezweifle keineswegs, daß es Encephalitisfälle gibt, in denen die von den genannten Autoren beobachteten Erscheinungen an den Gefäßwänden vorgekommen sind, aber sie sind jedenfalls seltener als die Fälle, in denen die Infiltrate stark und die degenerativen Veränderungen der Gefäßwände gering sind. Auch in den eigenen Fällen erwiesen sich in den Hauptinfiltratgebieten die Gefäßzellen immer gut darstellbar. Leichtere regressive Veränderungen der Gefäßwand sind häufiger, wie Schwellung der Endothelzellen, die z. B. Siegmund erwähnt. Ebenso werden selbstverständlich verschiedenartige sudanfärbbare und basophile Abbauprodukte, die z. B. Veratti erwähnt, mehr oder weniger stark gefunden.

Dürck hat neuerdings auf häufige Kalkeinlagerungen der Media der Präcapillararterien, namentlich im Gebiet des Corpus striatum hingewiesen. Ich habe in meinen ersten Untersuchungen auch bei Hämatoxylinfärbung besonders starke Kalkeinlagerungen vermißt. Nun hat aber neuerdings Spatz nachgewiesen, daß im Linsenkern und zwar fast stets nur im Globus pallidus Kalkimprägnationen auch bei Gesunden vorkommen können und daß danach diese Körper, bei denen Spatz übrigens meist ein negatives Resultat mit mikrochemischen Methoden zum Nachweis des Kalkes fand, keine krankheitsspezifische Bedeutung haben. Vor allem werden wir, wenn diese Kalkeinlagerungen oder kalkartigen Gebiete auch bei Gesunden oder anderen Kranken gefunden werden, leider nicht die Möglichkeit haben, die häufigen amyostatischen Veränderungen ohne weiteres mit einer Ernährungsstörung des Gewebes durch die Verkalkung der Gefäße in Verbindung zu bringen. Damit würde sich übrigens auch schwer die Tatsache vereinbaren lassen, daß die amyostatischen Erscheinungen jahrelang nach Ablauf einer ganz leichten Erkrankung zur Entwicklung kommen können.

Der mehrfach erhobene Befund des Hirnödems zeigt, daß im akuten Stadium der Encephalitis auch serös-flüssige Transsudationen oder Exsudationen bei der Encephalitis vorkommen, doch sind sehr häufig die flüssigen Exsudate im Infiltratgebiet außerordentlich gering oder nicht nachweisbar. Ponticaccia erwähnt fibrinös-körnige Niederschläge innerhalb der Gefäßwände in frischen Stadien. Derartige Exsudate sind offenbar besonders selten, ich selbst habe sie niemals gesehen.

4. Die geringe und inkonstante Neigung zu Erweichungen und Gewebsnekrosen in frischen Stadien. Entsprechend den seltenen makro-

skopischen Erweichungsherden können wir auch mikroskopisch in den meisten Fällen den für die Umgrenzung des Krankheitsprozesses nicht unwichtigen Befund erheben, daß das ektodermale Gewebe keine eigentlichen Nekroseerscheinungen zeigt. Dieser Befund läßt sich teilweise schon durch das Fehlen von Arterienthromben, durch die Seltenheit der Ringblutungen in Nekroseherden, die relativ geringe Schädigung der Gefäßwände erklären; daneben können wir annehmen, daß im allgemeinen nicht Toxine, die aus den infiltrierten Bezirken oder auch diffus ins Gehirngewebe ausgeschwemmt werden und schnell nekrotisierende Wirksamkeit haben, vorhanden sind. Es ist bemerkenswert, daß selbst in der Gegend der kleinen diapedetischen Blutungen häufig die Gliakerne und Ganglienzellen noch gut färbbar bleiben. Vereinzelt werden geringfügige Nekroseherdchen bald hier, bald da, im ganzen auch selten, oft nur an umgrenzten, besonders schlecht blutversorgten Partien beobachtet, z. B. von Siegmund, Sternberg, Creutzfeld, etwa kleine Erweichungen an der hinteren Wand des Infundibulum, im hinteren Teil des IV. Ventrikels, meist fehlen in ganz akuten Stadien auch diese kleinen Nekroseherde. Nach Siegmund treten sie gewöhnlich erst etwa nach Ablauf eines Monats auf. In dieser Zeit beginnen auch die Körnchenzellen aufzutreten, die in den akuten oder subakuten Stadien außerordentlich selten sind, oft ganz fehlen, wie z. B. Economo, Siegmund, W. Groß und ich gefunden haben.

Der Abbau des ektodermalen Gewebes findet bei dieser Erkrankung also relativ milde und allmählich statt. Dem entspricht es auch, daß die Ganglienzellen gewöhnlich nicht so rasch, insbesondere nicht so rasch in größeren Plaques zugrunde gehen wie etwa bei der epidemischen Poliomyelitis. Oberndorfer weist sogar direkt darauf hin, daß die Ganglienzellveränderungen mitunter bescheiden bleiben können. Im übrigen sind die allerverschiedenartigsten Alterationserscheinungen am nervösen Gewebe von allen Autoren festgestellt worden. Da es sich um verschiedenartige Veränderungen handelt, denen etwas Spezifisches wohl nicht zukommt, z. B. homogenisierende oder Verflüssigungsprozesse (Creutzfeldt), lipoide Entartung usw., wollen wir an dieser Stelle nicht genauer auf die Art der Ganglienzelldegenerationen eingehen. Ein Teil der Ganglienzellen kann sicher schon bei ziemlich akutem Verlauf zugrunde gehen, wie ich auch an eigenen Präparaten mitunter ausgesprochene Zellschatten sehen konnte, ein anderer Teil ist wohl sicher wieder reparationsfähig.

Auch den klinischen Erscheinungen entspricht durchaus die Annahme, daß in den akuten Stadien nur relativ wenige Ganglienzellen zugrunde gehen oder irreversibel verändert werden, und erst bei sehr langer Dauer des Krankheitsprozesses die Ausfälle stärker werden. Auch an den Fibrillen ist der Abbau im akuten Stadium (Groß) ein langsamer. Daß auch hier Ausnahmen vorkommen werden, ist ebenso selbstverständlich wie die Möglichkeit des Vorkommens atypischer Erscheinungen auf allen anderen Gebieten der klinischen und histologischen Symptomatologie. So beschreibt Creutzfeldt, allerdings ohne das Erkrankungsalter der Fälle zu melden, 3 Fälle mit Linsenkernsymptomen, in denen ein völliger Untergang des Parenchyms vorwiegend im Putamen stattgefunden hat. Auch auf die lebhaften Abbauvorgänge in alterierten Bezirken hat Creutzfeldt aufmerksam gemacht. Diese Abbauprodukte sind auch von anderen Autoren, z. B. von Meleney, auch von mir beobachtet und beschrieben worden; etwas Spezifisches kommt ihnen nach unserer bisherigen Kenntnis nicht zu.

5. Die Stärke der Gliareaktion. Schon den ersten Beschreibern des anatomischen Bildes der epidemischen Encephalitis, insbesondere Economo, ist es aufgefallen, daß in den Gebieten, in denen die stärksten perivaskulären Infiltrate vorkommen, auch das ektodermale Gewebe mit kleinen runden oder geschwänzten Kernen überschwemmt ist, namentlich wurde vielfach auf die herdweisen Infiltrationen des Gewebes aufmerksam gemacht. Ich habe bereits in meiner früheren Arbeit darauf hingewiesen, daß die Bezeichnung dieser sog. Infiltratzellen des ektodermalen Gewebes als Polyblasten, die von Economo bevorzugt wurde, etwas mißverständlich ist, da es sich größtenteils, wie Economo selbst anerkannt hat, um ektodermale Gliazellen handelt. In manchen der späteren Arbeiten ist die Differenzierung dieser Elemente in lymphoide und gliogene Zellen nicht recht versucht worden. Stützt man sich auf primär alkohol-fixierte Nißlbilder, so wird man nach dem Befunde von Creutzfeldt, Marinesco, Siegmund und eigenen Befunden den Angaben über stärkere lymphoide Infiltrate des Hirngewebes durchaus skeptisch gegenüber stehen. Der wahrscheinliche Habitualbefund bei den meisten Epidemien, der auch dem eigenen Befunde entsprechen würde, ist wohl der, daß namentlich in den Infiltratbezirken, öfter aber auch außerhalb der Zonen mit stärkeren perivaskulären Infiltraten, Zellen lymphoider Natur aus den intra- und periadventitiellen Räumen ins Hirngewebe auswandern — so kann man gelegentlich echte Plasmazellen außerhalb der Gefäßwände feststellen — daß die Emigration gelegentlich vielleicht etwas stärker ist, gewöhnlich aber, wie ich in Übereinstimmung mit Sabatini und Jaffé finde, nur in die Umgebung der Gefäßwand stattfindet und daß die Hauptmenge der vermehrten Kerne des ektodermalen Gewebes gliogener Natur ist. Mag auch die Unterscheidung der kleinen dunklen Gliakerne von den lymphoiden Zellen in den gewöhnlichen Nißlbildern oft schwer sein, so können wir doch deutliche Übergänge zu größeren Kernen mit deutlichem Charakter der Gliakerne, mit trübgrau verfärbtem zerrissenem Plasma der Gliazellen, mit Nißlschen Stippchen usw. deutlich feststellen. Insbesondere dürften die periganglionären Kerne wohl immer auch dort, wo sie von den Autoren als lymphoid oder Polyblasten bezeichnet werden, ganz oder in der Hauptsache Gliakerne darstellen. Im Zusammenhang hiermit darf vielleicht darauf hingewiesen werden, daß nach den Untersuchungen von P. Schröder auch die periganglionären Polyblasten der Poliomyelitis größtenteils gliogener Natur sind. Ich kann außerdem darauf hinweisen, daß man in vielen stark infiltrierten Bezirken die strenge Beschränkung der lymphoiden Infiltrate auf die Virchow-Robinschen intraadventitialen Räumen deutlich beobachten kann, daß man andererseits an ganz infiltratfreien Stellen dichte perivaskuläre Reihen reiner Gliakernansammlungen sieht.

Die Bezeichnung „Infiltrate" für die Vermehrung der Kerne im ektodermalen Gewebe halte ich zum mindesten für unpraktisch; andererseits verdient diese Kernvermehrung unsere erhebliche Beachtung, da in ähnlicher Weise, wie dies Spielmeyer z. B. bei der Fleckfieberencephalitis gezeigt hat, die Gliavermehrung nicht einfach in Abhängigkeit von den Abbauvorgängen des nervösen Gewebes gebracht werden kann, sondern auf eine direkte primäre Reizung des Gliagewebes durch die eingedrungene Noxe oder durch deren Toxine zu beziehen ist. Mag man auch in der Neurologie in morphologischer Beziehung den Entzündungsbegriff nur dann für gegeben erachten, wenn wir neben proliferativen Veränderungen auch lymphoid-leukozytäre Infiltrate finden (wobei immer noch die Streitfrage unerörtert ist, inwieweit die lymphoiden Infiltrate nicht doch den Gefäßelementen oder fixen Bindegewebszellen entstammen), so wird man jedenfalls in biologischer Beziehung die Wucherungserscheinungen der Glia wenigstens zum Teil nicht anders als auf einer Art entzündlicher Reizung des ektodermalen Gewebes beruhend ansprechen dürfen. Zu diesen Reizzuständen der Glia gehören vor allem die Gliaknötchen, die Mittasch, Oberndorfer, Siegmund, Jaffé, Sainton, Groß beobachtet haben. In den ersten Fällen, die ich veröffentlichte, konnte ich diese dem Fleckfieber zum Teil sehr ähnlichen Wucherungserscheinungen noch nicht sehen, habe sie aber unterdes in den späteren von mir untersuchten Fällen der Epidemie 1919/20 (3 Fälle) auch feststellen können. Den Nachweis der zentral gelegenen Kapillaren habe ich allerdings bisher nicht immer führen können, doch ist wohl kaum zu bezweifeln, daß die Gliaknötchen bei der epidemischen Encephalitis denen beim Fleckfieber im wesentlichen ähneln. Neben Gliakernen finden wir auch lymphoide, nach Siegmund auch andere mesodermale Elemente und Schwellung der Endothelzellen der zentralen Kapillaren. Siegmund weist aber ausdrücklich darauf hin, daß die Nekrose der Kapillarendothelien bei Fleckfieber stürmischer, stärker ist als bei der epidemischen Encephalitis. Abgesehen von diesen kleinen Knötchen findet man auch große plasmareiche Gliarasen, ferner starke Entwicklung der, Dendriten oder Markfasern folgenden oder an Gefäßwänden aufgereihten, Gliakerne und dann endlich die von Economo besonders erwähnte Neuronophagie, die allerdings in den meisten Fällen, wie z. B. Creutzfeldt festgestellt hat, im wesentlichen in einer Umklammerung der Ganglienzellen durch Gliasymplasmen besteht. Für uns fragt es sich hauptsächlich, ob man die Neuronophagie oder Umklammerung der Ganglienzellen durch stark vermehrte Gliakerne als etwas für den Krankheitsprozeß Charakteristisches ansehen will oder nicht. Offenbar scheinen alle Beobachtungen der Behauptung Economos zu widersprechen, wie ich selbst schon in meiner früheren Arbeit dargelegt habe, wie auch von Oberndorfer, Mittasch u. a. angeführt worden ist. Es ist allbekannt, daß wir diese Vorgänge bei den verschiedenartigsten Krankheitsprozessen von der Dementia praecox bis zur Huntingtonschen Chorea finden, und daß es uns völlig unmöglich ist, aus diesem Befunde wie auch aus der alterativen Ganglienzellveränderung eine Diagnose zu stellen. Das einzige, was ich Economo zugeben will, ist die Feststellung, die ich auch erst bei den Fällen der Epidemie 1919/20 machte, daß die Stärke der perivaskulären Gliasynplasmen mitunter eine ganz außerordentliche ist, auch nicht im Verhältnis zu den relativ mäßigen Ganglienzellveränderungen steht. Hiernach gibt es Fälle, in denen erstens die Stärke der Trabantzellwucherung eine bei dieser Krankheit vielleicht besonders große ist, andererseits sehen wir in diesen Fällen, daß anscheinend auch die Wucherung der periganglionären Gliazellen nicht allein die chemotaktische Folge der Abbauprodukte der Ganglienzellen ist, sondern zum Teil vielleicht auch wie andere Wucherungserscheinungen der Glia, diesem primären, toxischen oder entzündlichen Reiz, den wir oben erwähnt haben, entstammt.

6. Die prädilektive Verteilung der Entzündung. Bekanntlich hat Economo bereits in seinen ersten Arbeiten darauf hingewiesen, daß die Encephalitis im wesentlichen eine Polioencephalitis ist, graue Bestandteile des Gehirns und Rückenmarks befällt und die weißen Markteile frei läßt. Spätere Untersuchungen haben gezeigt, daß sich die entzündlichen Vorgänge, unter denen wir hier der übrigen Terminologie folgend die exsudativen Infiltrationserscheinungen in der Gefäßwand und daneben auch die Reizerscheinungen des Gliagewebes zusammenfassen wollen, einerseits nicht ganz streng auf die grauen Bestandteile beschränken, wenn sie hier auch prävalieren, andererseits innerhalb der grauen Bestandteile des Gehirns eine noch stärkere histologisch feststellbare Differenzierung eintritt, insofern, als die sicher entzündlichen Veränderungen in den meisten Fällen auf Hirnstamm und zentrale Ganglien beschränkt sind, in zweiter Linie das Rückenmark befallen und erst in weitem Abstand davon auch andere Partien des Hirngraues befallen sein können.

Auf diese für die Charakterisierung des anatomischen Krankheitsprozesses mir besonders wichtig erscheinende Eigenart habe ich bereits in meiner früheren Arbeit hingewiesen, und ich glaube, daß nach der großen Zahl von Arbeiten, die seitdem erschienen sind, an der Prävalenz der genannten Gebiete festgehalten werden kann. So spricht Creutzfeldt besonders von Entzündungen in der Regio subthalamica, Mittel-Nachhirn und Rückenmark. Siegmund findet von 19 Fällen nur zweimal die Großhirnrinde mitbeteiligt und die Kleinhirnrinde, welche besonders selten ergriffen zu sein scheint, stets frei. Groß sah in 9 Fällen die Kleinhirnrinde nie, die Großhirnrinde selten erkrankt, Bostroem sah in 3 Fällen Entzündungsherde in dem Hirnstamm und den großen Ganglien. Entsprechend sind auch die Befunde von Herxheimer, Jaffé, Tobler, Bassoe, Wilson, Netter, Wegeforth und Ayer, Marinesco. Letzterer betont, daß die Kleinhirnrinde frei ist, aber nicht die zentralen Kleinhirnkerne und die weiße Substanz. Luzzatti und Rietti, die im übrigen von diffuser Erkrankung der zerebrospinalen Achse sprechen, geben zu, daß die Gebiete mit perivasculären Infiltraten eine beschränkte Ausdehnung haben und zwar besonders auf das Mesenzephalon beschränkt sind. Es ist bekannt und selbstverständlich, daß innerhalb dieser Prädilektionsgebiete im Einzelfall große Differenzen in der Entzündungsausdehnung vorkommen und daß mit diesen Differenzen auch die klinische Ausgestaltung der Erscheinungen in Verbindung steht, doch kommt es uns hier in der Zusammenfassung der anatomischen Befunde auf diese topographische Differenzierung der Befunde im Einzelfall natürlich nicht an. Mittasch leugnet die Beschränkung des Krankheitsprozesses auf die grauen Bestandteile. Sein Befund entspricht aber im wesentlichen vollkommen meinem Prädilektionstyp. Stärkere Erkrankungsvorgänge finden sich im Subthalamusgebiet, Brücke, Oblongata, Gebiet des Aquädukts und unter dem IV. Ventrikel. In den Zentralganglien überwiegen nach Mittasch Veränderungen in den Ganglienzellen und in der Glia. Er nennt die Rinde oft, aber nicht regelmäßig betroffen, erwähnt aber, daß auch hier Vorgänge in den Ganglienzellen und in der Glia im Vordergrund stehen. Die Annahme der prädilektiven Lokalisation der sicher entzündlichen Veränderungen wird also durch die Befunde von Mittasch nicht aufgehoben. Vielleicht wird man bei Serienuntersuchungen noch feststellen können, daß die prädilektiven Erscheinungen noch umgrenzter sind; dies gilt

z. B. für die Brückenkerne. In meinen Fällen ist z. B. die Entzündung in den Brückenkernen stets auffallend geringer als in Haube und Höhlengrau, mitunter ist die Brücke ganz frei. Groß meint auch, daß die Hinterstrangkerne auffallend selten erkranken gegenüber den anderen Kernen der Medulla oblongata. Außerdem werden wahrscheinlich innerhalb der Teilschübe der Epidemien besondere Eigentümlichkeiten im Hinblick auf die klinischen Differenzen der einzelnen Teilepidemien wohl angenommen werden können.

Die Ursachen dieser prädilektiven Verteilung der Entzündungen im Hirnstamm sind uns noch nicht viel klarer geworden als anfangs. Die besondere Form der Blutversorgung des Hirnstamms und der basalen Ganglien, auf die ich z. B. in meiner früheren Arbeit hinwies, würde sich gut mit der Häufigkeit diffuser Entzündungen und alterativer Erkrankungen in diesen Gebieten vertragen, andererseits ist die Mitwirkung besonderer chemischer Eigentümlichkeiten des Hirngraues dieser Gegend mit besonderer Affinität für lebende und auch für nicht lebende toxische Noxen natürlich auch mit in Rechnung zu ziehen, doch sind uns diese chemischen Eigentümlichkeiten bisher so gut wie unbekannt[1]). Vorläufig begnügen wir uns mit der Feststellung, daß die prädilektive Verteilung der entzündlichen Veränderungen im Hirnstamm und in den großen Ganglien etwas Krankheitscharakteristisches ist und bei der näheren Begründung der anatomischen Sonderstellung des Krankheitsbildes mit berücksichtigt zu werden verdient.

Im Rückenmark wurden von Gerlach u. a. häufig Entzündungsveränderungen festgestellt, was auch den einzelnen eigenen Befunden entspricht; hier ist die elektive Erkrankung der grauen Substanz erheblich weniger prominent.

Die Entzündungsveränderungen der Meningen sind außerordentlich different, die Befunde können nicht als konstant gelten. Siegmund vermißt sie unter 19 Fällen 11mal, Rizzi fand häufigere Veränderungen, ich selbst habe in akuten Fällen mitunter Fälle mit ziemlich ausgesprochenen meningitischen Erscheinungen gesehen.

Wichtig ist, daß, wie auch Creutzfeldt betont hat, die rein degenerativen Veränderungen weit diffuser als die Entzündungen sind und sich über das ganze Gehirn verbreiten. Nach meinen eigenen Untersuchungen kann ich ihm nur beistimmen. Schon in den von mir im Frühjahr 1919 untersuchten Fällen war diese Divergenz zwischen Prädilektion der Entzündungserscheinungen und diffuser Ausbreitung der alterativen Veränderungen über das ganze Hirn sehr charakteristisch. Aus dieser Feststellung erklärt sich zum Teil die Differenz der Autoren, die von Prädilektionsbezirken, und derjenigen, die von diffusen Veränderungen der zerebrospinalen Achse sprechen. Die Differenzierung dieser beiden entzündlichen und alterativen Typen ist aber doch wohl recht wichtig, da wir Grund zu haben glauben, daß in den Fällen mit starken Infiltrationen, mit starken Reizerscheinungen der Glia das Virus oder die Noxe der Encephalitis in loco anwesend ist, während die diffusen Veränderungen, die besonders stark bei den allgemeinen toxischen Encephalitiden sind, auch wohl im wesentlichen durch im Blut kreisende Toxine, die irgendwo im Körper entstehen könn-

---

[1]) Nach Spatz scheint der Eisengehalt im Globus pallidus und der Subst. nigra besonders groß zu sein.

ten, bedingt sind. Durch die diffusen degenerativen Hirnveränderungen wird ein großer Teil der psychischen, schnell reversiblen Begleiterscheinungen erklärt. Auch die Verteilung der kleinen Blutungen kann sich auf ein weit größeres Gebiet als das der Entzündungsvorgänge erstrecken.

7. Die Restveränderungen bei abgelaufenen Krankheitsprozessen. Unsere Erfahrungen auf diesem Gebiete sind noch gering. Ich erwähne 2 Fälle von Economo, einige Fälle von Siegmund, einen Einzelfall von Groß und Creutzfeldt und auch einen eigenen Fall. Offenbar müssen hier noch erheblich mehr Beobachtungen gesammelt werden, um in die Stärke der nach schwerer, langdauernder Encephalitis restierenden Veränderungen genaueren Einblick zu bekommen. Zwei Feststellungen möchte ich hier kurz erwähnen: Erstens, daß selbst nach zweijährigem Verlauf noch ausgesprochene akute Erscheinungen des Krankheitsprozesses manifest sein können (Economo). Dem entspricht es auch, daß wir, wie ich im klinischen Teil erwähnte, bei noch vorhandenen Krankheitserscheinungen mitunter schwere Rezidive feststellen. Zweitens können wir feststellen, daß sich bei längerer Zeitdauer der Krankheit in vielen Fällen am Nervensystem ausgedehntere Bezirke schwerer Störungen geltend machen können, die uns demonstrieren, daß die Benignität des Krankheitsprozesses doch nur leider eine relative ist und daß das Nervengewebe einer allzu langen Einwirkung der Krankheitsnoxe nicht mehr standhält. Siegmund meint, daß bei Fällen mit mehr als 30 tägiger Dauer reichliche Nekroseherde und Fettkörnchenzellen auftreten. Aber offenbar sind hier die Verhältnisse je nach der Schwere der Entzündung, der Häufigkeit der einwirkenden Noxe, vielleicht auch der individuellen Widerstandsfähigkeit verschieden, da ich z. B. in einem Falle von 3 monatlicher Dauer keine Nekroseherde und keine Fettkörnchenzellen, sondern nur leichte sklerotische Herde sah. Andererseits hat Economo in 2 Fällen, die eine ziemlich breite Partie des Gehirns betrafen, ein Schwammgewebe beschrieben, in welchem die Nervensubstanz zerstört ist und das Gewebe aus teils gewucherter und teils nicht gewucherter Glia, stellenweise sehr lückenreich mit Fettkörnchenzellen gebildet ist; auch dieses Gewebe kann man nicht als Nekrose im engeren Sinne bezeichnen, da die ektodermale Glia erhalten ist; und es ist bemerkenswert, daß makroskopisch beide Fälle keine Veränderungen, also offenbar auch keine Erweichungen, zeigten. Auch Groß hat bei einem 4 Monate krank gewesenen Mann stellenweise Zerstörung des Gewebes und Zugrundegehen von Nervenfasern gesehen. Narbige Gliaherde hat auch Siegmund beschrieben. Es wird durch weitere Untersuchungen festzustellen sein, wieweit die Erkrankung dazu neigt, ausgesprochene, umschriebene herdartige, etwa der multiplen Sklerose ähnelnde Herde zu produzieren. Vorläufig haben wir den Eindruck, daß eine derartige Neigung zu elektiv myelinoklastischen Erscheinungen (Schröder) zurücksteht hinter den beiden andersartigen Vorgängen: Entweder weitgehende Restitution oder bei längerer Dauer des Krankheitsprozesses diffusere Zerstörungen nicht nur des Markes, sondern auch der Fibrillen und Ganglienzellen mit Hinterlassung weniger scharf umschriebener Glianarben, Lückenfelder usw.

8. An den inneren Organen sind bisher leider so gut wie gar keine Untersuchungen angestellt worden. Ich selbst hatte bisher dazu keine Gelegenheit, da uns in den Fällen, die ich untersuchen konnte, gewöhnlich nur die Hirn- und Rückenmarkssektion gestattet war. Mit der Untersuchung der Lungen zur Fest-

stellung, ob eine Grippepneumonie vorliegt oder nicht, ist unser Erkenntniswunsch in keiner Weise befriedigt. Viel wichtiger wäre es, festzustellen, wie häufig im akuten Stadium degenerative Veränderungen an den inneren Organen und auch am endokrinen Organsystem vorkommen, welche evtl. zu dauernden Läsions- erscheinungen dieser Organe führen könnten. Hier ist nur die Hypophyse unter- sucht worden, mit Rücksicht auf die Möglichkeit von hypophysären Veränderungen bei Schlafzuständen. Es ist bemerkenswert, daß ebenso wie Economo auch Luzzatto und Rietti keine Veränderungen dieser Organe gefunden haben, während nur Guizetti stärkere Entzündungserscheinungen im Infundibulum beobachtet hat. Wichtige Untersuchungen an den inneren Organen verdanken wir bisher, soweit ich sehe, vor allem Luzzatto und Rietti die in 3 von 5 Fällen leichte Leberzirrhose, in den beiden anderen Fällen diffuse Kongestionen, leichte Hämolyse, in einem Falle fettige Degeneration der Leber fanden. Ferner sind mehrfach starke degenerative Veränderungen an den Nieren ge- funden worden, während an den endokrinen Organen bisher keine wesentlichen Läsionen festgestellt werden konnten.

9. Ganz unzureichend sind leider unsere bisherigen Erfahrungen über die Befunde bei der chronischen amyostatischen Form der Encephalitis, obwohl auch die Anatomie mit berufen sein wird, in die noch dunkle Pathogenese dieser eigen- artigen Zustände etwas mehr Klarheit zu bringen. Der Fall von v. Sarbó, in dem Infiltrate noch bestanden, verlief subakut. Ich habe bisher nur einen sicheren Fall zu untersuchen Gelegenheit gehabt[1]).

Der Fall betraf eine Frau von 38 Jahren, die nach kurzem akutem Krank- heitsverlauf und etwa 2 monatlichem Intervall allmählich akinetisch und amimisch wurde, in die Klinik nach mehr als 4 monatiger Krankheitsdauer aufgenommen wurde und nach etwa 2 Monaten ohne Hinzukommen einer interkurrenten Er- krankung, nachdem sie rasch verfallen war, zum Exitus kam. Die Akinese wurde eine fast totale und allmählich wurde auch die Hypertonie stark; bis auf Schwäche- tremor wurden keine pseudospontanen Bewegungen beobachtet, stark war die Schwäche und Aspontaneïtät der Kaumuskulatur, auch das Schlucken war stark erschwert. Niemals wurde während des Krankheitsverlaufes Fieber beobachtet.

Das Gehirn zeigte makroskopisch nichts Besonderes, insbesondere waren auch auf den Frontalschnitten nirgends Erweichungsherde feststellbar. Im histo- logischen Präparate überraschte mich vor allem die Feststellung, daß so gut wie nirgends perivaskuläre Infiltrate festgestellt werden konnten. Auch die Über- schwemmung des Gewebes mit Gliakernen war doch keineswegs so groß, wie im akuten Stadium, insbesondere fehlten auch Gliaknötchen, wenn auch entsprechend dem starken Abbau der Gehirnsubstanz eine reaktive Vermehrung der Glia fest- stellbar war. Nur ganz vereinzelt wurden kleine Infiltrate in einer adventitiellen Wucherung (vereinzelte Plasmazellen in der Substantia nigra) festgestellt. Im ganzen Linsenkern wurde nur vereinzelt einmal ein Lymphozyt an der Gefäßwand entdeckt. Im allgemeinen war also das Gehirn frei von Infiltraten. Es bestand auch keinerlei Hyperämie. Nur degenerative Veränderungen wurden festgestellt, und zwar am stärksten im Gebiet des Subthalamus, des Linsenkerns und dann

---

[1]) Die unterdes publizierten Fälle von Goldstein, Jakob u. a. waren bei Ab- schluß der Arbeit noch unbekannt.

besonders stark auch in der Substantia nigra. In den kleinen Venen des Pedunculums fanden sich hier größere Abbauherde, eine Unmenge von Körnchenzellen, auch außerhalb der Gefäßwand, die mit massenhaften großen und kleinen, grünen und braunen Pigmentschollen beladen waren. In der substantia nigra selbst fanden sich starke degenerative Veränderungen der Ganglienzellen und Überfließen des Pigments, starke Vermehrung der Gliazellen, die mit schwarz-braunen Körnchen beladen waren, reichlich schmale Stäbchenzellen und schmale Gefäßwände, die auf eine Vervielfältigung der Gefäße schließen ließen. Auch im freien Gewebe ohne jeden Zusammenhang mit Zellen wurden schwarz-braune Pigmentkörnchen aufgefunden; in dem ventralen Teil des Thalamus opticus und den Kernen des Hypothalamus starke lipoide degenerative Zellen mit großer sackartiger Plasmaanschwellung, in dem gelbliche Vakuolen liegen, ziemlich starke Vermehrung der Trabantzellen; an noch ventraleren Stellen des Hypothalamus (corpus subthalamicum) finden sich neben vakuolär ganz entarteten Ganglienzellen noch große Gliasymplasmen (Gliarasen). Viel besser erhalten als die substantia nigra sind die Zellen des corpus geniculatum laterale, auch der locus coeruleus. Im Pedunculus cerebri finden sich größere Reihen von Gliakernen, z. B. 14 Gliakerne mit leicht geschwelltem Plasma dicht hintereinander. In den Kernen der Haube fehlten gröbere Veränderungen, leichte Veränderungen wie Achromatie des Zellplasma bei geringen Kernveränderungen sind vorhanden. Die Gliavermehrung und die Abbauprodukte sind gering. Auch in der Kleinhirnrinde fehlten gröbere Veränderungen, insbesondere die Purkinjeschen Zellen sind fast alle gut erhalten. Stark sind dann weiterhin die Veränderungen im Linsenkern, ohne daß eine Differenzierung zwischen Putamen und globus pallidus möglich wäre. Sicher sahen wir neben voll achromatischen Ganglienzellen auch Zellreste mit erhaltenen Kernen und reichlicher Ansammlung von Gliazellen, die reichlich Abbaukörnchen enthalten. Zweifellos sind die Linsenkerndegenerationen neben den Degenerationen der substantia nigra und vielleicht auch Hypothalamus am stärksten, insbesondere viel stärker, als im allgemeinen in den Ganglienzellen des Thalamus opticus. Eine ganz sichere Lokalisation der degenerativen Veränderungen, auf die man sich bei der Würdigung der klinischen Symptome stützen könnte, besteht immerhin nicht, da eben neben den Linsenkernen auch im Hypothalamus und der substantia nigra so starke Veränderungen sich finden. Einzelne Gefäße des Linsenkernes zeigen auch eine hyaline Entartung der Gefäßwände (es läßt sich hier natürlich nicht entscheiden, ob diese Veränderungen erst während des chronischen Stadiums sich allmählich entwickelt haben).

Fettkörnchenzellen lassen sich bei Scharlachfärbung nirgends in größerer Menge finden, doch lassen sich im Linsenkern sowohl wie im Subthalamus und der substantia nigra verstreut große mit Fett überladene Körnchenzellen feststellen. Im Linsenkern finden sich auch diffus im Gewebe kleinere und größere rote Fetttröpfchen verstreut.

Bei dieser Beobachtung war es besonders auffallend, daß wir entzündliche Veränderungen so gut wie gar nicht mehr feststellen konnten. Das einzige, was sich finden ließ, war ein rein degenerativer, offenbar ein ganz langsam verlaufender Abbau der Nervensubstanz. Die Bedeutung dieses Befundes wird uns im pathogenetischen Abschnitt noch zu beschäftigen haben. Es wird dringend erwünscht sein, an einem möglichst großen Material diese Untersuchungen fortzusetzen.

Bisher habe ich keine Gelegenheit gehabt, mehrere derartige Fälle zu untersuchen. Ob durch das genaue Studium der Degenerationen bei diesen mehr diffusen Prozessen die pathologische Physiologie und Lokalisation der amyostatischen Symptome wesentlich gefördert wird, steht noch dahin.

III. Epidemiologie.

A. Zur Geschichte der epidemischen Encephalitis.

Es begegnet jetzt wohl keinem Zweifel, daß Erkrankungen, die nosologisch der epidemischen Encephalitis angehören, bereits in früheren Jahrzehnten und Jahrhunderten epidemisch aufgetreten und sporadisch fast immer vorgekommen sind. Eine Gewißheit, daß die hier angeführten Berichte aus früheren Zeiten unserer Krankheit wirklich angehören, läßt sich allerdings bei der vielfachen Unbestimmtheit der Angaben im Einzelfall fast nie gewinnen, zumal die Feststellung einzelner Symptome oder Symptomverkuppelungen, wie langdauernde Schlafsucht mit fieberhafter Erkrankung, an sich nicht ausreichend ist, um Analogieschlüsse zu erlauben. Bei dem gewöhnlichen Fehlen einigermaßen verwertbarer anatomischer Befunde wird man zum mindesten die Anerkennung der Krankheitsidentität nur in solchen Fällen dulden, in denen andere infektiöse oder nichtinfektiöse (psychogene!) Erkrankungen ausgeschlossen werden können, in denen der Verlauf, die Verbindung mit den (allerdings auch recht unbestimmten) grippösen Antezedentien, das Aufschießen der Erkrankung in Grippezeiten einigermaßen Berührungspunkte mit der epidemischen Encephalitis zeigen oder neben der Schlafsucht und Fieber andere Symptome und Syndrome hinzukommen, die auch unserer Epidemie geläufig sind. Was dann als gleichsinnig in früheren Publikationen gedeutet werden kann, soll hier ganz kurz Erwähnung finden, da ich mich hier im wesentlichen auf die kritische Bewertung anderer Publikationen stützen muß[1]).

Ob die epidemische Encephalitis bereits im Altertum vorgekommen ist, bleibt fraglich. Hippokrates und Livius beschreiben bereits influenzaartige Epidemien mit Lähmungen (Jaksch - Wartenhorst), aber hier kann es sich auch um ganz andersartige Erkrankungen, „Grippeencephalitiden", wenn nicht noch andersartige Erkrankungen wie epidemische Genickstarre, gehandelt haben. Nach Netter haben Coelius Aretaeus von Cappadozien, Hippokrates fieberhafte „Lethargoi" erwähnt, Galen findet in diesem Zittern der Hände, Erhaltenbleiben der Intelligenz, Häufigkeit terminaler Pneumonien, Auftreten in der kalten Jahreszeit. Es könnte sich in solchen Fällen auch vielleicht etwa um schwere toxische, grippeartige Erkrankungen ohne echte Encephalitis gehandelt haben. Sehr mit Recht weist E. Ebstein (nach Puschmann) darauf hin, daß die Bezeichnung Lethargos im Altertum für jeden akuten fieberhaften Zustand mit hochgradiger Schwäche und Somnolenz angewandt wurde. Man kann also den Lethargusbegriff in der Terminologie der alten und der heutigen Autoren,

---

[1]) Es wird auch wohl kaum möglich sein, eine Geschichte der Encephalitis zu schreiben, die etwa der der Verbreitung der Lues einigermaßen ähnlich wäre.

die übrigens auch Verschiedenes darunter zusammenfassen (s. o.), in keiner Weise identifizieren. Cumster vermißt im Hippokrates jede Beschreibung, die auch Encephalitis lethargica umfassen könnte.

Eindeutiger sind die Mitteilungen über identische Erkrankungen im Mittelalter. Am instruktivsten ist vielleicht der originelle Fall, den Albrecht von Hildesheim beschrieben hat (nach Netters Fund in den Ephemerides des curieux de la nature): Im Jahre 1695 erkrankt ein junges Mädchen an Fieber und Kopfschmerzen, der ein Schlaf von 11 Tagen Dauer folgt. Sie erwacht, gewinnt allmählich Kraft und Bewegungen wieder, aber nunmehr bemerkt man einen furchtbaren Strabismus, eine Ptosis, so daß die Lider ihre Augäpfel bedekken. Sie kann nur essen, indem sie den Nacken stark nach hinten beugt, um die Pupillen frei zu bekommen. Nach 3 Monaten heilt der Zustand dank (oder wie Netter ironisch meint, trotz) der eingeleiteten Behandlung ab. Daß neben sporadischen Fällen dieser Art auch Epidemien der epidemischen Encephalitis wahrscheinlich vorkommen, wenigstens teilweise in Zusammenhang mit Grippeepidemien, wird u. a. durch die dankenswerten historischen Untersuchungen E. Ebsteins nahegelegt. Neben der „Schlafkrankheit" des Fechtius aus dem Jahre 1580 scheint namentlich die schöne Beschreibung Sydenhams über die „Febris comatosa" aus den Jahren 1673/75 (Grippezeiten) beweiskräftig. Wird auch über Augensymptome nichts angegeben, so wirkt doch vor allem die Ähnlichkeit durch die Mischung langdauernder Schlafsucht mit stillen Delirien während des Fiebers auffallend; die Beschreibung der Schlafzustände ähnelt durchaus den Schilderungen derselben bei „klassischen" Encephalitisfällen. Andere Schilderungen sind weniger überzeugend; nach Ebstein kommen Verwechslungen mit Malaria, epidemischer Genickstarre und anderen Erkrankungen vor. Dagegen liegen keine Bedenken vor, die schon von Economo erwähnte Tübinger Schlafkrankheit des Rudolf Jakob Camerer aus dem Jahr 1712 unserer Krankheit einzureihen. Ein Fall von Coma somnolentum nach Grippe aus dem Jahre 1768 (Lepecq de la Cloture nach Bassoe) ist wenigstens encephalitisverdächtig. Weitere Fälle, die zweifelhaft sind (zitiert nach Ozanam) übergehe ich. Interessant ist, daß (nach Ebstein) die Bezeichnung Encephalitis lethargica bereits im Jahre 1830 von Berndt vorgenommen wurde, allerdings für ganz andersartige Erkrankungen, nämlich Encephalitiden nach Scharlach. Berndt hat aber auch, allerdings nur bei Greisen, ein Katarrhfieber mit nachfolgenden ziemlich charakteristisch erscheinenden Schlafzuständen gesehen, das vielleicht der epidemischen Encephalitis zugehört. Noch nicht ganz klar ist die Stellung der Chorea electrica, welche von Dubini und Pighini in Oberitalien beschrieben wurde. Bei dieser epidemischen, febrilen, fast stets tödlichen Erkrankung wurden, wie wir den Mitteilungen Ronchettis und besonders Giugnis entnehmen, stark rhythmisierte, heftige, klonische Zuckungen beobachtet, die wir wohl eher den „galvanoiden", myorhythmischen als den choreatischen subsummieren dürfen; eine Prädilektion der Bauchmuskeln fand sich nicht, Schlafzustände und Hirnnervenlähmungen waren fast nie vorhanden. Eine Encephalitis wird man sicher annehmen dürfen, und die Analogie zu den hyperkinetisch-irritativen Formen der epidemischen Encephalitis ist gegeben, freilich auch genügend symptomatische Verschiedenheiten, z. B. die ungewöhnlich starke Mortalität, das Fehlen des akinetischen Nachstadiums, der Mischung mit „lethargisch" verlaufenden Fällen usw. Histologische Befunde liegen naturgemäß nicht vor. Giugni leugnet die Identität der beiden Erkrankungen, immerhin läßt sich die Möglichkeit einer besonderen Form einer im übrigen gleichartigen Erkrankung nicht mit Bestimmtheit leugnen.

Nicht zur Encephalitis epidemica gehören die Maladie de Gayet und die Maladie de Gerlier (s. u. S. 182), dagegen halten wir die Identität unserer Encephalitis mit der anatomisch leider ungeklärt gebliebenen, schon Mauthner als Polioencephalitis bekannten Nona des Jahres 1890 in Übereinstimmung mit Economo, Netter u. a. für erwiesen, da wir eine epidemische Häufung von häufig zum Tode führenden Schlafzuständen in Kombination mit Augenmuskellähmungen und noch dazu diese Erscheinungen in Abhängigkeit von einer Grippewelle sehen. Natürlich gehört nicht alles, was damals als Nona beschrieben wurde, diesem Krankheitsbilde an (z. B. Fälle von Braun, W. Ebstein). Daß die Encephalitisfälle, die in der damaligen großen Grippeepidemie als Grippeencephalitis bezeichnet wurden (die Leichtensternsche Influenzaencephalitis), nicht mit der epidemischen Encephalitis identisch sind, habe ich schon in meiner früheren Arbeit über die Pathologie der Encephalitis lethargica unter Zitierung damals von Leichtenstern und Königsdorf publizierter Fälle auseinandergesetzt. Weiteres wird darüber im Kapitel der Pathogenese zu sagen sein. Dagegen sind neben diesen sog. Grippeencephalitiden auch während der damaligen großen Influenzapandemie nicht wenige, allerdings nirgends lokal epidemisch gehäufte Fälle von Erkrankungen gesehen worden, die symptomatisch und dem Verlauf nach sehr wohl Fälle von epidemischer Encephalitis gewesen sein können, zum Teil damals noch gar nicht als Encephalitis erkannt und häufig bemerkenswerterweise als Nachkrankheiten der Influenza bezeichnet wurden. Besonders viele Einzelfälle mit Symptomen, denen wir bei der epidemischen Encephalitis begegnen, hat Leichtenstern gesammelt, Fälle von Paralysis agitans oder solchen, die nur auf einen Arm oder ein Bein beschränkt war (!), mannigfache Tremorarten, Chorea, Singultus, Schüttelkrämpfe, tetanieähnliche Fingerkrämpfe mit bizarren Krampfstellungen, Schlafsucht bis zu 14 tägiger Dauer. Es ist natürlich nicht beweisbar, daß alle zitierten Erkrankungen encephalitisch waren, ein größerer Teil derselben wird es aber wohl gewesen sein. Weitere polioencephalitische Höhlengrauerscheinungen mit meist günstigem Ausgang in einem gewissen Zusammenhang mit Grippe stellen Fälle von Oppenheim, Wolfe, Gillet de Grandcourt und besonders ein bekannter Fall von Goldflam mit tödlichem Ausgang dar, in dem allerdings leider der Autopsiebefund fehlt. Häufig waren in der damaligen Grippeepidemie auch nucleäre Augenmuskellähmungen (Pflüger), während andere Autoren (Greeff) eine Häufung derartiger Lähmungserscheinungen leugneten. Sporadische Fälle in späterer Zeit sind ebenfalls beobachtet worden, vor allem möchte ich den Fall Ulrichs (1911) zitieren: Eine Kranke, deren Kinder an schwerer Influenza gelitten haben sollen, die selbst aber keine deutlichen Grippeerscheinungen geboten hatte, erkrankt an Kopfschmerzen, Parästhesien, Schlafsucht, Facialisschwäche, Pupillendifferenz, athetotischen Bewegungen, Areflexien. Tod nach einigen Tagen an Bronchopneumonie. Autopsie ergab histologisch in Hirnstamm, Brücke, Hirnschenkel und Thalamus, perivasculäre Herde aus Lymphocyten, Plasmazellen, Blutkörperchen, Pigment; in Rinde und Pia nur Herde aus Blutpigment und Blutkörperchen.

Wir sehen danach: Seit dem Mittelalter ist die epidemische Encephalitis namentlich in Grippezeiten mehrfach aufgeflammt, in der Zwischenzeit können jederzeit sporadische Fälle dieser Erkrankung auftreten, wie wir das auch von anderen epidemischen Seuchen des Nervensystems, der epidemischen Genickstarre, der Heine - Medinschen Krankheit wissen. Einen so gewaltigen Umfang wie die jetzige Epidemie hat allerdings anscheinend keine vorhergehende angenommen.

B. Epidemiologie der jetzigen Epidemie.

Die Feststellung des Verlaufs der jetzigen Encephalitisepidemie ist vor allem von dem Wunsche geleitet, aus den hierbei gewonnenen Ergebnissen näheren Einblick in die Beziehungen zwischen der Encephalitis und Grippe zu gewinnen. Freilich wird dieser Einblick durch die Unklarheiten über das Wesen, über die Einheitlichkeit der Grippe oder grippeartigen Erkrankungen, über die Beziehungen zwischen der endemischen Influenza nostras und der pandemischen Influenza vera (Leichtenstern) erheblich erschwert. So wurde z. B. Economo, der die Sonderstellung der I. Wiener Encephalitisepidemie gegenüber der Grippeencephalitis aus dem Fehlen gleichzeitiger Grippeepidemien in Wien mitgefolgert hatte, alsbald vorgehalten, daß zur Zeit der Encephalitis auch Grippeerkrankungen in Wien nicht selten gewesen seien. Aber die verheerende pandemische Seuche der sog. spanischen Grippe, mag dieselbe nun zuerst in Spanien aufgetreten sein oder in den Schützengräben der Westfront oder gar in Amerika, wie neuerdings behauptet wurde, sich entwickelt haben, trat ihren Zug über die Erde erst im Frühjahr 1918 an, die ersten Mitteilungen über diese Erkrankung datieren etwa von Mai 1918. Der großen Sommerepidemie 1918 folgte die zweite noch schwerere sicher in Zentraleuropa pandemische Herbstwinterepidemie des Jahres 1918, die nach Faßbender etwa im Dezember 1918 erlosch (mit vereinzelten epidemischen Nachzüglern). Die dritte Grippeepidemie begann in Deutschland November-Dezember 1919, erreichte ihren Höhepunkt hier im Januar bis Februar 1920, klang im März 1920 ab und war im April 1920 erloschen. Aus diesen Daten lassen sich bereits wichtige Eigenarten der Beziehungen zwischen Grippe und Encephalitispandemien ableiten.

Über die epidemische Ausbreitung der Encephalitis sind wir durch die zahlreichen Publikationen der Literatur, insbesondere Zusammenfassungen von Economo, H. W. Maier, Kayser - Petersen, den französischen Sammelbericht, der von Netter vorgelegt wurde, sowie Faßbender orientiert, wenigstens soweit es sich um den zeitlichen Verlauf der Teilepidemien und das summarische Ergebnis der örtlichen Ausdehnung an größeren geographischen Bezirken handelt. Die feinere Verteilung in der Gesamtheit der kleineren geographischen Teilbezirke eines Landes ist auch für Deutschland trotz der Bemühungen Kayser - Petersens noch keineswegs genau durchgeführt. Ganz ungenügend sind unsere Kenntnisse über die Häufigkeit der Erkrankungsfälle. Daß die bisherige Statistik völlig unzureichend ist, wie Kayser - Petersen betont, steht außer allem Zweifel. Aus den in Preußen eingelaufenen amtlichen statistischen Meldungen, die zum Teil Faßbender mitteilt, gewinnt man den Eindruck, daß nur ganz wahllos hier und da die ausgesprochenen Fälle der Encephalitis lethargica gemeldet wurden, an anderen Stellen aber überhaupt keine Meldung erfolgte. Schuld daran mag vielleicht die Fragestellung nach „Encephalitis lethargica", nach der Schlafkrankheit tragen, obwohl gerade 1920 sehr viele Encephalitisfälle — abgesehen von den abortiven — in nicht lethargischen Formen aufgetreten waren. Abgesehen von anderen äußerlichen Gründen, welche die Meldungen hinderten, kommt hierzu die Tatsache, daß sicher sehr viele, ja man darf jetzt retrospektiv wohl sagen, eine Unmenge von Encephalitisfällen im akuten Stadium ärztlich verkannt waren. Vielfach hat sich die Erkenntnis der Erkrankung nur relativ langsam unter den praktischen Ärzten verbreitet, außerdem erwähnten wir die große Zahl der Kranken, die zunächst nur geringe grippale Allgemeinerscheinungen boten und erst später an einem chronischen Siechtum erkrankten, das erst nach Monaten als Gehirnerkrankung aufgefaßt werden konnte. Von diesen Fällen ist wohl niemals eine Meldung eingegangen, schon darum, weil an eine Infektiosität in diesem Stadium nicht mehr gedacht wurde. So begegnet es keinem Zweifel, daß Faßbender Recht hat, wenn er annimmt, daß in Preußen im Jahre 1920 weit mehr als die angemeldeten 520 Fälle in Wahrheit erkrankt waren. Man wird wohl mit der Annahme nicht fehlgehen, daß allein in Preußen im Jahre 1920 die Zahl der Encephalitiskranken viele Tausende betrug, deren unselige Folgeerscheinungen zum Teil erst nach langer Zeit manifest wurden. Datiert doch der Krankheitsbeginn der großen Mehrzahl der in Göttingen von mir beobachteten Fälle, welche nur einen Bruchteil der in Hannover und den Göttingen benachbarten westfälisch-hessisch-thüringischen Grenzbezirken Erkrankten umfassen (neben sporadischen Fällen aus entfernteren Gegenden) aus dem Jahre 1920 (s. u.). Von diesen kam die Mehrzahl ohne richtige Diagnose erst im Jahre 1921 in klinische Behandlung. Nur eine neue große amtliche Sammelstatistik, die sich an alle Ärzte und Krankenhäuser des Landes wendete, die unter genauem Hinweis auf die wichtigsten Krankheitserscheinungen, Angaben nicht nur über lethargische Encephalitis, sondern auch über andere Formen, namentlich die chronischen Resterscheinungen der Muskelstarre usw. und den Beginn dieser Erscheinungen erforderte, würde etwas mehr Licht in die Häufigkeit der Erkrankungen und deren Verteilung in den einzelnen Landesgegenden bringen. Bisher wissen wir nur so viel, daß an manchen Stellen zu bestimmten Zeiten eine besondere Häufung der schweren akuten Fälle bestanden hat.

In Anlehnung an die oben erwähnten Zusammenfassungen können wir nunmehr in Kürze über den Epidemieverlauf folgendes sagen:

Frühjahr 1915: Vermehrt sporadische Fälle in Rumänien (Letharg. u. myoklon. Form.-Urechia).

Winter 1915/16: Erste Epidemiefälle, Cruchet, Lépine, französische Front bei Commercy und Verdun. Einzelne Fälle in Rumänien (Urechia).

Sommer 1916: Keine sicheren Fälle.

Winter 1916/17: Erste Wiener Epidemie (Economo, Pal usw.). Klassisch „lethargische" Form mit Augenmuskellähmungen, gelegentlich meningitische Fälle (Encephalitis lethargica — Economo).

Vereinzelte Fälle in Leipzig (Strümpell). Größere französische Frontepidemie (Cruchet, Moutier, Calmettes). 40 Fälle. Name: Encephalomyélite diffuse.

Sommer 1917: Epidemie in Neusüdwales? (Mai 1917, Campbell, Breinl). 134 Kranke, 94 Todesfälle. Verschiedene Einzelfälle, z. B. Lyon. Bezeichnung: Paragrippe (!) ophthalmoplégo léthargique (Dor).

1918: März: Beginn der französischen Epidemie. Paris, Bourges, Rouen, Nordfrankreich, Algier (Lethargie, Augenmuskellähmungen, Fieber). Abklingen der Epidemie im Herbst 1918 (Bericht Netters über 71 Fälle); Name: Encephalitis letharg. (Netter anfangs), E. epidem. (Netter in späteren Publikationen). „Poliomesoencéphalite primitive avec narcolepsie" (de Saint - Martin et l'Hermitte).

April: Beginn der englischen Epidemie. Ophthalmopleg.-letharg. mit Parkinsonerscheinungen (London: Harris, Sheffield: Hall); Ende Juni bereits 228 Fälle. Epidemie über Winter 1918/19 hinausdauernd. Name: Epidemic Encephalitis (Buzzard, Wilson), Polioencephalitis epidemic (Picken).

Herbst: Beginn der Kieler Epidemie (I. Fall Reinharts bereits März 1918), Haupterkrankungszeit Februar/März 1919. Im ganzen ca. 40 Fälle. Variabler Verlauf: „klassische" Fälle, einzelne hyperkinetische, zerebellare Erscheinungen, amyostatische Erscheinungen usw. (Siemerling, Reinhart, Runge). Hamburg (Nonne), kleine Epidemie (14 Fälle). Hauptsächlich ca. Januar 1919. Stuttgart: (Dez. 1918 — Sommer 1919) wenige Fälle. München: (Januar 1919 bis Sommer 1919). Göttingen: Ein Fall Dezember 1918. Schweiz: Einzelfälle (Müller - Bergalonne, XII. 1918, Eichhorst). Griechenland: Karyophyllis 3 Fälle — September/Oktober 1918. Neuenglandsstaaten von Nordamerika: Beginn Oktober 1918 (Lethargie, Hirnstammlähmungen, gelegentlich akut amyostatische Erscheinungen) (Neal, Pothier, Ely Erstbeschreiber.). Uruguay: (Einzelne Fälle, Molinari).

Frühjahr 1919: Mehrere Einzelfälle: Holland, Westschweiz (Cramer, Repond). Mittl. Westen von Nordamerika (New Orleans usw.). Mexico, 1 Fall in St. Francisco. Berlin: Einzelne Fälle (Bernhardt - Simons) Wien: Wenige Fälle. Rom: Einzelne Fälle (Pecori).

Sommer 1919: Kleine Epidemien in verschiedenen Teilen Deutschlands (auch in Göttingen) und Wien.

Herbst 1919: Kleine Epidemie in den pazifischen Weststaaten von Nordamerika (House).

Herbst 1919 — Frühjahr 1920: Massenepidemie der Encephalitis in fast allen Ländern der Erde. Massenveröffentlichungen aus Deutschland, Schweiz, Österreich, Italien, Frankreich, ferner zahlreich England, Vereinigte Staaten, viele Fälle in Polen.

Weitere Veröffentlichung von Fällen aus Portugal, Spanien, Belgien, Dänemark, Schweden, Norwegen, Finnland, Kanada, Mexiko, Uruguay, Brasilien, Argentinien, Peru, Philippinen, indischer Achipel, China, Türkei, Palästina, Japan, Indien. — Beginn der großen Epidemie an einzelnen Stellen verschieden: Rom November 1919 (Pecori). Dezember 1919 bereits im größten Teil Italiens. Ferner Dezember 1919 Ruhrgebiet, Köln, Saargebiet, Frankreich. — Januar 1920: Ausbruch großer Seuche in Österreich, Frühherbst 1919 Beginn der Seuche in der Schweiz (Eichhorst, Staehelin). Hauptschub der Seuche in der Schweiz zweite Hälfte Dezember bis Januar/Februar 1920. — In Norddeutschland (Leipzig, Braunschweig) Hauptkrankheitsphase Frühjahr 1920 (Herzog, Bingel). Dortmund von Dezember 1919 ab (Rindfleisch; genauere Karten der Verteilung in Deutschland s. Kayser-Petersen). — Höhestadium der Seuche allmählich abklingend bis August/September 1920. — Kernzone der Massenepidemie wahrscheinlich Süddeutschland, Österreich, Schweiz, Italien, große Teile Frankreichs. (In Frankreich berechnet Netter mindestens 10 000 Erkrankungen, in Italien bis April 1920 amtlich gemeldet 3900 Erkrankungen und 1013 Todesfälle, in Rom allein 347 Fälle mit 93 Todesfällen.)

Verbreitung in manchen Ländern (z. B. Italien) offenbar ziemlich gleichmäßig diffundierend, in anderen Ländern jedoch, soweit jetzt feststellbar, ziemlich ausgesprochene regionale Differenzen (Berlin relativ selten; Göttinger Aufnahmebezirk ebenfalls, soweit schwere akute Encephalitis in Frage kommt. Massenherde der schweren akuten Form München, Dresden, Frankfurt a. M. usw.). Symptomatische Änderung der Seuche. Polymorphismus besonders hervortretend. Dabei aber prädominierend: Schwere toxische hyperkinetische Encephalitis, namentlich in den anfänglichen Massenschüben des Winters 1919/20 (Italien, Schweiz, Süddeutschland, Österreich, Frankreich [wenigstens in Teilen]), im Frühjahr 1920 allmählich überwuchernd leichte akute Erkrankungen (oft übersehen) mit folgender chronischer Encephalitis auch in Regionen, wo schwere hyperkinetische Encephalitis vorher selten war (Göttingen besonders deutlich). Regionär auch akut amyostatische Fälle epidemisch gehäuft (Berlin). Name jetzt meist Encephalitis epidemica. Mesencephalitis epid. (Umber), Neuraxitis epid. (Sicard).

Winter 1920/21: Erneute Seuchenschübe namentlich im Frühjahr 1921, in einzelnen Ländern (Polen, Frankreich, England) noch stark, auch in einzelnen Gegenden Deutschlands, aber offenbar weniger pandemisch, mehr nesterweise verstärkt. Ende der Epidemie?

Ende 1921: Bisher anscheinend nur vereinzelte Fälle.

Im Anschluß an diese Statistik mögen statistische Angaben über die Zeit des Krankheitsbeginn in 106 Fällen des eigenen Materials erfolgen. Hierbei muß ich freilich gleich vorausschicken, daß sich die Angaben nicht auf einen geographisch ganz einheitlichen Bezirk erstrecken, da wir außer dem niedersächsischen Kerngebiet mit den thüringisch-hessisch-westfälischen Randzonen, aus denen sich der hiesige Krankenbestand hauptsächlich rekrutiert, auch mehrere Kranke in der Statistik führen, die in anderen Gegenden Deutschlands (einer in England) ihren akuten Krankheitsschub durchgemacht hatten. Vereinzelte Anmerkungen in der folgenden Aufstellung mögen das mit erläutern. Die Hauptmasse der hier beobachteten Kranken koinzidiert freilich offenbar mit der Hauptwoge der Epidemie in Hannover und den schon genannten angrenzenden Gebieten. Selbstverständlich ist in der Aufstellung unserer Fälle nicht das hiesige Aufnahmedatum, sondern das Datum des offenbaren Beginns der akuten encephalitischen Erkrankung gewählt. Da wir so viele verkannte Fälle erst monate- und jahrelang nach Beginn der Erkrankung im amyostatischen Zustand hier aufnahmen und manche dieser Fälle einen schleichenden Beginn genommen haben, läßt sich in einigen Fällen der Beginn der Erkrankung nicht mehr mit aller Sicherheit feststellen.

Erkrankungsbeginn des Göttinger Materials:

1917, Mai? 1 Fall. „Lethargisch"; sehr allmähliche chronische Progression; amyostatische (?) Unruhe; temporale Abblassung (Südhannover).

Dezember (1 Fall). (Unteres Werratal); klassisch mit Delirien; chronisch: halbs. Hemiamyostase.

1918, Januar (1 Fall). Eichsfeld bzw. Kassel? Akut grippale Erkrankung; chronisch schwere Amyostase.

Mai (1 Fall). In englischer Gefangenschaft; akut: Klass.; chronisch: progressive Amyostase.

Herbst (1 Fall). Kurze klassische Erkrankung; später Amyostase.

Dezember (1 Fall). Südhannover; „letharg." asthe. ophthalm., Heilung.

1919, April (1 Fall). Letharg. ophthalm. Heilung.

Mai (1 Fall). Niederrhein. Hirnstammlähmungen und Chorea; chron. Amyostase.

Dezember (1 Fall). Akut: letharg. ophthalm, chronisch: Amyostase.

Herbst (2 Fälle). Datum nicht genau feststellbar. Schleichender Beginn zur Amyostase vergierend.

November? (1 Fall). Akut: letharg., chronisch: Amyostase.

1920, Januar Beginn der großen Epidemie (7 Fälle). Vielfach initial starke Delirien.

      2 „klassisch";

      0 Chorea;

      5 nach initialen grippalen und letharg. Symptomen Folgeerscheinungen; dreimal Amyostase.

Februar bis Mai Hauptschub (64 Fälle), und zwar Februar (12), März (18), April (24), Mai (6). Darunter 5 × ausgesprochene choreat. myoklon. Encephalitis (verschiedene mit geringeren myoklon. usw. Beimengungen). 35 Fälle mit Delirien initial oder im Hauptstadium.

Frühjahr (unbestimmt) 1920 (4 Fälle).

Gesamtcharakter der Frühjahrsepidemie: Meist hypersomnisch ophthalm. Phasen in akutem Stadium (verschiedene Syndrome; vereinzelt rein lethargisch). Achtmal verwaschene akute Erscheinungen der Allgemeininfektion mit Asthenie, Somnolenz, Neuralgien, Kopfschmerzen. 35 × chron. Amyostase, die anderen meist Resterscheinungen.

1920, Juni (1 Fall). Akut myoklonisch; Resterscheinungen.

Juli (3 Fälle). Einmal akute Bulbärparalyse. Einmal verwaschen initial mit Daueramyostase. Einmal akut delir. mit Daueramyostase.

August (1 Fall). Abortiv mit langsamer Rekonvaleszenz.

November (1 Fall). Akut hypersomnisch. Amyostatische Erscheinungen; heilend.

Herbst? (1 Fall). Schleichend, amyostatisch.

Oktober (1 Fall). Verwaschen, grippös; chron. Amyostase.

November (2 Fälle). Einmal hypersomnisch; Heilung. Einmal „Schlafgrippe" mit temporal. Abblassung.

Dezember (1 Fall). Schwere myoklon. letharg. Erkrankung, Heilung.

1921, Januar (1 Fall). Schwere akute Infektion mit typhöser Fieberkurve. Heilung mit Resten (Tic, Serratuslähmung).

Februar (4 Fälle), März (3 Fälle). Sehr verschiedenartige Symptome. Nur zweimal schwere akute, encephalitische Syndrome. Viermal chron. Amyostase.

April (3 Fälle). 2 Kurz grippal akut, dann progress., amyostat.; 1 Fall akut amyostat mit leichten klassischen Syndromen, langsame Heilung.

Mai (1 Fall). Langsam progressiv amyostatisch.

Die etwas rudimentären Angaben über die Epidemiologie der Encephalitis, die hier niedergelegt sind und eines sorgfältigen Ausbaues natürlich noch eingehend bedürfen, genügen doch, um die epidemiologischen Beziehungen zwischen Encephalitis und pandemischer Grippe zu klären. Wir können kurz folgende gesicherten Gesichtspunkte notieren:

Epidemiologische Beziehungen zwischen epidemischer Encephalitis und pandemischer Grippe sind vorhanden. Namentlich die Massenpandemien beider Erkrankungen im Winter 1919/20 stehen in engem zeitlichem Konnex, aber auch die Winterepidemien 1918/19 zeigen den Zusammenhang deutlich. Wenn wir unter Rückbeziehung auf das vorige Kapitel hinzufügen, daß alle bisher bekannten großen Encephalitisepidemien, die mit der jetzigen identisch sein dürften, ebenfalls in zeitlichem Zusammenhang. mit schweren Seuchen der Influenza oder influenzaartigen Erkrankungen stehen, namentlich die Sydenhamsche Seuche, die Tübinger Schlafkrankheit, die Nona, kann ein Zweifel darüber nicht erlaubt sein, daß das gemeinsame Auftreten von Grippepandemien und Encephalitisepidemien kein zufälliges ist.

Die Beziehungen zwischen den beiden Erkrankungen sind aber eigenartige: Die beiden Erkrankungen decken sich in ihrem Höhestadium äußerst selten. Die ersten Epidemien der Encephalitis gehen sicher der ersten pandemischen Aussaat der letzten Seuche jahrelang voraus. Gelegentlich kann diesen prägrippösen Encephalitisteilepidemien eine Steigerung der endemischen Grippeerkrankungen parallel gehen, wie sie auch ohne Steigerung der stets vorhandenen sporadischen Encephalitisfälle überall vorkommen kann. Aber diese Steigerung der endemischen Grippe kann in den Encephalitisepidemien vor der Grippepandemie auch fehlen. In den weiteren Seuchenzeiten treten die Encephalitisepidemien häufig zur Zeit des Abklingens der Grippepandemie auf. Dies gilt schon für die Epidemien hyperkinetischer Encephalitis, in besonders verstärktem Maße für die leichten grippalen Initialstörungen mit verwaschenen Hirnerscheinungen, denen die schwere chronisch progressive Amyostase folgt.

Außerdem finden sich merkwürdige lokale und zeitliche Diskrepanzen zwischen Grippe und Encephalitis. Im Sommer 1918 sahen wir bei der schweren Grippepandemie, die außerordentlich viele Opfer an Pneumonien, Empyemen, Herzschwäche usw. forderte, so gut wie niemals Encephalitis in Deutschland, während sie in Frankreich und England grassierte. Im Herbst 1918 war wohl die schwerste Grippeepidemie, die Deutschland heimsuchte; die Encephalitisnester waren vereinzelt, in Hamburg, Kiel, einigen Orten Süddeutschlands und hier später als die Grippe. Die Grippeepidemie 1919/20 in Deutschland war — wir folgen den Angaben Faßbenders — gutartiger als im Herbst vorher; dagegen die Encephalitis quoad vitam viel bösartiger, auch die Dispersion der Encephalitis eine viel größere, wenn auch jetzt noch nicht ganz analog der Grippeverbreitung. Das sind alles wichtige Befunde, an denen nicht vorübergegangen werden kann, die in ihrer Totalität viel bedeutsamer für die Krankheitsauffassung sind als gelegentliches Sichdecken der Epidemien.

Die Beziehungen der grippalen Erkrankung im Einzelfall zur folgenden Encephalitis sind schon im klinischen Teil bei Besprechung der Prodrome gewürdigt. Wir betonen hier wiederum, daß für die pathogenetischen Erwägungen

die konstanten, habituellen Befunde wichtiger sind als die irradiierenden aus dem
Kern der Meistbefunde herausragenden Sonderbefunde. Wir rekapitulieren,
daß grippale Prodrome im weitesten Wortsinn fehlen können, oft allerdings
vorhanden sind, daß aber die banalen katarrhalischen Grippesymptome in großen
Epidemien zurücktreten hinter den vagen Allgemeinerscheinungen einer nervös-
fieberhaften Allgemeininfektion, daß diese Erscheinungen auffallend häufig
abklingen und erst nach einer gewissen Latenzzeit die „Encephalitis" manifest
wird. Die vagen grippösen Prodrome sind auch der akuten Poliomyelitis, der
epidemischen Genickstarre, zwei Krankheiten, von denen wenigstens die letztere
niemand in eine gradlinige Beziehung zur Grippe zu bringen wagen wird, nicht
fremd. Wenn wir die verwandten grippösen Prodrome der Encephalitis anders
werten, so geschieht das hauptsächlich aus der epidemiologisch gewonnenen Erfahrung von der engen Zusammengehörigkeit der Seuchen.

Anders als bei der „Grippe" ist auch die Kontagiosität. Wir müssen allerdings
mit der Möglichkeit rechnen, daß eine direkte Übertragung der Encephalitis
von Mensch zu Mensch besteht. P. F. Lévy, Castelli (2 Fälle in einer Familie),
Sternberg, Ascoli (je einmal Hausinfektion), Schlesinger hatten uns das
schon wahrscheinlich gemacht. Hierzu kommen dann die interessanten Ermitt-
lungen Netters, der eine selten reiche Gelegenheit zur Feststellung von Infektionen hatte, die jedenfalls den Verdacht der Kontaktwirkung besitzen, und auch
von anderen Kollegen ähnliche Fälle in Erfahrung brachte. Z. B.: 14jähriges Mädchen, März 1918 Encephalitis, September 1920 Rezidiv mit Augenmuskellähmung;
der 60jährige Vater erkrankt Dezember 1920 am myoklonischer Encephalitis.
Mehrmals Verdacht der Übertragung durch gesunde Zwischenträger in der Familie mit mehrmonatlichem bis $1\frac{1}{2}$jährigem Intervall, mehrfach Erkrankungen
in einer Familie, Mac Nalty konnte sogar in einem Heim 12 Erkrankungen unter
22 Bewohnern des Heims feststellen. Aber diese Kontagiosität ist, wie Netter
selbst zugibt, gering. In großen Internaten von 500 und mehr Personen erkrankt
ein Kind; unter den Fällen des eigenen Materials findet sich kein Fall mit be-
weisbarer Kontagiosität der Encephalitis. Häufig ist auch die prämonitorische
„Grippe" isoliert, d. h. in der Umgebung des Encephalitiskranken fehlen Grippe-
infekte, wie schon Nonne betont. Mehrfach konnte ich aber auch feststellen,
daß in einer Familie mehrere oder alle an der „Grippe" litten, und nur einer der
Kranken bot davon später die progressiv amyostatisch encephalitischen Erscheinungen. Viel seltener ist die anscheinende Übertragung einer schweren
Grippe (Grippepneumonie) von reiner Encephalitisquelle aus. Schlesinger
berichtet über solche Fälle, die ich nie sah.

Weniger klar sind die Beziehungen zwischen der regionalen Ausstreuung der
Grippe und der Encephalitis. Die Wanderung der Encephalitis können wir
wenigstens zum Teil noch deutlich in den ersten Encephalitisepidemien verfolgen:
Sommer 1918 Frankreich, England; Herbst 1918 Ostküste Amerikas; Frühling 1919
Mittelstaaten Amerikas; Herbst 1919 pazifische Westküste. Ähnliche Wande-
rungen sehen wir bei der Grippe. Im Jahre 1919 waren wohl große Teile der
Erde mit Grippevirus und vielleicht auch Encephalitisvirus durchseucht. Warum
aber Ende 1919 schlagartig an den verschiedensten Teilen der Erde diesseits und
jenseits des Ozeans die Encephalitisepidemie explosiv aufflammte, bleibt ein bio-
logisches Geheimnis; für die Grippepandemie aber nicht minder. Eine Wan-

derung der Seuche von Herden in Italien nach Österreich hinüber kann noch plausibel gemacht werden (als wenn der Föhn die Seuchekeime herübergebracht hätte — E c o n o mo), aber die zeitlichen Differenzen des Aufflackerns der Seuche in den entferntesten Erdgebieten sind nicht so große, daß wir ein Verständnis für diesen gewaltigen Schub der Pandemie gewinnen könnten, ganz gewiß nicht, wenn wir annähmen, daß reisende Zwischenträger das Virus in die entferntesten Regionen übertragen hätten; aber auch die Annahme einer Übertragung des Keims durch die Luft bietet uns keine Analogien mit anderen Infekten. Ein Geheimnis bleibt es daher, aus welchen Ursachen in einer relativ engen Zeitepoche ein wahrscheinlich überallhin verbreitetes Virus mit einem Male überall eine biologische Umbildung gewonnen hatte, die es zu dieser explosiven Kraft befähigte.

Eher könnten wir uns die australische Epidemie 1917 verständlich machen, wenn wir annehmen, daß gesunde Militärpersonen von der französischen Front 1916/17 das Virus in ihre Heimat verschleppt hätten. Freilich ist es doch nicht so sicher, ob die australische Epidemie mit der epidemischen Encephalitis wirklich identisch ist. Es bestanden klinische Differenzen (vorwiegend Erkrankung kleiner Kinder, Beginn mit Konvulsionen) und auch anatomische (Erweichungsherde in akuten Stadien), die eine zwanglose Identifizierung der Erkrankungen nicht ohne weiteres zulassen. Sehr merkwürdig und biologisch unaufgeklärt ist endlich die den größeren Epidemien vorangehende Vermehrung der wohl stets hier und da auftretenden sporadischen Encephalitisfälle, wie wir das an den präepidemischen Fällen der französischen Front 1915/16, in Rumänien 1915, also in verschiedenen geographischen Bezirken sehen; es würde nicht überraschen, wenn auch aus anderen Ländern noch über ähnliche Erfahrungen berichtet würde. Nur im Zusammenhang mit dem eingehenden Studium der Entwicklung der letzten Grippepandemien könnte diese rätselhafte Erscheinung dem Verständnis nähergebracht werden.

Mag so in der Epidemiologie der Encephalitis noch Vieles der Klärung bedürfen, so haben wir doch in den epidemiologischen Beziehungen zwischen Grippe und Encephalitis schon eine Reihe von Erfahrungen, die in der Pathogenesefrage herangezogen werden können.

IV. Pathogenese.

Die Darstellung der klinischen Symptomatologie, des klinischen Verlaufs und der pathologischen Anatomie der epid. Encephalitis ergibt eindrucksvoll, daß wir es mit einer klinisch - anatomischen Einheit zu tun haben.

In klinischer Beziehung lassen sich trotz der anfangs verwirrend erscheinenden Vielgestaltigkeit der Erscheinungen mehrere charakteristische und wichtige Punkte feststellen, welche die Eigenart der epidemischen Encephalitis dartun. Diese Eigenart besteht erstens darin, daß wir durch alle Epidemien hindurch bestimmte Symptome prädominieren sehen, nämlich die echte Schlafsucht, welche wir in den klassischen Fällen von Benommenheit und Somnolenz trennen können, zweitens die flüchtigen Ausfallserscheinungen der Hirnnerven durch Erkrankung der Hirnstammkerne, drittens die oft eigenartigen

extrapyramidalmotorischen Störungen, atonische, hypertonisch-amyostatische und hyperkinetisch-irritative Störungen.

Eine zweite klinische Eigentümlichkeit der epidemischen Encephalitis beruht in der frappanten Seltenheit von Symptomen, die bei anderen Hirnerkrankungen, auch Encephalitiden, häufig sind, insbesondere ausgesprochenen und nicht ganz flüchtigen Läsionen der Pyramidenbahn, ferner schwereren Rinden- und generalisierten epileptischen Anfällen, sensiblen Ausfallserscheinungen und kortikalen bzw. suprakapsulären herdartigen Ausfallserscheinungen überhaupt.

Eine dritte Eigentümlichkeit der Erkrankung liegt in der relativen Häufigkeit zentraler Schmerzen und bestimmter vegetativer Störungen, insbesondere des Speichelflusses und der Salbenhaut, sowie in dem gelegentlichen Auftreten bestimmter motorischer pseudo-spontaner Bewegungen, die wir bei andern Hirnerkrankungen kaum oder noch nicht kennen gelernt haben, sowie in der Feststellung von im Kern organogenen, aber auf Anhieb rein psychogen anmutenden Erscheinungen, wie der dyspnoisch-dysmimischen Anfälle.

Eine vierte und sehr wichtige Eigenart der Encephalitis ist, wie mir scheint, die Neigung der Erkrankung zu immer wechselnder lokaler Häufung von Symptomen, Syndromen und Verlaufsarten, so daß etwa in der einen Epidemie die klassisch-lethargischen, in einer anderen die hyperkinetisch-choreatischen, in wieder anderen lokalen Epidemien die „myoklonischen" Erscheinungen vorherrschen. Ja, es gibt selbst Epidemien, in denen die Erkrankung sich klinisch ganz in einem Singultus erschöpft. Dennoch kommen dieselben Erscheinungen gelegentlich bei jeder Teilepidemie der Encephalitis vor.

Eine fünfte Eigentümlichkeit besteht in der merkwürdigen, mit dem zeitlichen Ablauf der Epidemie zunehmenden Eigenart des Verlaufscharakters, in der Feststellung, daß neben rein akuten und subakuten, im Prinzip heilfähigen Formen eine chronisch-progressive Verlaufsform besteht, bei welcher die Neigung zu im Kern ganz umschriebener Symptomgestaltung in besonders hohem Maße auftritt. Diese Eigenart ist vielleicht besonders wichtig, da wir sonst eigentlich keine epidemische Seuche kennen, welche ebenso gut ganz akut, wie ganz chronisch verlaufen kann. Wir kennen ein derartiges Verhalten bisher eigentlich nur von endemischen Infektionserkrankungen, wie der Syphilis (des Nervensystems), der Tuberkulose.

In pathologisch-anatomischer Beziehung bestehen ebenfalls charakteristische Eigentümlichkeiten: die relative Geringfügigkeit des makroskopischen Befundes, zweitens die Seltenheit makroskopisch sichtbarer Erweichungen und Thrombenbildungen, in akuten Stadien auch der mikroskopischen Seltenheit von Erweichungsstellen, dementsprechend Seltenheit von Nekrosen der nervösen Substanz, der Gefäßwände und Seltenheit von Fettkörnchenzellen in akuten Stadien, drittens die vorwiegend lymphoide Natur der perivaskulären und intraadventiellen Infiltrate (vielleicht mit Ausnahme der initialsten Stadien, in denen auch Leukocyten mehr auftreten), neben diesen Infiltraten die starken proliferativen Erscheinungen an der Glia und Wucherungserscheinungen der Adventitialzellen.

Viertens: die prädilektive Verteilung der Entzündungsprozesse in akuten Stadien auf vorwiegend graue Bestandteile im Hirnstamm, Höhlengrau und großen Ganglien. Es kann zwar jeder Teil des Zentralnervensystems gelegentlich miterkranken, doch ändert diese Feststellung nichts an der generellen Prädilektivität. Häufiger kommt es zu ganz diffusen alterativen Veränderungen der Großhirnrinde usw. neben den lokalisierteren Entzündungen.

Entsprechend der Seltenheit von Erweichungen und Fettkörnchenzellen im akuten Stadium kann man auch weiterhin den langsamen Abbau der nervösen Substanz in den akuten Stadien als charakteristisch bezeichnen.

Über die Veränderungen bei chronisch-progressiven Encephalitiden können wir noch nichts prinzipiell Zusammenfassendes sagen, da viel zu wenig Fälle untersucht worden sind.

Diese zahlreichen und mannigfaltigen klinisch-anatomischen Eigentümlichkeiten stellen in ihrer Gesamtheit ein so einheitliches Bild dar, daß die nosologische Selbständigkeit der epidemischen Encephalitis durchaus gesichert erscheint, da wir alle diese Eigentümlichkeiten in einer ungeheuren Menge von Fällen bei den verschiedensten Epidemien in allen Teilen der Erde gesehen haben. Immer und immer wieder haben wir den gemeinschaftlichen, den einheitlichen, wenn auch keineswegs einfachen Kern feststellen können, an den sich das Atypische, das Inkonstante, das Akzidentelle herankristallisiert, aus dem Kern hervorragt, wie die Protuberanzen, die aus dem Sonnenkern hervorragen.

Allerdings dürfen wir uns nicht dem Irrglauben hingeben, als wenn wir jemals ein rein klinisches Symptom, eine rein histologische Veränderung finden könnten, die nur dieser Erkrankung eigentümlich ist, nicht auch wenigstens sporadisch bei anderen Erkrankungen vorkommt oder vorkommen könnte. Wir dürfen uns weiter nicht wundern, wenn wir einmal Fälle von einer so großen Atypizität finden, daß wir nach den bisherigen Kenntnissen klinisch wie anatomisch noch im Zweifel bleiben müssen, wohin die Erkrankung zu ordnen ist. Und endlich ist es nicht weiter erstaunlich für uns, wenn wir nicht nur Berührungspunkte mit anderen Encephalitiden, sondern auch gelegentlich Kombinationen mit andersartigen Erkrankungen haben. Wir haben nach solchen Befunden jedenfalls nicht die Berechtigung, an der klinisch-pathologischen Einheitlichkeit, der nosologischen Selbständigkeit der Encephalitis zu zweifeln, nicht die Berechtigung, einfach, wie Jaffé das tut, von einer infektiös toxischen Encephalitisgruppe schlechthin zu sprechen, da wir bei einem solchen Standpunkte schließlich überhaupt nicht mehr in die Lage kommen würden, einzelne Krankheiten voneinander abzugrenzen. Denn wir wollen nicht vergessen, daß das Suchen nach wirklich reinen Krankheitstypen ein Phantom ist, das jede Systematik von vornherein ausschaltet.

Wir sehen, daß auf dem Schwestergebiete der Neurologie, der Psychiatrie kein anderer als Kraepelin bei Besprechung der Einteilung der Seelenstörungen in ähnlicher Weise darauf hingewiesen hat, daß wir „. . . überall da, wo wir den Versuch wagen, Lebensvorgänge ohne Rest und ohne Zwischenstufen in ein Schema einzuordnen . . ., die Erfahrung machen, daß sich die anfangs scharf erscheinenden Grenzen bei genauerer Erkenntnis des Gegenstandes mehr und mehr verwischen, daß bei jedem Beobachtungstypus zahllose, unmerklich abweichende Glieder zu den benachbarten Formen herüberführen" und „sehen wir doch auch in der inneren Medizin selbst die eigenartigsten Krankheitsgruppen, die akuten Infektionskrankheiten sich durch eine Menge von nichtausgesprochenen, abortiven, gemischten Fällen allmählich in anders benannte Krankheitsspezies verlieren, so daß sich bakteriologische und klinische Kennzeichen durchaus nicht immer decken".

Trotz dieser Verwaschenheit der Grenzen hat Kraepelin durchaus nicht auf die Unfruchtbarkeit jeder Systematik gefolgert, sondern im Gegenteil aus Typen mit gemeinsamer Ätiologie, Symptomatologie und Verlaufsart ein System der Psychosen von bis dahin unbekannter Geschlossenheit aufzubauen versucht. Mag auch die Umgrenzung der speziellen von Kraepelin aufgestellten Gruppen und Krankheitseinheiten infolge der Kompliziertheit der psychiatrischen Probleme eine nur provisorische Bedeutung haben, so kann doch an der Berechtigung zur Aufstellung und Erreichbarkeit bestimmter Typen auch in der Psychiatrie trotz der nirgend erreichbaren Geschlossenheit solcher Typen nicht gezweifelt werden und erst recht nicht in der Neuropathologie, wo wir in der sinnfälligeren Natur der körperlich neurologischen Phänomene, der häufigeren Möglichkeit der Kontrolle durch die pathologische Anatomie viel festere Anhaltspunkte für die Umgrenzung der Typen sehen.

Bei dieser Umgrenzung der Krankheitstypen werden wir aber, da feste Grenzen naturgemäß unmöglich sind, dem typischen Befund mehr Wert beimessen müssen, als dem atypischen, das Konstante vor dem Inkonstanten betonen. Nur auf diesem Wege gewinnen wir eine feste Arbeitsgrundlage, welche wir bei pathogenetischen Fragen aller Art benützen können.

Wir können an der nosologischen Selbständigkeit der abgegrenzten Gruppe auch dann festhalten, wenn die vorläufig noch nicht abgeschlossene ätiologische Forschung uns lehren sollte, daß die Encephalitis parasitologisch unspezifisch ist oder besser ausgedrückt, daß das Virus der epidemischen Encephalitis auch andere Erkrankungen hervorrufen kann, da uns bei der nosologischen Einheitlichkeit der Erkrankung die Annahme einer parasitologisch vielfältigen Ätiologie unwahrscheinlich ist. Wir haben hier nur ein einfaches Beispiel nötig, um zu zeigen, daß die parasitologische Einheitlichkeit an der klinisch-anatomischen, der nosologischen Verschiedenartigkeit verschiedener Erkrankungen nichts ändert, das ist der Hinweis auf die Lues des Nervensystems und die Paralyse. Selbstverständlich enthebt uns die Feststellung, daß auch bei der Paralyse Spirochäten im Gehirn vorkommen, daß die Paralyse vielleicht eine reine Spirochätose des Gehirns ist, nicht der Pflicht, die Paralyse nosologisch von anderen luischen Erkrankungen des Nervensystems abzugrenzen, und nur in diesem Falle gewinnen wir die Möglichkeit, den klinischen Eigentümlichkeiten, den theoretisch-pathogenetischen und therapeutischen Problemen der Paralyse näher zu kommen. Und auch die Feststellung, daß Kombinationen von gummöser Lues mit Paralyse vorkommen, daß es selbst vielleicht Übergänge von tertiärer luischer Encephalitis zur Paralyse gibt, ändert an der nosologischen Selbständigkeit der Paralyse nichts. Bei der epidemischen Encephalitis haben wir die gleichen Erwägungen anzustellen.

Auf dem Boden dieser Anschauung fällt die Abgrenzung der epidemischen Encephalitis von der sog. Grippeencephalitis Strümpell-Leichtensterns nicht schwer. Diese ist im Prinzip klinisch-pathologisch mit unserer Erkrankung gar nicht zu vergleichen. Die Leichtensternsche Encephalitis ist überhaupt keine epidemische Erkrankung, sondern eine Gelegenheitsencephalitis, die in vereinzelten Fällen, meist bei schweren, oft katarrhalisch-pulmonalen Grippefällen zum Ausbruche kommt. Oppenheim erwähnt, daß sie sich gewöhnlich erst nach Ablauf der Influenza einstellt. Demgegenüber hat aber Leichtenstern in seiner bekannten Monographie über Influenza betont, daß die apoplektiformen encephalitischen Erscheinungen sich im Anfange oder auf der Höhe der Influenza unter hohem Fieber und schweren Gehirnsymptomen und nur ausnahmsweise in der Rekonvaleszenz als Rezidiv entwickeln. Ein derartig direkter zeitlicher Zusammenhang, oder die Kombination mit einer schweren pneumonisch-bronchitischen Erkrankung bei der Autopsie als Ausdruck der Zusammengehörigkeit von Encephalitis und Grippepneumonie begegnet uns vielfach in der älteren wie in der neueren Literatur bei früheren, wie bei den letzten Grippeepidemien (Pfuhl, Nauwerk, A. Fränkel, Fürbringer, Economo, Högler, Leschke (F. 2), Marcus, Eichhorst). Ich selbst habe auch in Kiel einen sehr charakteristischen Fall gesehen, in welchem die Encephalitis, die klinisch wie pathologisch durchaus den Charakter der Großhirn-, der Grippeencephalitis bot, während einer akuten Grippepneumonie zum Ausdruck gekommen war. In anderen Fällen, in denen die Encephalitis nach dem Acmestadium der Grippe einsetzte, war die Dauer des Rekonvaleszenzstadiums noch gewöhnlich eine kurze, in den ätiologisch wirklich zur Influenza gehörigen Fällen war meist eine schwere Grippe vorausgegangen, die eine schwere Schädigung des Organismus, insbesondere des Blutgefäßapparates, öfters auch, wie mehrfach aus der Literatur ersichtlich, Blutungen oder Entzündungen an anderen Körperstellen (Darm, hämorrhagische Enteritis) verursacht hatte. Wenn wir die klinischen Erscheinungen der Encephalitis infolge derartiger Gefäßschädigungen erst einige Tage nach Ablauf des akuten Grippefiebers zum Ausdrucke kommen sehen, werden wir kaum die Berechtigung haben, sie auch nur bildlich unter dem Gesichtspunkt einer Nachkrankheit der Grippe aufzufassen, während die Verhältnisse bei der epidemischen Encephalitis, die sich hinsichtlich der neurologischen Phänomene so häufig erst wochenlang nach Ablauf der grippösen Erscheinungen zu manifestieren beginnt, doch andere zu sein scheinen. Es kann jedenfalls kein Zweifel sein, daß man, wenn man die wenigen Fälle von Grippeencephalitis mit den vielen Fällen epidemischer Encephalitis vergleicht, relativ viel häufiger die Grippeencephalitis bei schwerer katarrhalisch-pulmonaler Grippe und während des Höhestadiums der Grippe zum Ausdruck kommt.

In klinischer Beziehung ist die Strümpell - Leichtensternsche Encephalitis, auch diejenige Form derselben, welche wegen ihres klinischen Zusammenhanges mit Influenza als Grippeencephalitis bezeichnet wird, eine Großhirnencephalitis, bei der also gerade diejenigen Erscheinungen, die bei der epidemischen Encephalitis selten sind, die schweren Pyramidenlähmungen, Mono- und Hemiplegien, Jacksonanfälle, Aphasien usw. Gewohnheitssymptome darstellen. Alte wie neue Beobachtungen zeigen uns das deutlich (Biermer, Leichtenstern, Fürbringer, Eichhorst, Bilhaud, Senator - Virchow, A. Fränkel, Nauwerck, Königsdorf, Schmidt, Pfuhl, Nonne, Högler, Economo, Leschke, Marcus usw.). Gelegentlich kombinieren sich epileptische und spastische Zustände mit tonischen tetanusartigen Anfällen (Berger). Der Verlauf ist ein im Prinzip (natürlich nicht immer im Einzelfall) anderer, der Beginn häufig ein apoplektiformer, schwere meningitische Begleiterscheinungen nach apoplektiformem Beginn etwas besonders Typisches. Der Verlauf ist im allgemeinen ein akuter. Heilungen kommen zwar auch vor, aber die

Herdsymptome sind generell nicht im entferntesten so flüchtig wie bei der epidemischen Encephalitis. Das gewohnheitsmäßige Auftreten der bei der Epidemica bemerkten Hauptsymptome fehlt der Grippeencephalitis natürlich ganz. Für letztere Erkrankung halten Groß und Pappenheim das Fehlen der entzündlichen Erscheinungen im Liquor cerebrospinalis charakteristisch, dieser Befund ist aber nicht eindeutig.

In anatomischer Beziehung sind die Differenzen besonders schlagende, wenn man die Befunde der im Verlaufe schwerer katarrhalischer Grippeerkrankungen plötzlich aufschießenden sporadischen Gelegenheitsencephalitiden auf der einen Seite den Befunden der im Verlauf großer Epidemien zum Exitus gekommenen Fälle, bei denen eigentlich grippöse Erscheinungen ganz gefehlt haben können, gegenübergestellt. Hier hat schon Economo 4 differente Gruppen der direkten Grippeschädigung des Gehirns aufgestellt, nämlich: toxische nicht entzündliche Erkrankungen, toxische Erkrankungen und Blutungen, multiple hämorrhagische oder eitrige Encephalitis und endlich nicht eitrige Encephalitiden mit kleinzelligen Infiltrationen. Vergleichspunkte mit der epidemischen Encephalitis bietet überhaupt nur die vierte Gruppe, aber diese ist nach Economo mehr eine Leuko- als Polioencephalitis und anders lokalisiert, während unter den toxischen Veränderungen schwere Gefäßwandnekrosen hervorstechen, die bei der epidemischen Encephalitis nur selten sind. Auch aus der Einteilung Siegmunds in zwei Gruppen, erstens metastatisch-mykotische Prozesse bei septischer Grippe: Meningitis und Encephalitis, zweitens toxische Prozesse nicht entzündlicher Art, Purpura cerebri oder sog. Encephalitis hämorrhagica (Staseblutungen mit reaktiver Veränderung der Hirnsubstanz), ergeben sich pathologische Verschiedenheiten gegenüber der epidemischen Encephalitis zur Genüge, nur müßte man noch eine dritte Gruppe der Grippeencephalitis angliedern, in der die Arterienthromben (von Monakow), wahrscheinlich teilweise auf dem Boden von Gefäßwandalterationen mit sekundären hämorrhagischen Erweichungen und sekundären exsudativ reparatorischen Erscheinungen, im Vordergrunde stehen. Eine solche Erweichung lag auch in dem von mir beschriebenen Falle von Grippeencephalitis vor, daneben waren auch primäre entzündliche Veränderungen an den Meningen nachweisbar.

Während der Influenzapandemie 1889—1894 sind genauere histologische Untersuchungen zwar noch nicht vorgenommen worden, aber auch schon der makroskopische Befund der zur Autopsie gekommenen Fälle erweist deutlich die großen Differenzen auf pathologischem Gebiete. Es sind damals gewöhnlich große makroskopisch erkennbare, oft genug vereinzelte und umschriebene Herde, oft hämorrhagischer Natur, seltener von zitronengelber Farbe, häufig schon in den akuten Stadien Erweichung der Hirnsubstanz gefunden worden. Darauf habe ich bereits unter Hinweis auf mehrere damals veröffentlichte Fälle in meiner Arbeit über die Pathologie der Encephalitis lethargica hingewiesen. Schröder und Pophal haben noch mehr Fälle aus diesen Jahren sammeln können. Öfters ist dann weiterhin die Grippeencephalitis mit einer eitrigen Meningitis verbunden, die schon Leichtenstern als Influenzaerkrankung beschreibt. Neuerdings ist diese Influenzameningitis von Bender wieder zusammenfassend behandelt worden. Derartige eitrige Influenzameningitiden sind der epidemischen Encephalitis offenbar ganz fremd.

Die Besondersartigkeit der reinen und direkt grippalen Veränderungen des Gehirns wird uns dann noch deutlicher durch neuere Befunde anatomischer Veränderungen des Gehirns bei Grippeepidemien, in denen die Schädigung des Blutgefäßapparates besonders stark war. Ich weise namentlich auf die Untersuchungen von Schmorl, Koopmann, Marcus hin. Schmorl sah in 15 unter 44 Autopsien von Grippe eine sog. hämorrhagische Encephalitis, d. h. massenhaft kleine Blutungen in weißen Marklagen, in zentralen Ganglien, dem hinteren Abschnitt des Balkens, zum Teil Ringblutungen mit nekrotischen Zentren, aber keine stärkeren Entzündungserscheinungen im Bereiche der Blutungen oder, wenn Kokkenembolien innerhalb der Kapillaren liegen, Infiltrationen mit Eiterkörperchen im Bereich der Blutungen. Koopmann sah unter 342 Fällen, in denen allerdings nicht stets die Schädelsektion gemacht wurde, siebenmal Hirnentzündung und zwar mikroskopisch dann Ringblutungen und lockere serösleukozytäre Infiltrate um die kleinen Hirngefäße, ebenso Nekrosen im Zentrum der Herde und evtl. auch der Gefäßwand. Unter 108 weiteren Sektionen des Jahres 1920 wurden viermal Hämorrhagien mit Ringblutungen, sechsmal Meningitis serosa und nur einmal Encephalitis mit perivaskulären Zellmänteln gesehen. Marcus weist u. a. darauf hin, daß die Gefäßwand und deren Zellen in frühem Stadium vom Krankheitsgifte befallen werden.

Ein Anhänger der Identifizierungstheorie, Mittasch, der im Schmorlschen Institut 54 Fälle von Grippeencephalitis untersuchte, gibt an, daß auch bei der Grippeencephalitis kleinzellige Infiltrationen, frische und ältere Blutungen, diffuse oder typische Ringblutungen, diffuse und herdförmige Wucherungen der Glia, alle möglichen Degenerationsvorgänge der Ganglienzellen vorkommen. Aber aus den Bemerkungen von Mittasch geht auch nur hervor, daß es Fälle von Grippeencephalitis gibt, die durch Einzelbefunde der epidemischen Encephalitis angeglichen sind (echte Ringblutungen mit zentralem Nekroseherd gehören nicht dem Typus der Epidemika an). Zum Gesamtprozeß gehört aber nicht die Feststellung von Einzelbefunden, sondern nur die gesamte Kombination von makroskopischen Befunden, lokaler Verteilung der Entzündungsvorgänge und der Stärke der Schädigung des ektodermalen Gewebes in akuten und chronischen Stadien. Und daß hier zwischen epidemischer und Grippeencephalitis Übereinstimmungen bestehen, wird auch durch Mittasch nicht bewiesen.

Vielmehr müssen wir generell scharf zwei verschiedene Gruppen groborganischer Gehirnerkrankungen, die in einer Beziehung zur Grippe zu stehen scheinen, unterscheiden: auf der einen Seite die epidemische Encephalitis, ausgezeichnet durch ihre Neigung zu mitunter großen und schweren Epidemien, ausgezeichnet weiterhin durch die Art des Zusammenhangs mit der Grippe (selten schwere Grippe, bei großen Serien von Erkrankungsfällen in lokalen Schüben Fehlen der manifesten Beziehungen zur Grippe, häufig gleichsam Nachkrankheit nach einer leichten Grippe, Auftreten der Epidemie häufig vor der Grippepandemie oder während des Abklingens derselben), ausgezeichnet weiterhin durch die Häufigkeit bestimmter klinischer Symptome, durch das zähe Festhalten klinisch-syndromatischer Einzeltypen in den einzelnen Schüben der Epidemie, ausgezeichnet endlich durch einen einheitlichen anatomischen Befund. Auf der anderen Seite steht dieser Summe von Eigentümlichkeiten, die erst in ihrer Summation das charakteristische Gesamtbild der epidemischen Encephalitis schaffen, die zweite Gruppe gegenüber: Gelegenheitsencephalitiden bei schwerer, meist schwerer katarrhalischer Grippe, oft auf dem Höhepunkt der Grippe, wahllos verteilte Herde im Großhirn und Kleinhirn, verschiedene anatomische Befunde, Fehlen der Elektivität, der klinischen und anatomischen (lokalisatorischen) Eigentümlichkeiten, Vorwiegen von klinischen Großhirn- und Kleinhirnerscheinungen, Häufigkeit von Gefäßwandveränderungen, Neigung zu schweren irreparablen Herdläsionen des nervösen Gewebes schon in akuten Stadien, prinzipiell anderer Verlauf.

Die Zahl der Fälle, die unseren Erwägungen zugrunde liegen, ist durchaus genügend, um die grundlegende Differenz dieser beiden Gruppen als nosologisch verschiedenartiger Einheiten behaupten zu können, oder wenigstens die nosologische Einheit der epidemischen Encephalitis, da die Gruppe der sog. Grippeencephalitis ja wahrscheinlich klinisch wie anatomisch aus ganz verschiedenen Gebilden zusammengesetzt ist. Die nosologische Einheitlichkeit der Gruppe der Epidemika stützt sich auf eine solche Vielheit von Fällen, daß die Feststellung von Übergängen oder Mischformen der epidemischen Encephalitis mit hämorrhagischer Encephalitis des Markes, auf die Jaffé solches Gewicht legt, bedeutungslos wird. Diese Feststellung hat Interesse für uns nur dadurch, als sie uns zu der Frage anregen wird, worauf diese Kombination beruht, ob sie nur ein Zufall ist oder ob hier tiefere ätiologische Zusammenhänge bestehen, wie bei der Kombination einer gummösen Lues mit Paralyse. Ebenso bedeutungslos wird die gelegentliche Feststellung von Grippepneumonie und schwereren katarrhalischen Erscheinungen bei Encephalitis (Oehmig, Bassoe, Pansera). Es ist natürlich ohne weiteres zuzugeben, daß wir mitunter namentlich bei sporadischen Fällen, Mühe haben werden, klinisch und evtl. sogar anatomisch epidemische und Grippeencephalitis voneinander abzugrenzen. Aber solche diagnostische Schwierigkeiten rühren natürlich nicht an die prinzipielle Notwendigkeit der Abgrenzung der epidemischen Encephalitis als nosologischer Einheit. Eine andere Frage ist natürlich die, ob die Grippeencephalitis ihren Namen mit Recht trägt. Abgesehen von Influenzabazillen werden auch bei dieser Encephalitis alle möglichen Formen von Mischerregern im Gehirn gefunden, so daß also auch dann, wenn die Influenzabazillen wirklich die Erreger der Influenza sind, auch die Grippeencephalitis oft nur eine Encephalitis bei Grippe und keine direkte Grippeerkrankung ist. Doch braucht diese terminologische Unstimmigkeit hier nicht weiter diskutiert zu werden.

Bevor wir nun die Beziehungen der epidemischen Influenza zur Grippe einer Untersuchung unterziehen, mag es uns kurz gestattet sein, zu zeigen, daß die Encephalitis epidemica auch anderen entzündlichen Hirnerkrankungen gegenüber den Anspruch auf Selbständigkeit machen kann und daß es eine gewöhnliche Encephalitis, wie Bernhardt meint, nicht gibt, denn es gibt auch anatomisch nicht eine Encephalitis, sondern recht verschiedene Formen, von denen uns allerdings vorläufig noch nicht viele mit modernen Methoden untersucht bekannt sind.

Das, was ich eben für die sog. Grippeencephalitis angeführt habe, gilt mutatis mutandis auch für die anderen Formen der akuten hämorrhagischen Encephalitis, wie der akuten Encephalitis der Kinder (Strümpell, Oppenheim).

Es handelt sich auch hier ja wahrscheinlich um genetisch verschiedenartige Erkrankungen, von denen ein Teil gar nicht entzündliche Veränderungen im Sinne Nissls aufweist, worauf erst neuerdings bei Besprechung der Encephalitis an einer Reihe von Beispielen Schröder hingewiesen hat. Demgemäß werden manche Beispiele gegeben, in denen nur alterative zu Erweichungen oder Untergang von Markscheiden führende Herde oder Thromben mit sekundären Erweichungen und sekundärer Auswanderung haematogener Elemente beobachtet werden, wie auch neuere Beschreibungen von Rosenblath u. a. lehren, also wenigstens teilweise Erkrankungen, die der alten parenchymatösen Encephalitis Hayems entsprechen, der auch Oppenheim und Cassirer noch eine Untergruppe in der Beschreibung zubilligen. Freilich kommen daneben auch Erkrankungen vor, in denen entzündliche perivaskuläre Infiltrate das anatomische Bild beherrschen und an Stelle der haemorrhagischen oder nicht hämorrhagischen Einzelherde diffusere und nur herdartig verstärkte Infiltrationen an weiteren Hirnregionen ohne Körnchenzellbildung, ohne wesentliche makroskopische Veränderungen die anatomische Ähnlichkeit mit den Veränderungen bei der epidemischen Encephalitis steigern. Ein interessantes Beispiel hierfür auf dem Gebiete der Kinderencephalitis hat uns Weyl gegeben; ebenso interessant, wie die Vergleichspunkte mit der epidemischen Encephalitis sind uns aber die trotzdem manifesten Differenzen in klinischer und anatomischer Beziehung, anatomisch die fast isolierte Erkrankung von Rinde und subkortikalem Mark, klinisch die schwere, allerdings erst nach einer Initialphase mit Augenmuskellähmungen sich ausbildende Bewußtlosigkeit mit Krämpfen, allgemeiner Körperstarre, hochgradiger Stauungspapille. Anatomisch ähnliche Erkrankungen sind auch gelegentlich bei der akuten, ätiologisch unklaren Encephalitis der Erwachsenen beschrieben worden (Rosenfeld). In der Hauptsache ist das Bild der akuten primären Encephalitis klinisch und anatomisch bei Kindern und Erwachsenen ganz anders als das der Epidemika. Das lehren uns eingehend die Beobachtungen von Strümpell, Oppenheim, Heubner, Reymond, Wieland und vielen anderen. In der Regel erkranken die Patienten mit oft hohem Fieber, Sopor, häufig (und nicht nur die krampfdisponierteren Kinder) Konvulsionen epileptischer Natur, Mono- und Hemiplegien (hemiplegia spastica infantilis), Aphasien usw. Auch hier können die Lähmungserscheinungen, wie namentlich Fälle von Oppenheim zeigen, sehr günstig allmählich ausheilen, aber sie restieren in nicht letalen Fällen auch häufig und nicht nur bei Kindern. Höhlengrauerscheinungen treten zurück, Chorea erwähnt Nonne in einem Falle. Und anatomisch finden wir dann die herdartigen wahllos verteilten hämorrhagischen oder weißen Erweichungen und bei Kindern oft Porencephalien.

In der letzten Zeit verdanken wir eingehende und sorgfältige anatomische Untersuchungen bei verschiedenartiger Encephalitis Homén. Die ätiologische Grundlage der Erkrankungen Homéns ist eine verschiedenartige, zum Teil unbekannte, zum Teil bekannte (Heine-Medinsche Krankheit, Typhus, Meningokokkeninfektion, Milzbrand usw.). Interessant ist, daß im Gegensatz zu der Annahme Jaffés die Befunde, die Homén erhebt, prinzipiell ganz andersartige sind als in den typischen Fällen von Encephalitis epidemica, sowohl hinsichtlich der prädilektiven Lokalisation der Herde, der Häufigkeit des Dominierens polynukleärer Leukozyten, als auch hinsichtlich der häufigen Feststellung ganz akuter Gewebseinschmelzung, typischer Ringblutungen mit nekrotischem Zentrum usw., soweit es sich überhaupt nicht um vorwiegend degenerative Erkrankungen handelt. Am meisten ähnelt noch der Fall VIa Homéns (Typhus) der epidemischen Encephalitis, aber auch nur durch das Auftreten der lymphoiden Elemente.

Über die klinischen zerebralen Erscheinungen bei Typhus sind wir gut durch die monographische Bearbeitung von Stertz orientiert. Dieser Autor unterscheidet neuritische, myelitische Erscheinungen, Symptome disseminierter Encephalomyelitis, wie ich sie selbst auch während des Krieges beobachten konnte, aber keine Erkrankungen, die mit den Gewohnheitssymptomen bei epidemischer Encephalitis etwas zu tun haben. Wir können hinzufügen, daß auch bei anderen nosologisch bekannten Infektionskrankheiten, wie Masern, Keuchhusten, Endokarditis, epidemischer Meningitis, wie wir aus den Hinweisen von Oppenheim, Cassirer, H. Vogt, Strümpell sehen, die etwaige begleitende Encephalitis hauptsächlich unter dem Bilde der Großhirn- evtl. auch Kleinhirnencephalitis im Vordergrunde steht. Daß beim Scharlach große entzündliche Erweichungsherde auftreten können, ist erst neuerdings von Bungard gezeigt worden.

Auch die interessanten anatomischen Untersuchungen von E. Fränkel über das Verhalten des Gehirns bei verschiedenartigen Infektionskrankheiten, Strepto-, Staphylo-, Pneumokokken-, Coli-, Typhusbazilleninfektion lehren uns nur, daß bei den verschiedenartigsten Infektionen das Gehirn in sehr einförmiger und gleichförmiger Weise reagieren kann, dürfen uns aber nicht zu der Anschauung verleiten, daß nun krankheitstypische Differenzen überhaupt nicht gezogen werden dürfen. Nach den Untersuchungen von Fränkel kommt es, wenn auch keineswegs konstant, zur Ausbildung von Leukozytenthromben in den Hirngefäßen um die Bakterien herum, ferner zur Ansammlung von zelligen Elementen in den perivaskulären Lymphräumen, dann zu Pigmentanhäufungen in den perivaskulären Räumen, zu exsudativen und proliferativen Vorgängen an den Meningen und endlich zur Entstehung kleiner Extravasate und Nekroseherde. Die Leukozytenthromben in den Gehirngefäßen kommen bei epidemischer Encephalitis zwar auch vor, aber doch nicht mit derselben Konstanz wie bei den Bakterieninfekten, die Fränkel studiert hat. Bei diesen scheinen dagegen die perivaskulären Infiltrate nicht so stark und nicht so konstant zu sein wie bei der epidemischen Encephalitis. Die Nekroseherde entstehen bei den Bakterieninfekten sehr akut im Gegensatz zur Encephalitis epidemica. Die Ausbreitung der entzündlichen Erscheinungen ist, soweit man aus der Methodik des Verfassers schließen darf, eine wahllose und zeigt offenbar nicht die Prädilektivität wie die Epidemika. Es bestehen also generell zweifellos Differenzen des anatomischen Gesamtbildes, welche eine Abtrennung der epidemischen Encephalitis gestatten, wenn auch auf alle äußeren infektiösen Schädigungen bestimmte gemeinsame Elementarreaktionen des Gehirns vorliegen. Diese elementaren Reaktionen sollen sich nach Hassin darin äußern, daß alle infektiösen Entzündungen mehr exsudativ, alle toxischen mehr proliferativ (produktiv) sind.

Es erübrigt sich hier, auf die klinischen und anatomischen Differenzen der epidemischen Encephalitis von den chronischen Entzündungsprozessen des Gehirns (multiple Sklerose, Lues, Paralyse) und von den in Wahrheit nicht entzündlichen toxischen Erkrankungen, wie Botulismus, Wernickescher hämorrhagischer Polionencephalose einzugehen.

Weit größere Ähnlichkeit als alle bisher genannten Erkrankungen zeigt anatomisch und zum Teil auch klinisch eine ganz andere Gruppe von entzündlichen Erkrankungen des Gehirns, die sich dadurch besonders auszeichnet, daß ihnen ätiologisch ein ultravisibles, filtrierbares Virus gemein ist, wie schon W. Fischer in der Diskussion zu einem Vortrag von mir betonte. In diese Gruppe gehören bestimmte Erkrankungen der Tiere, auf die Economo, Hirsch und Tobler bereits hingewiesen haben, die Bornasche Krankheit der Pferde, die nervöse Form der Hundestaupe, Geflügelpest, Geflügelcholera, Meerschweinchenlähmung und Schlafkrankheit der Hühner, von menschlichen Erkrankungen vor allem die Heine-Medinsche Krankheit und Fleckfieberencephalitis. Namentlich die erste dieser humanen Erkrankungen ist ja auch, wie schon Economo betonte, vorwiegend eine Polioencephalitis. Gemeinsam ist diesen Erkrankungen die fehlende Tendenz zu großen umschriebenen Herdbildungen mit Erweichungen, die starke Ausbildung perivaskulärer Infiltrate, unter denen lymphoide Elemente prävalieren können, wenn auch bei der spinalen Kinderlähmung nicht immer konstant, und dann die starken primären Reaktionen der Glia, namentlich beim Fleckfieber, über die wir ja besonders durch die eingehenden Untersuchungen von Spielmeyer orientiert sind. Da nach Spielmeyers Untersuchungen in den zentralen Kapillaren der Fleckfieberknötchen Gefäßwandnekrosen fehlen können, wird man kaum große histologische Differenzen der Gliaknötchen bzw. der aus Glia, Lymphozyten und Gefäßwandzellen gemischt aufgebauten Knötchen bei epidemischer und Fleckfieberencephalitis annehmen können. Wir finden sicher bei dieser Trias Fleckfieber, Heine-Medin, Epidemika, Gemeinsamkeiten im anatomischen Grundaufbau verstärkt, und doch wird man auch hier eine bestimmte Färbung des Einzeltypus bei Betrachtung des anatomischen Gesamtbildes wohl nicht vermissen; so sind bei der Fleckfieberencephalitis die verschiedenen Gliareaktionen im ganzen doch wohl viel konstanter und stärker als bei Epidemika; bei der spinalen Kinderlähmung ist dagegen die Zerstörung der nervösen Substanz, insbesondere der Ganglienzellen im akuten Stadium eine viel gesetzmäßigere. Der Krankheitsprozeß ist bei der Heine-Medinschen Erkrankung bekanntlich ein vorwiegend spinaler und nur ausnahmsweise im Hirnstamm besonders akzentuiert, bei der epidemischen Encephalitis ist es gerade umgekehrt. Bei der Fleckfieberencephalitis ist eine prädilektive Lokalisation im Hirnstamm wohl auch nicht vorhanden.

Ebenso sind die klinischen Differenzen der drei Erkrankungen im Prinzip eindeutig. Sainton und Wilson haben das für die spinale Kinderlähmung bereits auseinandergesetzt. Es überwiegen die spinalen Lähmungen; auch nach ganz akuten Fällen bleiben gewöhnlich irreparable Lähmungen zurück. Totalheilungen (d. h. Heilungen ohne schlaffe Lähmung) treten nach E. Müller nur in etwa 13,8—15% aller Fälle auf. Die echte „Lethargie" ist, wie schon Wilson betont, der Poliomyelitis fremd, erst recht natürlich epidemische Häufung von Chorea, myoklonischen Zuckungen, Amyostase usw. Chronisch in Schüben verlaufende epidemische Kinderlähmungen kommen nach E. Müllers Darlegungen kaum vor.

Bei der Fleckfieberencephalitis bestehen vielleicht noch mehr klinische Gemeinsamkeiten, da auch Chorea und Tremor dieser Erkrankung nicht fremd sind (Forster), ebenso gelegentlich Paralysis agitans ähnliche Störungen, die bei der Heilung schnell wieder verschwinden (Morawetz). Mindestens ebenso oft kommen aber auch Erscheinungen der Großhirnencephalitis vor, apoplektiforme Insulte, aphasische, apraktische Erscheinungen, Pyramidenlähmungen, Konvulsionen (Reder, Hampel, Morawetz, Moszeik). Auch hier ist die klinische Übereinstimmung nur eine partielle.

Außer diesen Erkrankungen, die ein verbindendes Glied im filtrierbaren Virus haben, scheint vor allem die Encephalitis bei Malaria mitunter der epidemischen klinisch sehr zu ähneln, insbesondere dadurch, daß langdauernde Schlafsuchtszustände ohne Fieber im Verlauf der Malaria eintreten können. Anatomisch finden wir nach den Untersuchungen Dürcks bei der akuten tropischen Malaria auch wieder starke proliferative Erscheinungen in der zelligen Glia, reichliche Ausbildung von kugligen, rosettenartigen oder gänseblümchenartigen perikapillären Gliaknötchen, von strauchartigen Herden in der Kleinhirnrinde usw. Andererseits ist die Malariaencephalitis durchaus verschieden von der epidemischen durch die Häufigkeit von Kapillarthromben infolge von Plasmodien und Zerfallspigmenten, schweren Veränderungen des Endothels und diffuser Erkrankung des Gehirns.

Die echte Schlafkrankheit der Neger zeigt endlich ebenfalls die größten klinischen und anatomischen Differenzen. Es handelt sich hier um eine prinzipiell langsam fortschreitende chronische Erkrankung, die mit Erscheinungen psychischen Defektcharakters beginnt und schließlich zu einem langdauernden Schlafzustande führt, der offenbar viel eher einem tiefen Sopor als einem physiologischen Schlafe ähnelt. In anatomischer Beziehung dürfte von einer elektiven Verstärkung der Entzündungsvorgänge im Hirnstamm nicht die Rede sein.

Nach dem Versuche, die epidemische Encephalitis klinisch und anatomisch von allen anderen Formen der Encephalitis abzugrenzen, wird es nunmehr unsere Aufgabe sein, die Beziehungen der Encephalitis zur pandemischen Grippe zu erörtern, um in die Pathogenese der Erkrankung näheren Einblick zu gewinnen. Wir können jetzt wohl mit Bestimmtheit sagen, daß solche Beziehungen sicher bestehen, daß die Frühanschauungen derjenigen Autoren, die einen generellen Zusammenhang beider Erkrankungen überhaupt leugneten, jetzt nicht mehr diskutierbar sind. Wir geben natürlich gern zu, daß der Krankheitsbegriff Grippe ein sehr vager sein kann, daß es eine Verwässerung der klinischen Begriffe bedeutet, jede Erkältungserkrankung als Grippe zu bezeichnen, daß die Trennung Leichtensterns in eine echte pandemische Influenza vera und ein gewöhnliches Katarrh- und Schnupfenfieber (Influenza nostras) ihre gute Berechtigung hat. Wir geben auch natürlich zu, daß diese banalen grippeartigen Erscheinungen auch bei der spinalen Kinderlähmung, bei der epidemischen Genickstarre, das Initialsymptom bilden, also bei zwei Erkrankungen, von denen doch wenigstens letztere mit der Grippe ätiologisch sicher nichts zu tun hat. Aber die eine Feststellung, daß alle bisher bekannten, großen Encephalitisepidemien in einer zeitlichen strengen Abhängigkeit von den schwersten Grippepandemien stehen, die

Sydenhamsche Epidemie wie die Tübinger Schlafkrankheit, die Nona wie die jetzige Epidemie, erscheint an sich schon so beweiskräftig, daß uns die Annahme eines bloßen Zufalls ausgeschlossen erscheint. In dieser Erkenntnis wird uns die Feststellung, daß manche Encephalitisepidemien den Grippepandemien vorausgehen, andere erst beim Abklingen der Grippepandemie sich entwickeln, nur noch veranlassen können, nach besonderen Eigenarten in dem pathogenetischen Zusammenhang beider Erkrankungen zu suchen, aber nicht dazu auffordern, jeden Zusammenhang zu leugnen. Ohne die Annahme eines solchen Zusammenhangs werden wir uns natürlich auch nicht Einzelbefunde, wie z. B. der Befund Schlesingers, daß von einer Infektionsquelle aus zweimal verschiedene Personen teils an Pneumonie, teils an Encephalitis erkrankten, erklären können. Ebenso erklärt ein solcher Zusammenhang am zwanglosesten die gelegentlichen und an einzelnen Stellen sogar etwas gehäufteren Kombinationen von schwerer katarrhalischer Grippe bzw. Grippepneumonie mit epidemischer Encephalitis (Möwes, Kayser - Petersen usw.), von epidemischer und herdförmiger hämorrhagischer Erweichungsencephalitis. Wir haben schon erwähnt, daß bei der schweren Grippepandemie der Jahre 1889—1894, abgesehen von der Nona, zwar nicht epidemische, aber doch gehäufte sporadische Fälle von zerebralen Erkrankungen beobachtet wurden, die wir wohl als abortive Formen desselben Krankheitsprozesses wie bei unserer Erkrankung deuten müssen, wenn wir auch leider histologische Untersuchungen vermissen. Es ist interessant, daß auch diese Erkrankungen häufig unter dem Bilde einer Nachkrankheit der Grippe aufgetreten sind. Es handelt sich symptomatisch um Erkrankungen, die evtl. neben Kopfschmerzen, Fieber usw. Erscheinungen nukleärer Ophthalmoplegie, Pupillenstörungen, Trochlearislähmungen, Akkommodationslähmungen, Erscheinungen akuter Bulbärparalyse, Schlafsucht, Paral. agit. usw. boten. (Siehe oben S. 147.)   Auch diese Erfahrungen aus der früheren Grippepandemie mögen einen Baustein dafür abgeben, daß polioencephalitische Erscheinungen bald mehr in Form großer Epidemien, bald in Form von mehr vereinzelten Erkrankungen in einem engen Konnex mit der echten pandemischen Influenza stehen.

Die Art dieses Zusammenhangs ist leider allerdings noch keineswegs geklärt. Alle bisher erwogenen Möglichkeiten bleiben rein hypothetisch, die Annahme sowohl, daß das Virus der Encephalitis erst durch das der Grippe aktiviert wird (Economo), so daß zwar oft Grippe- und Encephalitisepidemien miteinander parallel gehen, unter besonderen Umständen aber, wie den schlechten Ernährungsverhältnissen der Wiener Bevölkerung 1916/17, auch eine spontane Aktivation des encephalitischen Virus auftritt, wie auch die Annahme, daß das encephalitische Virus in dem durch die Grippe geschädigten Hirngewebe besonders leichte Entwicklungsbedingungen vorfindet oder dadurch leichter ins Hirngewebe dringt, daß durch die Grippe eine Schädigung der Blutgefäßwände oder wenigstens eine vermehrte Durchlässigkeit der Kapillarwand bedingt wird, eine Vermutung, die ich mit Rücksicht auf die starke hämorrhagische Diathese der Influenza in einer früheren Arbeit zum Ausdruck gebracht habe.

Es ist natürlich, daß man vor allen Dingen versucht hat, durch die Feststellung des encephalitischen Virus in die näheren Entstehungsbedingungen der Encephalitis Licht zu bringen, doch haben uns auch die mikrobiologischen Untersuchungen die gewünschten pathogenetischen Klarheiten bisher nicht gebracht, obwohl uns durch die experimentellen Forschungen der letzten Jahre vieles über die Natur des encephalitischen Virus bekannter geworden ist.

Es ist bekannt, daß Economo und von Wiesner zuerst einen Diplostreptokokkus aus dem Gehirn eines experimentell infizierten Affen heraus züchteten, den sie für den Erreger der Encephalitis halten, und daß Bernhardt aus dem Wiesnerschen Diplostreptokokkus einen Pneumokokkus wachsen sah. Derartig Erreger oder ähnliche Mikrokokken sind durchaus nicht bei allen Fällen von Encephalitis festzustellen, aber zweifellos ziemlich häufig. So stellt sie Herxheimer in 5 von 6 Fällen fest, Siegmund in 5 von 15, in 10 Fällen waren aber die Gehirne ganz steril. Der Liquor cerebrospinalis enthält für gewöhnlich keine Erreger, während Speidel im Liquor Pneumokokken fand. Pisano und Varisco züchteten aus dem Liquor, dem Blut und den Blutblasen der Hand einer Kranken einen meist, aber nicht immer, grampositiven Diplokokkus, der bald durch Berkefeldfilter hindurchging, bald auch nicht. Gabri züchtete einen Mikrokokkus tetragenus bzw. paratetragenus. Im Blute wurden außerdem Diplostreptokokken von Boccolari, Maggiora, Mantovani und Tombolato gefunden. Besonders massiv sind die Pneumokokkenbefunde in zahlreichen Hirnstücken in 3 Fällen, die Dieckmann beschrieben hat.

Dennoch kann wohl kein Zweifel sein, daß den Befunden all dieser verschiedenen Kokken nicht die Bedeutung zukommt, als Urvirus der Encephalitis gelten zu dürfen. Hiergegen spricht doch wohl schon die Tatsache, daß die verschiedenartigen Mikrokokken in relativ sehr vielen Fällen fehlen, trotz ihrer relativ doch leichten Kultivierbarkeit und Tierpathogenität. Weiterhin ist die experimentelle Encephalitis, die Economo und Wiesner hervorriefen und von der aus sie den Diplostreptokokkus züchteten, anatomisch durchaus nicht völlig der epidemischen Encephalitis gleichartig. Auch klinisch ist es nicht sicher, ob man das banale Symptom der Somnolenz beim Affen mit den echten Schlafzuständen des Menschen identifizieren darf. Von einer Spezifizität des Virus könnte natürlich schon dann keine Rede sein, wenn der Diplostreptokokkus eine ganz charakteristische Bakterienart wäre. So ist er nach Wiesner Erreger der akuten Polymyositis, Oberndorfer fand ihn auch bei hämorrhagischer Diathese. In eigenen Fällen fand er sich in dem großen hämorrhagischen, thrombotischen Erweichungsherde einer sog. Grippeencephalitis, sowie außerdem in Reinkultur im Rachenschleim bei eitriger Meningitis. Noch viel unspezifischer wird die Natur des Keimes natürlich dann, wenn der Diplostreptokokkus überhaupt nur eine Entwicklungsstufe des Pneumokokkus ist, wie Bernhardt behauptet.

Die Bedenken, welche gegen den Diplostreptokokkus und verwandte Erreger aufgetaucht sind, gelten offenbar nicht für das filtrierbare Virus, um dessen Erforschung sich amerikanische, französische und englische Autoren hervorgetan haben. Die Bedeutung der bisherigen Untersuchungen können wir von vornherein dahin zusammenfassen: Es gibt ein biologisch und vielleicht auch kulturell einheitliches Virus der Encephalitis, das die gewöhnlichen Berkefeld- und Mandler-Tonfilter passiert und die Kochschen Bedingungen erfüllt. Das Virus ist vielleicht kein streng krankheitsspezifisches, da es an anderen Stellen des Körpers auch andere, vielleicht ganz harmlose Erscheinungen hervorrufen kann, es bedarf auch vielleicht besonderer Hilfsfaktoren, daß es im Gehirn zur Entwicklung kommen kann; wenn aber die Erkrankung im Gehirn manifestiert wird, kommt ein einheitlicher Krankheitsprozeß zur Geltung, der im Gehirn der Tiere und des Menschen offenbar keine wesentlichen Differenzen zeigt.

Es genügt, über den Inhalt dieser Untersuchungen hier ganz kurz zu berichten. Ungefähr gleichzeitig haben Bradford und I. A. Wilson in England, Loewe, Hirschfeld und Strauß in Amerika festgestellt, daß man bei Affen und Kaninchen durch intrazerebrale Verimpfungen von Berkefeldfiltraten aus Hirnaufschwemmungen und Nasophaynxwaschungen von Encephalitisfällen eine Krankheit hervorrufen kann, die sich klinisch in Apathie, Temperaturanstieg, Parese der Beine, anatomisch in Meningitis, perivaskulären Infiltrationen, Herdinfiltraten, Punkthämorrhagien äußert. Es gelang Loewe und Strauß, die Encephalitis, wenn sie erst einmal beim Kaninchen angegangen war, bis in die 11. Generation durchzuführen. Loewe und Strauß glauben auch, daß sich dieses filtrierbare Virus kultivieren läßt. Sie haben nach der Methode Noguchis in anaëroben Medien, in Aszitesserum, dem Stückchen Kaninchenniere beigesetzt waren, feine wolkige Gebilde sich entwickeln sehen, aus denen sie ein kleinstes kugeliges, unbewegliches Gebilde von ca. 0,25 μ Durchmesser darstellten, welches sie für den Erreger ansehen (Färbung mit Löffler oder Giemsa). Thalhimer, der an über 200 Kaninchen experimentierte, hat diese Untersuchungen im wesentlichen bestätigt. Es standen ihm zur Untersuchung die Gehirne von fulminanten hyperkinetischen wie auch lethargischen Encephalitisfällen, und auch der Liquor von 2 Fällen erwies sich als virulent. Die Tiere, die meist 2—4 Wochen nach der Inokulation zum Exitus kamen, zeigten bisweilen vorher lethargische Erscheinungen, Lähmungen, Schlucklähmung, myoklonische Erscheinungen, Erregungen mit Opisthotonus, viele auch Zeichen von Allgemeinerkrankungen. Die anatomischen Veränderungen im Gehirn der Kaninchen entsprechen im wesentlichen den Veränderungen der epidemischen Encephalitis, abgesehen davon, daß vielleicht Herdnekrosen etwas häufiger sind. Auch Thalhimer hat Kulturen aus dem Liquor und Hirnfiltraten hergestellt, die Kontrollen, die er mit anderen Liquoren anstellte und die negativ ausgefallen sein sollen, sind freilich etwas gering. Schon Loewe und Strauß haben die Ähnlichkeit mit den Keimen der Poliomyelitis (Flexner, Noguchi) betont, aber auch Unterschiede gefunden, insbesondere sind für die Poliomyelitis Affen empfänglicher, für die Encephalitis Kaninchen.

In wesentlichem Maße sind unsere Kenntnisse des filtrierbaren Virus durch die Untersuchungen von Levaditi und Harvier, zum Teil in Gemeinschaft mit Nicolau gefördert worden. Ich erwähne hier nur die Feststellungen, daß mit dem Filtrat von encephalitischem Hirnbrei nach leichter Verletzung der Hornhaut eine Keratitis hervorgerufen werden kann, der nach einigen Tagen wieder eine typische Encephalitis folgt, daß das Serum menschlicher Encephalitisrekonvaleszenten das Virus zwar nicht für die intrazerebrale, wohl aber für intraokulare oder intrakorneale Übertragung neutralisiert, daß das Virus vom Gehirn aus nicht diffusibel ist und dann vor allem die wichtige Feststellung, daß trotz aller Ähnlichkeiten der verschiedenen neurotropen Ultravirusarten — Encephalitis, Lyssa, Poliomyelitis, Vaccine — doch erhebliche biologische und kulturelle Differenzen bestehen, teilweise durch die verschiedenartige Affinität gegen die verschiedenen Arten des Ektoderms — für das Mesoderm besteht bei diesen Formen überhaupt keine Affinität — teils dadurch, daß sie sich nicht gegenseitig immunisieren.

Die vielseitigen experimentellen Untersuchungen, die auch von italienischen und schwedischen Autoren bestätigt wurden (Maggiore, Sindoni, Kling, Davide und Lilienquist), scheinen die Bedeutung des ultravisiblen Virus genügend zu charakterisieren. Gelegentliche negative Befunde haben hier offenbar wenig Bedeutung, da im ersten Tierversuch vom menschlichen Substrat aus das Encephalitisvirus nicht immer gleich pathogen wirkt. Wenn erst aber einmal ein pathogener Erfolg beim Kaninchen erzielt worden ist, scheint die Weiterübertragung beim Kaninchen fast restlos zu gelingen. In diesem Zusammenhange hat auch die Feststellung der kleinen Einschlußkörperchen in den Ganglienzellen an Encephalitis verstorbener Menschen und experimentell infizierter Kaninchen (Mittasch, da Fano, Levaditi, Urechia), kleine einzeln oder in Doppelbildungen liegende Körnchen von $0{,}4\ \mu$ Durchmesser, die von einem zarten, weißen oder bläulichem Hof umgeben sind, eine gewisse Bedeutung. Wir wissen zwar nicht, ob es sich bei diesen kleinen Körperchen um irgendeine Lebensform des Erregers selbst oder nur um mehr oder weniger typische Abbauprodukte der Ganglienzellen handelt, zweifeln aber nicht, daß sie etwas besonderes darstellen, different von den gewöhnlichen Abbauprodukten sind, die wir auch bei der Encephalitis in großer Menge feststellen, und beachten die von allen Beschreibern betonte Ähnlichkeit mit den Negrischen Körperchen der Lyssa, also einer Erkrankung, welche auch durch ein ultravisibles Virus hervorgerufen wird.

Nach den bisherigen Ausführungen bedarf es keiner langen Diskussion, daß wir im Influenzabazillus oder anderen Erregern nicht den spezifischen Erreger der epidemischen Encephalitis sehen. Wir werden an diesen Erreger um so weniger denken, als er in den wenigen Fällen, in denen er bisher bei epidemischer Encephalitis gefunden werden konnte, nicht im Zentralnervensystem, wie bei der Influenzaencephalitis (Pfuhl und Nauwerk), sondern im Nasenrachenraum, der Trachea, den Bronchien, der Milz festgestellt werden konnte (Manteufel, Loewenthal, Dieckmann). Derartige Befunde beweisen nur erneut, daß die epidemische Encephalitis öfters mit der Influenza gemeinsam auftritt, aber nichts weiter. Und dasselbe gilt auch für die Feststellung, daß häufig bei Encephalitikern starke Agglutination des Serums gegen Influenzabazillen besteht (Bieling und Weichbrodt), oder daß die Encephalitiskranken eine positive Kutanreaktion gegen Influenzabazillenvakzine zeigen (Gasbarini und Gradi).

Ganz außerhalb des Rahmens der bisherigen Untersuchungen stehen die eigenartigen Befunde von Hilgermann und Shaw über protozoenartige, durch Eprouvettenzüchtung veränderliche Gebilde im Blut, Leberpunktat und der Ventrikelflüssigkeit. Die Untersuchungen dieser Forscher sind von Fachvertretern bisher abgelehnt worden, insbesondere hat Ziemann darüber scharf geurteilt, daß Hilgermann in seinem Vortrage in der mikrobiologischen Gesellschaft in Berlin keine Präparate als Beleg seiner Ausführungen brachte; immerhin ist zuzugeben, daß die Zahl der Nachprüfungen der Hilgermann-

Shawschen Behauptungen eine bisher sehr geringe ist. Negative Befunde wurden von Manteufel und Dewes erhoben; der letztere Autor hält die Einschluß-körperchen in den Leukozyten für Blutplättchen. Meine eigenen Untersuchungen sind auch negativ gewesen. Ich habe in einem Fall vereinzelte Einschlußkör-perchen in Leukozyten, feine rote Körnchen in einem kleinen hellen vaku-olenartigen Gebilde gesehen, glaube aber hierin nichts Spezifisches erblicken zu dürfen, da man ähnliche Körperchen z. B. auch bei der multiplen Sklerose sieht (Siemerling und Raecke); sie ähneln auch wohl den Doehleschen Scharlachkörperchen. Auch die lebhaft beweglichen filtrierbaren, kleinsten Körperchen im Liquor, die Speidel bei Dunkelfeldbeleuchtung sah, haben wohl keine Bedeutung, da ich offenbar ganz ähnliche Körperchen in allen möglichen Liquores, z. B. bei progressiver Paralyse feststellte, sie sind vielleicht gar nicht organischer Natur und befinden sich im Zustande molekularer Bewegung. Ebenso können die kleinen hellglänzenden, sich tanzend bewegenden Körperchen im Blut von etwa 1 μ Größe, die man im Dunkelfeld zwischen den roten Blutkörper-chen sieht, auch im Blute von Gesunden bemerkt werden. Es handelt sich hier wohl um Blutplättchen oder Hämatokonien. Wir können uns also den Proto-zoenbefunden gegenüber nur ganz skeptisch verhalten.

Es wäre falsch, zu glauben, daß durch die Feststellung der filtrierbaren Natur des encephalitischen Virus die Pathogenese der Erkrankung geklärt wäre, im Gegenteil, manche der interessanten Forschungsergebnisse scheinen die vielen Fragestellungen pathogenetischer Natur nur zu komplizieren. Die Frage der Beziehungen zur Grippe wird zunächst die Arbeiten der Autoren zu berück-sichtigen haben, welche auch als Erreger der Influenza ein filtrierbares Virus annehmen (Angerer, Binder und Prell, Bowman, Bradford, Bashford, Wilson, Leschke, Fejes, Selter usw.), auch Loewe und Strauß wollen bei der Influenza einen filtrierbaren Mikroorganismus gefunden haben, der dem Erreger der Encephalitis gleicht, aber keine Encephalitis hervorruft. An und für sich wäre es ja sehr verlockend, Encephalitis und Grippe auf eine ätiologisch einheitliche Basis stollen zu können, eine Möglichkeit, die unter anderem Stae-helin betont hat. Nur scheinbar würde mit dieser Möglichkeit unsere Anschau-ung von der Notwendigkeit, Grippeencephalitis und epidemische Encephalitis zu trennen, stehen, da die sog. Grippeencephalitis so häufig auch nur durch Misch-keime der Grippe hervorgerufen wird und ihren Namen nicht ganz mit Recht trägt. Wenn wir aber annehmen wollten, daß die Encephalitis durch eine biolo-gische Modifikation des Grippevirus hervorgerufen wird, dann könnten wir ein Verständnis dafür gewinnen, daß auf der einen Seite nicht alle Grippe-pandemien von Encephalitis begleitet werden, daß aber andererseits alle Ence-phalitisepidemien in Konnex mit Grippepandemien stehen, daß auch die spora-dischen Fälle von epidemischer Encephalitis als Nachkrankheit einer anscheinen-den Grippeerkrankung und häufig während größerer Grippeepidemien in Er-scheinung treten, ebenso die Tatsache, daß, wenn auch selten, von einer Infek-tionsquelle aus Encephalitis und Grippepneumonie ausgehen. Die Annahme einer biologisch neurotropen Varietät des Grippevirus würde es uns verständ-lich machen, daß die primären Grippeerscheinungen katarrhalischer Natur häufig so leicht sind oder ganz übersehen werden können, ebenso, daß die epi-demische Encephalitis so häufig als Nachkrankheit der Grippe auftritt, indem bei der Leichtigkeit der primären Grippeerscheinungen der Körper nicht genügend Abwehrkräfte gegen das eingedrungene Virus mobilisiert und die Weiterentwicklung des Virus im Nervensystem dadurch begünstigt wird.

Diese an sich bestechende Annahme, die im übrigen experimentell erst verifiziert werden müßte, erscheint darum nicht gut haltbar, weil die Bedeutung des ultravisiblen Grippevirus inzwischen wieder sehr zweifelhaft geworden ist. Zum mindesten ist die pathogenetische Bedeutung des Influenzabazillus noch durchaus nicht abgetan, wie aus dem großen Referat von R. Pfeiffer auf der 8. Tagung der mikrobiologischen Vereinigung in Jena hervorgeht. Der Überzeugung Pfeiffers, daß der Influenzabazillus auch bei der letzten Grippepandemie der Erreger der Influenza war, ist von den meisten Fachvertretern beigetreten worden. Insbesondere konnte festgestellt werden, daß der Einwand von dem häufigen Fehlen des Influenzabazillus bei Grippe durch die große Labilität und Vulnerabilität dieses Bakteriums zur Bedeutungslosigkeit herabgedrückt wird. Die experimentelle Hervorrufung von Grippe mit Reinkulturen von Influenzabazillen beim Affen, wie sie Blake und Cecil gelungen ist, ist ebenfalls ein Befund, der zugunsten des Influenzabazillus verwandt wird. Die Untersuchungen der Autoren, welche ein filtrierbares Virus annehmen, werden von Pfeiffer und mehreren Diskussionsrednern für unzureichend gehalten; neben häufigen negativen Befunden wird vor allem darauf hingewiesen, daß die Influenzabazillen so klein sind, daß sie evtl. durch ein Berkefeldfilter hindurchgehen. Insbesondere hat Prausnitz neben Influenzabazillen feinkörnige Gebilde sich entwickeln sehen, die sich später in Kulturen zu Influenzabazillen auswachsen können, die aber so klein sind, daß sie an sich sehr wohl ein Bakterienfilter passieren könnten. Die kleinsten kokkenartigen Gebilde in Kulturen, die sich in lebhafter molekularer Bewegung befinden, sind vielleicht gar nicht Mikroorganismen, sondern Eiweißpräzipitate. Endlich wird den Anhängern des filtrierbaren Grippevirus vorgeworfen, daß sie die in Epidemiezeiten häufigen Spontaninfektionen zu wenig in Rechnung gestellt haben. Nach alledem werden wir vorläufig noch sehr stark mit der Möglichkeit rechnen müssen, daß der Influenzabazillus der Urerreger der Grippe ist und daß das Virus der epidemischen Encephalitis nicht eine einfache biologische Varietät des Grippevirus ist, sondern diesem biologisch ferner steht.

Aber auch nach einer anderen Richtung hin haben uns die Untersuchungen der letzten Zeit merkwürdige Ergebnisse beschert, welche uns die Problematik der Encephalitisgenese nur noch verwickelter erscheinen lassen. Dörr und Vöchting haben uns zuerst beschrieben, daß Kaninchen, die an dem schon von früher her bekannten experimentellen Herpes Corneae von einem menschlichen Herpes aus erkranken, Allgemeinerscheinungen zeigen können, die sich in Manegebewegungen, Krampfparoxysmen mit maximaler Zurückbeugung des Kopfes gegen den Nacken, Trismus, enormem Speichelfluß, evtl. auch Lähmungserscheinungen äußern. Nach besonders schwerer Hornhauterkrankung boten von 120 infizierten Kaninchen 16 den voll ausgebildeten Symptomenkomplex. Die Hirnaffektion beginnt nach 6—21 tägiger Inkubationszeit. Dörr und Schnabel haben die Untersuchungen fortgesetzt und dabei vor allem feststellen können, daß die Histologie der Herpesencephalitis der epidemischen außerordentlich ähnlich ist, daß das Gehirn dieser Tiere nach subduraler Injektion bei anderen

Kaninchen eine letale Encephalitis wieder produziert, ebenso aber auch auf die Hornhaut verimpft eine Keratitis hervorrufen kann, die ausheilen und zur völligen Immunität gegen Encephalitisvirus führen kann. Weiterhin ist es dann auch Dörr und Schnabel gelungen, aus dem Liquor von Encephalitiskranken eine experimentelle Encephalitis zu erzeugen, die dann leicht wieder auf andere Tiere übertragen werden konnte, und es ließ sich nun die interessante Feststellung einer gekreuzten Immunität von Herpesencephalitis und epidemischer Encephalitis feststellen. Daß das Virus im Blute kreist und von da aus sich auf der Cornea lokalisieren kann, sei nebenbei erwähnt. Levaditi, Harvier und Nicolau haben dann endlich festgestellt, daß das Virus der Encephalitis in abgeschwächter Form schon im Speichel einiger Gesunder vorkommt und in etwas weniger abgeschwächter Form im gewöhnlichem Herpes labialis. Das neurotrope filtrierbare Virus der Encephalitis wäre danach nur eine besonders virulent gewordene Form eines Organismus oder Stoffes, den jeder oder wenigstens eine große Masse von gesunden Personen dauernd beherbergt. Diese Untersuchungen, die allerdings noch sehr der Nachprüfung bedürfen, erscheinen so exakt, daß man sich gedrängt fühlt, ihren Ergebnissen bis zum äußersten Punkt zu folgen, so paradox sie einen zunächst auch anmuten.

Man kann nun aber nicht behaupten, daß durch diese letzten Untersuchungen unser Verständnis für die Pathogenese der epidemischen Encephalitis gerade erleichtert worden ist. Wenn das Virus der Encephalitis für gewöhnlich etwas so Banales und Gleichgültiges ist, daß Jahrzehnte hindurch ein großer Teil der Menschen ahnungslos damit umherläuft, daß nur hier und da einmal einige Menschen unter der Einwirkung irgendwelcher lokaler Aktivatoren an einem Herpes erkranken, dann müssen doch sehr gewaltige Faktoren wirksam sein, welche aus diesem harmlosen Virus den Erreger einer so verheerenden Infektionskrankheit machen. Heute ist es noch völlig unmöglich, in die Natur dieser Herpes-Encephalitisvirus aktivierenden Substanzen näheren Einblick zu gewinnen. Wir wissen eben nur, daß im allgemeinen ein Zusammenhang zwischen der Aktivation des Encephalitisvirus und Influenza besteht. Ob dieser Zusammenhang mit Influenza immer vorhanden sein muß, wissen wir nicht. Auch über die gewöhnlichen Formen der Übertragung der Encephalitis beim Menschen wissen wir so gut wie noch nichts. Daß einzelne Kontaktinfektionen vorzukommen scheinen, habe ich schon erwähnt, doch sind diese Fälle ja relativ selten; und wenn das Encephalitisvirus in einer unschädlichen Form wirklich so ubiquitär ist, wäre auch mit der Möglichkeit zu rechnen, daß im Einzelfall nicht das Encephalitisvirus, sondern das aktivierende Agens übertragen wird. In anderen Fällen, in denen der Kranke selbst keine Grippesymptome bot, scheint wieder das aktivierte Encephalitisvirus übertragen zu sein, das ja, wie Untersuchungen von Levaditi zeigen, auch in Medien der Außenwelt sich lange halten kann. Ganz unklar ist natürlich auch die Ursache der in den Teilepidemien wechselnden Wirksamkeit des Virus, das das eine Mal vorwiegend Hirnstammsymptome hervorruft, das andere Mal gehäufte Erkrankungen mit schwer toxischen Allgemeinerscheinungen produziert und sich in wieder anderen Epidemien an ganz umschriebene Gebiete des Zentralnervensystems klammert, deren Läsion Singultus oder Bauchmuskelzuckungen hervorruft. Diese bei anderen Infektionskrankheiten unerhörten Differenzen des Genius epidemicus zeigen uns besonders drastisch, daß wir die

Encephalitis nicht als die Influenza der für Nervenkrankheiten disponierten Individuen erklären können, wie das auch geäußert worden ist. Aber dieser Begriff der individuellen Disposition läßt uns offenbar gänzlich im Stich, wenn wir sehen, daß auf einem kleinen umschriebenen Fleckchen Erde plötzlich alle Erkrankten vorwiegend Bauchmuskelzuckungen oder Akkomodationslähmungen usw. bekommen.

Alle diese Fragen bedürfen noch reichlicher weiterer experimenteller Forschung, auch die Frage der Diplokokkenbefunde bedarf noch der weiteren Durchprüfung, wenn sie wohl auch nicht mehr als die eigentlichen Erreger gelten können. Urechia hat diese Kokken bereits mit dem Befunde des auch nicht krankheitsspezifischen Proteus X 19 bei Fleckfieber verglichen. Es wäre auch möglich, daß diese Kokken zwar weniger für die Entstehung der Encephalitis als für die Symptomausgestaltung, den Verlauf der Erkrankung, als eingewanderte Mischinfekte eine gewisse Bedeutung haben.

Erst in zweiter Linie würde uns die Frage der konstitutionellen Besonderheiten der Erkrankten interessieren; wir zweifeln natürlich nicht daran, daß auch endogenen Faktoren in der Krankheitsentstehung eine wichtige Bedeutung zukommt, und daß vielleicht bei der großen Mehrheit der Menschen eine natürliche angeborene oder erworbene Immunität besteht, aber wir halten den Versuch, mit einer gewissen Konstanz immer wiederkehrende encephalitisdisponierende Faktoren aufzudecken, für ziemlich problematisch. Oehmig und Géronne haben den Status thymolymphaticus für einen wichtigen prädisponierenden Faktor gehalten, und auch Villinger findet in 20% Erscheinungen des Lymphatismus, in 16 unter 20 Kindern exsudative Diathese in früher Jugend. Wir können die Bedeutung des Lymphatismus nicht so hoch einschätzen. Wir haben schon erwähnt, daß wir den Befund einer etwaigen Lymphozytose im Blut evtl. auch anders deuten müssen. Im übrigen sind Erscheinungen von Anschwellungen der Lymphdrüsen, Tonsillarschwellung usw., von häufigen Katarrhen, Neigung zu Anginen, zu ekzematös skrophulösen Erkrankungen in der Kindheit im allgemeinen sicher nicht so häufig. Ich finde derartige Erscheinungen unter den eigenen 106 Fällen nur sechs- oder siebenmal ausgesprochen. Und wenn auch diese Statistik als vielleicht nicht erschöpfend angegriffen wird, so werden wir doch jedenfalls darauf Gewicht legen müssen, daß die Mehrzahl der Encephalitisfälle Erwachsene betrifft, welche bis dahin kräftig, stets gesund und voll rüstig gewesen waren. Etwa in der Hälfte aller Encephalitisfälle finde ich keine Hinweise auf irgendwelche belangreiche Antezedenzien. In den anderen Fällen liegen die verschiedenartigsten Momente vor, deren dispositionelle Bedeutung wir noch gar nicht beurteilen können. Nicht nur, wie ich mehrfach sah, ein körperlicher Infantilismus und Schwächlichkeit, die eine allgemeine Widerstandsverminderung gegenüber Infektionen verständlich machen würde (etwa 8—9 Fälle), nicht nur (sehr selten!) frühere organische Erkrankungen des Nervensystems exogener Natur, die uns einen Hinweis auf die individuelle Affinität des Nervensystems zu exogenen Noxen geben könnten (einmal frühere Neuralgie nach Erkältung, einmal frühere Gaumensegellähmung nach Diphtherie, einmal unklare Lähmung nach Grippe bei einem Bruder der Kranken), sondern auch rein nervöse und psychopathische Erscheinungen beim Kranken oder bei seinen Angehörigen. Und darüber sind wir uns doch noch völlig im unklaren, ob zwischen den feinsten materiellen Anomalien des Hirnaufbaues oder der Hirnfunktionen, die wir hypothetisch schließlich auch bei neurotischen oder psychopathischen Zuständen annehmen müssen, und den Anomalien, die die Krankheitsbereitschaft für eine organische, exogene Erkrankung steigern, überhaupt irgendwelche Beziehungen bestehen. Im übrigen sind die Erscheinungen der reizbaren Schwäche des Nervensystems, auf die Villinger so großes Gewicht legt, bei der Mehrzahl meiner vielfach der ländlichen Bevölkerung entstammenden Kranken der prämorbiden Persönlichkeit bestimmt fremd gewesen, während die von ihm erwähnten Stigmata des vegetativen Nervensystems ein Krankheitssymptom, nicht ein konstitutionelles darstellen. Sicher können im Einzelfall ganz verschiedenartige Faktoren die Widerstandsfähigkeit des Organismus schwächen bzw. die Krankheitsbereitschaft steigern, z. B. auch ein Partus, von besonderer Wichtigkeit sind aber daneben bestimmte Immuneigenschaften des Nervensystems oder des Gesamtorganismus, die wir vorläufig wohl noch nicht fassen können.

Ich fasse die bisherigen pathogenetischen Erfahrungen dahin zusammen:

Pandemische Grippe und epidemische Encephalitis stehen in einem indirekten Zusammenhang zueinander. Das eigentliche Virus der Encephalitis ist eine filtrierbare Noxe, die in einer harmlosen Form im Mundschleim vieler Menschen vorkommt. Die Aktivation dieser harmlosen Noxe erfolgt beim Menschen häufig (immer?), möglicherweise durch das Grippevirus, das auch andere Keime (Pneumokokken, Streptokokken usw.) aktivieren kann. Das einmal aktivierte Encephalitisvirus kann dann auch vielleicht pathogen wirken, ohne daß immer eine Grippe mit wirksam ist; es ist modifizierbar, wie aus der verschiedenen Form der Teilepidemien der Encephalitis hervorgeht. Experimentell wissen wir, daß die Virulenzsteigerung der latenten Encephalitisnoxe auch ohne Interferieren einer Grippe möglich ist; ob das auch unter den Verhältnissen des Alltags vorkommt, d. h. neben der Grippe andere Aktivatoren vorkommen, ist unbekannt. Wohl aber gibt die Tatsache, daß die experimentelle Encephalitis auch bei einem in jeder Beziehung normalen Gehirn angeht, einen gewissen Anhaltspunkt dafür, daß die allgemeinen Gewebs- und Gefäßschädigungen durch die Grippe in der Encephalitisgenese wohl eine mehr sekundäre Bedeutung gegenüber der Aktivation des Encephalitisvirus durch das Grippevirus hat, obwohl wir natürlich nicht wissen, ob die Schädigung der zerebralen Kapillar- und Venenwände ganz irrelevant ist.

Die Beweiskraft der bisherigen tierexperimentellen Forschung ist eine so zwingende, daß wir dadurch der Notwendigkeit enthoben werden, die Ergebnisse der hochinteressanten Untersuchungen von A. Fuchs über experimentelle Encephalitis nach Leberausschaltung in der Frage der Pathogenese der akuten Encephalitis des Menschen zu verwerten. Da es gelingt, durch ein direkt in das Gehirn der Versuchstiere überimpftes Virus bis in viele Generationen ohne Leberschädigung eine der menschlichen epidemischen Encephalitis durchaus gleichartige Erkrankung hervorzurufen, wäre es gezwungen, die epidemische Encephalitis allein auf eine Leberschädigung, deren Symptome wir überdies bei den meisten akuten Encephalitiskranken vermissen, zurückzuführen[1]). Etwas anderes ist es vielleicht mit der Genese der chronisch-amyostatischen Encephalitis, die wir allerdings allen Grund haben, ganz besonders reserviert zu behandeln, da wir hier der gesicherten realen Grundlagen für die Pathogenese noch ganz ermangeln. Vor allem wissen wir noch nicht die Hauptsache, ob das Gehirn und der Liquor dieser chronischen Erkrankungen noch stets infektiös ist bzw. wie lange die Infektiosität dauert. Vorläufig existieren, soweit ich sehe, erst 2 Beobachtungen von Harvier und Levaditi bzw. Netter, Cesari und Durand über erhaltene Virulenz des Hirns nach 6- bzw. 15 monatiger Dauer der Krankheit. Vorläufig können wir nur sagen, daß wir es bei diesen chronisch amyostatisch Kranken mit wirklichen noch manifesten Krankheiten und nicht mit postencephalitischen Zuständen zu tun haben, wenigstens in vielen Fällen nicht. Denn wir sehen, daß nach einem monatelangen und selbst jahrelangen Intervall nach der akuten Encephalitis die parkinsonistischen Erscheinungen zur Entwicklung kommen und in unaufhaltsamer Progression bis zum Exitus verlaufen können. Wir sehen auch Regressionen und Schwankungen in der Stärke der amyostatischen Erscheinungen, die uns belehren, daß hier nicht allein die irreparable Läsion der extrapyramidal-striären motorischen Hilfsbahnen einen Dauerzustand geschaffen hat, sondern darüber hinaus noch reversible Störungen dieser Bahnen durch den Einfluß eines manifesten Krankheitsprozesses vorliegen.

Die Ausbildung dieses chronischen Krankheitsprozesses ist nun in der Tat eine höchst eigenartige. Wir stehen vor der merkwürdigen Tatsache, daß unter dem Einfluß einer exogenen Noxe in Riesenserien von Fällen mit monotoner Gleichartigkeit im Kern immer wieder gleichartige Syndrome eines etwas besonders gefärbten Parkinsonismus ohne Agitation mit einigen vegetativen Störungen produziert werden. Mag auch im Einzelfall eine gewisse Variabilität vorherrschen, eine Modifikation nach der verschiedenen Breite und Teillokalisation der striären Läsionen, ein Hinzutreten athetotischer oder choreiformer Symptome, eine Kombination mit dyspnoischen, selteneren vegetativen, eine Halbseitenbeschränkung der Störung bestehen, es handelt sich doch immer nur um relativ schwache Auswüchse eines im Grunde verblüffend einheitlichen Kerns. Wir haben offenbar die größten Schwierigkeiten, uns die Entstehung dieser chronisch einheitlichen Veränderungen verständlich zu machen, wenn wir sie nur durch die Wirksamkeit einer in loco tätigen Noxe erklären wollten. Wir zweifeln zwar nicht daran, daß auch belebtes Krankheitsvirus in verschiedenen Partien des Gehirns biochemisch begründete, verschieden günstige Ansiedelungsmöglichkeiten finden kann, wir haben auch bereits früher gezeigt, daß die verschiedenartige Gefäßversorgung die Ansiedlung der Keime im Hirnstamm (Shimamura) und den großen Ganglien in den akuten Stadien begünstigen kann, aber bei diesen chronischen Krankheitsprozessen fällt die Gefäßversorgung offenbar gänzlich oder doch wenigstens in der Hauptsache außer Betracht, da

---

[1]) Auf Differenzen des anatomischen Bildes gehe ich nicht ein, da ich bisher nicht Gelegenheit gehabt habe, in die Originalarbeiten (Pollak) über die histologischen Veränderungen des Gehirns nach der Guanidinencephalopathie und der Hirnläsionen nach Leberausschaltung Einblick zu erhalten.

so elektiv und gewöhnlich bilateral ungefähr symmetrisch Fasergebiete und Kerngebiete erkranken (Linsenkerne und Substantia nigra), die nicht einmal dieselbe Gefäßversorgung besitzen. Und auch die supponierte biochemische Eigenart des striären Gewebes würde uns das Verständnis für die Entstehung dieser chronischen Zustände (im Falle einer chronischen Anpassung der zerebralen Krankheitskeime an den Organismus) nicht erleichtern, da in den akuten Stadien gerade der Hirnstamm, das Höhlengrau und diese noch mehr als die striären Gebiete besonders virusempfindlich waren und die stärksten Entzündungserscheinungen boten. Warum sollen diese Gebiete in den meisten chronisch-progressiven Zuständen gegen das im akuten Zustande so wirksame Krankheitsvirus auf einmal refraktär geworden sein? (Es bleiben von Hirnstammerscheinungen natürlich die aus akuten und subakuten Phasen etwa übernommenen restlichen Defektsymptome.) Wo gibt es ein Krankheitsvirus, das so streng sich auf stets identische enge Gebiete und Bahnen in einem zusammenhängenden Organe beschränkt, das nicht öfter einmal in die innere Kapsel, das Centrum semiovale, Rinde, Kleinhirn usw. einbricht und die entsprechenden Symptome produziert, auch wenn es im Prinzip elektiv bestimmte Bahnen bevorzugt?

Diese Überlegungen haben mich seit langer Zeit veranlaßt, auch nach extrazerebralen Grundlagen der chronisch-progressiven Erkrankungen bei Encephalitis zu suchen. Es ist klar, daß die Feststellung einer im Blute gleichmäßig kreisenden toxischen oder fermentativ den Hirnabbau beschleunigenden Noxe unser Verständnis für die Elektivität des chronischen Krankheitsprozesses ex analogia erleichtern würde, zumal es immer wieder das phylogenetisch alte Motorium des Linsenkerngebietes ist, welches bei solchen Toxikosen tatsächlich besonders leidet, bei der CO-, bei der Manganvergiftung und endlich bei der Wilsonschen Krankheit, bei der wir wieder die Leberveränderungen finden, welche das verbindende Glied zu der Guanidinencephalopathie[1]) von A. Fuchs und Rosenthal, zur Hirnaffektion nach Leberausschaltung darstellen. (Bei letzteren Affektionen allerdings andersartige Symptomatologie.) Auch der anatomische Hirnbefund bei chronisch-progressiver Encephalitis scheint auf die Notwendigkeit nach extrazerebralen Krankheitsgrundlagen zu suchen, hinzuweisen. Ich erwähnte einen eigenen Fall, bei dem entzündliche Veränderungen der Hirnsubstanz ganz vermißt wurden und nichts weiter sich feststellen ließ, als ein anscheinend langsam fortschreitender Abbau der Hirnsubstanz, namentlich in den großen Ganglien, der Substantia nigra. Es fanden sich nur ganz geringe Spuren von Restinfiltraten, keine Hyperämie. Gewiß wird nicht jeder chronische Fall gleiche anatomische Veränderungen zeigen. Ich erwähnte schon den bekannten Fall Economos von 2jährigem Verlauf mit immer neuen Schüben des Entzündungsprozesses, der allerdings auch klinisch etwas anders als die gewöhnliche Form der amyostatischen Encephalitis verlief. Auch klinische Rezidive sind, wie ich erwähnte, nicht so ganz selten; aber jedenfalls braucht bei langsam chronisch-progressiven Encephalitiden ein eigentlicher Entzündungsvorgang im Gehirn nicht mehr zu bestehen. Ein solcher negativer Befund ist

---

[1]) Guanidin ist ein Eiweißfäulnisprodukt septischer Darmbakterien, das für gewöhnlich in der Leber zu ungiftigen Produkten abgebaut wird und nach Ausschaltung der Leber in den Kreislauf kommt. Wirkung von Guanidininjektionen und Leberausschaltung deckt sich also (Fuchs).

natürlich kein Beweis dafür, daß Erreger nicht mehr an Ort und Stelle vorhanden sind, wird immerhin aber doch eher für die Mitwirkung einer hämatogenen extrazerebralen Schädigung sprechen. Man fragt sich in einem solchen Fall (wir wollen diesen zunächst vereinzelten Fall nicht vorschnell generalisieren): Wenn ein lokaler entzündlicher Reiz nicht mehr wirksam ist, warum schreitet die amyostatische Erkrankung immer weiter fort, warum kommt der lokale Stoffwechsel der erkrankten Partien nicht einmal wieder ins Gleichgewicht? Ist dies möglich, ohne daß dauernd toxische oder fermentativ wirkende Stoffe in dem Blutwege kreisen, welche zu einem progressiven Abbau der Erkrankungsstellen führen?

Unsere bisherigen noch dürftigen Kenntnisse über die Schädigung des gesamten Organismus während der akuten Encephalitis führen uns zu dem Ergebnis, daß mit der Möglichkeit einer Dauerläsion von Organen, welche für den Stoffwechsel, für die endokrinen Absonderungen Wichtigkeit haben, gerechnet werden könnte! Der Gedanke, daß die Encephalitis auch in akuten Stadien eine rein lokale Hirnerkrankung ist, muß aufgegeben werden, wenn auch durch Levaditi und Harvier gezeigt wurde, daß das Encephalitisvirus vorwiegend an bestimmten Ektodermarten haftet. Demgegenüber bleibt die Tatsache bestehen, daß in den akuten Stadien bald wenig, bald reichlich toxisch wirkende Substanzen in den Blutbahnen kreisen und, wie aus früheren anatomischen Zusammenstellungen ersichtlich, zu parenchymatösen und interstitiellen Veränderungen der inneren Organe, z. B. der Leber und Nieren führen können. Wieweit auch endokrine Organe katexochen verändert werden können, wissen wir, abgesehen von geringen Untersuchungen der Hypophyse, nicht. Es bleibt für unsere Überlegungen dabei gleichgültig, ob diese Organläsionen in akuten Stadien durch Anwesenheit des Virus bedingt oder indirekt auch auf eine toxische Wirkung zurückzuführen sind; es genügt zu wissen, daß es solche akut entstandene Läsionen gibt, welche imstande sein können, chronische Störungen der Entgiftungsfunktionen des Organismus oder ähnliche Störungen herbeizuführen. Anatomische Untersuchungen der inneren Organe bei chronischprogressiven Encephalitiden fehlen leider noch gänzlich.

Ich habe bereits früher (S. 108 ff.) beschrieben, welche Symptome sich bisher bei chronischen Zuständen der Encephalitis auffinden lassen, die auf eine allgemeine Störung des Organismus, auf eine Störung des gesamten Stoffwechsels hinweisen; ich konnte besonders auf häufige Veränderungen des Blutbildes, auf die häufigen Sexualstörungen (Menopause), Abmagerung, Veränderungen der chemischen Blutmischung (Rest-N-Vermehrung) und auf die sich aus den Blutveränderungen ergebenden Folgerungen aufmerksam machen. Störungen endokriner Organe sind bisher weniger deutlich feststellbar (abgesehen von den akzidentellen Fällen der Dystrophia adiposogenitalis, bei denen sich die Entzündung lokal bis zum Zwischenhirn oder weiter bis zur Hypophyse vorschiebt, oder auch ein lokaler Hydrocephalus des III. Ventrikels wirksam sein mag); da bedenken wir aber, wie rudimentär die gewöhnlichen klinischen und klinisch-pharmakologischen Prüfungen der endokrinen Funktionen bisher sind. Der Versuch lag nahe, auch mittels des Abderhalden-schen Dialysierverfahrens näheren Einblick in die Abbauverhältnisse der einzelnen Organe bei der chronischen Encephalitis zu versuchen; nach den bisher schwankenden Ergebnissen dieser Methode habe ich bisher Abstand davon nehmen zu dürfen geglaubt.

Auch daß die Leberfunktionsprüfungen bisher kein einigermaßen verwertbares Resultat gegeben haben, erwähnte ich schon. Ich habe auch in der Erwägung, daß unentgiftete Eiweißspaltprodukte nach Fuchs das hirnschädigende Moment darstellen könnten, daß nach Philippi die experimentelle Encephalitis ausbleibt, wenn die Tiere mit gekochtem Fleisch nach Abgießen des Kochwassers gefüttert werden, eine völlig vegetabilische Kost (auch ohne Milch, aber mit Butter) bei den Amyostatikern durchzuführen gesucht, ohne daß eine Einwirkung auf den Krankheitszustand erzielbar gewesen wäre. Aber diese Versuche sprechen nicht ohne weiteres gegen die Möglichkeit einer pathogenetisch wirksamen Leberschädigung, sondern nur, wie ich schon früher ausführte, zunächst für die Grobheit der gewöhnlichen Leberfunktionsprüfungen, und weitere Versuche in dieser Richtung wären ratsam, zumal man bei den feinen Störungen der Leberfunktion natürlich nicht grobe Symptome wie Ikterus erwarten müßte[1]). Würde man auf diese Weise die Möglichkeit diskutieren, daß infolge Leberfunktionsstörung mangelhaft abgebaute Eiweißstoffe der Nahrung, wie Guanidin, in den allgemeinen Kreislauf gelangen, so müßte man darauf hinweisen, daß die Guanidinvergiftungserscheinungen sehr mannigfaltige sein können. So haben Paton und Findlay und später Burns, Nattraß und Sharpe gezeigt, daß auch Symptome der Tetanie nach Guanidinzufuhr auftreten; es soll auch nach Parathyreoidektomie das Dimethylguanidin im Harn vermehrt sein, eine eigenartige Wechselwirkung. In diesem Zusammenhang kann ich darauf hinweisen, daß, wie früher dargetan wurde, bei der amyostatischen Encephalitis eine galvanische Erregbarkeitssteigerung der Nerven beobachtet werden kann, welche an tetanieartige Zustände erinnert, wenn auch eigentliche Tetanieanfälle nicht auftreten. Diese Übererregbarkeit würde sich dann weniger als eine Begleiterscheinung des akinetisch-dystonischen Syndroms denn als eine Folge der gleichen toxischen Einflüsse erklären lassen. Auch die Feststellung einer noch bestehenden Virulenz des Encephalitiserregers im Gehirn in mehr Fällen als bisher würde die Möglichkeit einer Mitwirkung derartiger diffuser toxischer Faktoren nicht ausschalten; es würde uns dadurch die Hartnäckigkeit, mit welcher der Krankheitsprozeß fixiert wird und fortschreitet, vielleicht noch etwas leichter erklärt werden. Übrigens hat schon früher Tornatola die Encephalitis als eine Magendarm- toxikose aufgefaßt wissen wollen. Mag das auch für die akuten Zustände nicht zutreffen, so könnten die Anschauungen Tornatolas doch für die chronisch-amyostatischen Zustände eine gewisse Bedeutung haben.

Man wird sich auch versucht fühlen, andere Erwägungen über die Ursache der Veränderungen des Blutbildes, des Allgemeinzustandes bei der chronischen Encephalitis anzustellen, an eine endogene Eiweißtoxikose durch extrazellulären Abbau des Encephalitisvirus zu denken haben, in Analogie zu Erwägungen, die Hauptmann kürzlich über die Pathogenese der Paralyse angestellt hat. Diese Analogieschlüsse beruhen darauf, daß man auch die chronische amyostatische Encephalitis als eine Art Spätkrankheit der Encephalitis, meinetwegen als eine Art Metaencephalitis auffassen kann, wenn auch der Ausdruck Metalues bei der paralytischen Spirochätose mit Recht als etwas überständig gilt. Bei der Paralyse

---

[1]) Siehe die Anmerkung auf der nächsten Seite.

wissen wir allerdings, daß lebende Spirochäten noch im Gehirn wirksam sind, bei der chronischen Encephalitis ist die Konstanz der Virulenz des Erregers erst noch zu beweisen. Im übrigen beruhen die Ähnlichkeiten darin, daß auch die progressive Amyostase so häufig nach besonders leichten Grippe- oder Encephalitiserkrankungen zum Ausbruch kommt, daß langdauernde latente Intervalle zwischen der akuten Encephalitis und der chronischen Erkrankung bestehen können, Intervalle, die sich durch Fehlen manifester neurologischer Symptome, gleichzeitig aber durch Fortbestehen einer Beeinträchtigung des subjektiven Allgemeinbefindens (als Zeichen der fortwirkenden Infektion?) auszeichnen, und daß die Erkrankung bisher all den Heilbestrebungen trotzt, welche im akuten Stadium von Erfolg gekrönt sind. Hinsichtlich der zeitlichen Beziehungen zwischen akuter Infektion und späteren Krankheitserscheinungen finden wir noch eine erhebliche Verstärkung gegenüber den schon früher besprochenen Beziehungen zwischen akuter Grippe und „postgrippöser" Encephalitis (Paragrippe — Dor). Ebenso ist die Leichtigkeit der akuten Infektion eine besonders akzentuierte. Unter den vielen chronischen Amyostasen, die ich sah, sind wohl einzelne Residuen schwerer akuter Infektionen, aber in vielen Fällen war die akute Erkrankung durchaus leicht, oft überraschend geringfügig, so daß sie, wie bekannt, öfters leicht ganz übersehen werden kann. Auch hier gelten Erwägungen, die schon in der Pathogenese der akuten Erscheinungen flüchtig ventiliert wurden (s. S. 171f.). Mutatis mutandis: Indem nicht das Grippevirus sich modifiziert, bis es encephalitispathogen wird, sondern das encephalitische Virus die Abwehrkräfte des Organismus von vornherein nur ungenügend mobilisiert und sich so allmählich dem Körper anpaßt, indem das Virus im Körper zerstört wird, entstehen dann die toxischen Erscheinungen, die ihrerseits wieder den elektiven Abbau von Hirngewebe zur Folge haben.

Alle diese auf einer noch hypothetischen Theorie basierenden Anschauungen sind um so problematischer, als wir vorläufig die Frage offen halten müssen, ob die chronische amyostatische Encephalitis noch stets virulente Noxen enthält, wo diese Noxen sich aufhalten, und ob sich Spirochäten mit dem Virus der Encephalitis überhaupt vergleichen lassen. Ebenso bleibt die Frage nach der Mitwirkung einer Leberfunktionsstörung oder einer Störung des gesamten endokrinen Apparates, die ihrerseits wieder, wie schon erörtert, von einer Läsion bestimmter nervöser Zentralstätten der Regulation endokriner Funktionen abhängen könnte, hypothetisch[1]. Die Diskussion aller dieser Fragen erscheint aber doch recht wichtig, da sie uns auf Probleme in der Entstehung der chronischen Form der Encephalitis hinweist, die bisher eigentlich noch nicht angeschnitten worden sind und zu mannigfachen neuen Untersuchungen Anregung geben können. Bei der bisherigen fehlenden Klärung der pathogenetischen Beziehungen dieser Erscheinungen möchte ich eine bindende Erklärung darüber, welche von den verschiedenen Entstehungsmöglichkeiten am plausibelsten erscheint, vorläufig vermeiden und bis zu einem Zeitpunkt, wo wir durch neue Versuche etwas mehr Klarheit gewonnen haben, aufsparen. Über das rein genetische Problem der Krankheit hinaus haben aber diese Fragen auch für die

---

[1] Es darf hier auf Stoffwechseluntersuchungen hingewiesen werden, die nach Abschluß dieser Monographie von Meyer-Bisch und mir stattgefunden und tatsächlich Leberfunktionsstörungen ergeben haben.

Symptomgenese Interesse. Wir haben Veränderungen der Blutbeschaffenheit, wahrscheinlich auch des Stoffwechsels, der endokrinen Funktionen (?) in chronischen Zuständen, die sehr wohl eine Grundlage verschiedenartiger allgemeiner Krankheitserscheinungen bilden können oder wenigstens, wie die morphologische Veränderung des Blutbildes, einen Anhaltspunkt für die Möglichkeit einer nicht lokal zerebral bedingten Entstehung solcher Krankheitserscheinungen geben, und zwar nicht nur bei den eigentlich amyostatischen Krankheitsprozessen, sondern vielleicht auch bei manchen hartnäckigen Rekonvaleszenzsyndromen, die man sich vorläufig zu streng lokal hirnphysiologisch erklären wollte. Es bleibt bei diesen Fragen vorläufig gleichgültig, woher die allgemeinen Veränderungen stammen, welche Ursache der gesteigerte Eiweißabbau hat, und ob etwaige endokrine Störungen ihrerseits wieder Folgen einer Zerebralläsion sind. Derartige Erwägungen haben schon für die allgemeine psychisch-nervöse Erregbarkeit, die eine so hartnäckige Folge vieler Encephalitiserkrankungen ist, zu gelten, vielleicht noch mehr für einen Teil der Schlafstörungen, denen wir unsere Aufmerksamkeit noch besonders zuzuwenden haben.

V. Die Genese der Schlafstörungen bei der epidemischen Encephalitis.

Die pathophysiologischen Vorgänge, die den mannigfachen charakteristischen Erscheinungen der epidemischen Encephalitis zugrunde liegen, können in dieser monographischen zusammenfassenden Beschreibung nicht in extenso besprochen werden, da der Umfang der Arbeit dann weit die möglichen Grenzen sprengen würde. Wir sind auch in den Erklärungsversuchen vieler Symptome trotz der Größe des zur Verfügung stehenden Materials wegen der mehr diffusen Verbreitung der encephalitischen Veränderungen nicht so glücklich daran wie bei isolierten Herdkrankheiten. Über die anatomischen Ausfallsbefunde bei chronischen Encephalitiden sind wir dagegen noch nicht genügend orientiert wegen der noch fehlenden Serienuntersuchungen. Im symptomatologischen Teil ist auf die Entstehung einzelner Erscheinungen kurz eingegangen worden. Genauerer Besprechung bedarf an dieser Stelle nur die Theorie der Schlafstörungen, namentlich der Schlafsucht, die bisher noch keine befriedigende Lösung gefunden zu haben scheint.

Die gewöhnlichen Benommenheits- und Soporzustände bedürfen dabei keiner Besprechung, da wir sie analog den identischen Zuständen bei anderen Krankheiten als ein zerebrales Allgemeinsymptom infolge Steigerung des Hirndrucks oder toxischer Schädigungen auffassen können.

Anders verhält es sich mit den echten Schlafzuständen. Dieselben stellen gewiß kein der Encephalitis pathognomonisches Symptom vor; sie kommen bei den verschiedensten Hirnkrankheiten vor, insbesondere auch bei solchen, die gewohnheitsmäßig mit gesteigertem Hirndruck verbunden sind, vor, bei Tuberkulose, Meningitis, beim Tumor cerebri. Abgesehen von postepileptischen Schlafzuständen (Sterling, Henschen) sind, wie ich bereits früher an anderer Stelle angeführt habe, beim Tumor cerebri mehrfach klassische Schlafzustände beschrieben worden (Cowen, Maillard - Milhit), deren auffallende Ähnlichkeit mit dem natürlichen Schlaf im Gegensatz zu den Benommenheitszuständen bereits ebenso scharf betont wurde wie später von Economo die Schlafsucht bei der Encephalitis; sie wurden bei verschiedenem Sitze des Tumors, z. B. bei Frontallappentumoren, beschrieben.

Derartige Befunde bei verschieden lokalisierten Herden im Gehirn gehören aber doch zu den Ausnahmen gegenüber der evident bewiesenen Häufigkeit der Schlafzustände bei den verschiedensten Erkrankungen der Mittelhirngegend bzw. der Mittelhirnhaube. Immer wieder finden wir die von Gayet und Mauthner zuerst gewürdigte eigenartige Kombination von nuklearen Lähmungen der Augenmuskeln und Schlafzuständen, die uns zur Annahme einer gleichen oder nachbarlichen Lokalisation zwingt, bei den verschiedenartigsten Epidemien und Krankheiten: bei der schon früher zitierten eigenartigen mittelalterlichen Beobachtung Albrechts von Hildesheim, bei der Tübinger Schlafkrankheit, bei der die „gravedo oculorum" beobachtet wurde, bei der maladie de Gayet, der Gerlierschen Krankheit, der Nona, bei der ebenfalls wiederholt Augenmuskellähmungen erwähnt wurden, bei der Wernickeschen hämorrhagischen Polioencephalitis (oder Polioencephalosis) superior und bei der jetzigen Encephalitisepidemie, bei der ja auch die ersten Schübe der Krankheit, in denen die Augenmuskellähmungen überwogen, besonders häufig Schlafzustände zeigten. Dabei gehen in den Einzelfällen nicht immer etwa Schlafzustände und Augenmuskellähmungen im Okulomotorius-Trochlearigebiet einander gleichmäßig parallel, und gerade in rudimentären Fällen wird uns allein von flüchtigen Augenmuskel- und anderen Hirnnervenlähmungen ohne begleitende Schlafsucht berichtet; andererseits verfüge ich z. B. aus dem eigenen Material über Erkrankungen mit Schlafsucht ohne sichere ophthalmoplegische Begleiterscheinungen; ebenso sind während der Grippeepidemie 1890—1894 von Leichtenstern u. a. zahlreiche, wahrscheinlich mit unserer Krankheit identische Fälle beschrieben worden, in denen bald isoliert die Augenmuskellähmungen, bald nur die Schlafzustände das klinische Bild beherrschen. Aber diese nur partielle Kongruenz steht nicht im Widerspruch zu unseren Anschauungen, wenn wir nicht eine gleiche, sondern nur nachbarliche Lokalisation des Erkrankungsprozesses annehmen, für die die gehäufte Kombination von Augenmuskellähmungen und Schlafzuständen eindeutig genug spricht. Daß diese Kombination topische und nicht krankheitsspezifische Ursachen hat, geht aus der Verschiedenartigkeit der zugrunde liegenden Krankheiten hervor. Die Wernickesche Erkrankung hat nosologisch und pathologisch ja nichts mit der epidemischen Encephalitis zu tun, und auch die Gerliersche und Gayetsche Erkrankung wird man, wie ich im Gegensatz zu Economo entschieden annehme, von der epidemischen Encephalitis abtrennen müssen, so groß auch die Symptomverwandtschaft infolge ähnlicher Lokalisation sein mag. In dem Falle Gayets handelte es sich um eine 5 Monate lang dauernde Erkrankung, die angeblich nach einer Kesselexplosion, bei der der Patient einen großen Schreck erlitten haben sollte, ausgebrochen war. Bei der Autopsie fand sich intensive Röte und ein großer Erweichungsherd vom III. Ventrikel bis zum IV. Ventrikel bis zu den Vierhügeln aufsteigend, also jedenfalls ein der epidemischen Encephalitis fremdes anatomisches Bild, wenn auch die Ursache der Erweichung jetzt nicht zu deuten ist. Bei der Gerlierschen Erkrankung handelte es sich um eine nur bei Stallarbeitern auftretende endemische Erkrankung, die stets in Heilung ausging, bei der eine andersartige Ätiologie zum mindestens sehr möglich ist. Endlich wird die Annahme der lokalen mesencephalen Entstehung der Schlafsucht durch den interessanten tierexperimentellen Befund von Karplus und Economo über Schlafsucht und Verletzung der Haubengegend unterstützt[1]). Wenn bei der echten Schlafkrankheit der Neger Augenmuskellähmungen zurückzutreten scheinen, so mag darauf hingewiesen werden, daß nach den vorliegenden klinischen Berichten der Schlaf dieser Kranken weit eher einer zunehmenden bis zum Coma gehenden Benommenheit als eigentlichen Schlafzuständen in der beschriebenen Form zu ähneln scheint.

Durch die Feststellung der Hypersomnie als eines besondersartigen, genetisch an eine umschriebene Hirnregion gebundenen Herdsymptoms werden alle Anschauungen, die das Phänomen auf allgemein toxische oder Druckwirkungen zurückführen wollen und es in einen Topf mit den Benommenheitszuständen usw. werfen, erledigt. Es ist unrichtig, daß, wie Kirby und Davis meinen, Somnolenz, Lethargie, „Stupor" und Coma nur verschiedene Grade derselben Skala aufweisen, aber auch die von diesen Autoren vorsichtig diskutierte Annahme einer fehlenden Zuleitung der Sekretionsprodukte der Hypophyse, die nach Gemelli und Dana die Blockierungswirkung der Ermüdungsprodukte hemmen bzw. aufheben und dadurch schlafhemmend wirken können, kann für unsere Krankheit wenigstens keine Geltung haben, wie man sich auch zu der sehr hypothetischen schlafhemmenden Wirkung von Hypophysensekreten überhaupt stellen mag. Wenn die Autoren die Möglichkeit erwähnen, daß durch Verlegung des Aquäduktes infolge Hydrocephalus int. oder Ödem des Mittelhirns die Sekrete der Hypophyse nicht die Subarachnoidealräume erreichen und daher nicht in Verbindung mit der Rinde treten können, so muß demgegenüber betont werden, daß gerade bei der epidemischen Encephalitis ein akuter Hydroc. int. sehr häufig fehlt, ebenso ein Ödem des Mittelhirns völlig fehlen kann, daß man auch bei sehr chronischen Fällen noch Schlafzustände findet, bei denen eine Verlegung des Aquäduktes nach den anatomischen Befunden bei chronischen Fällen ganz unwahrscheinlich ist, und daß z. B. bei der Dystrophia adiposo-genitalis von einer Schlafsucht oft nichts zu vermerken ist. Auch die von Mingazzini vertretene Ansicht über die Wechselwirkung von erregenden exzitokatabolischen Inkreten (aus Schilddrüse, Nebenniere, Genitalien, Hypophyse) im hyperkinetischen Stadium mit schlafprovozierenden exzitoanabolischen Hormonen im lethargischen Stadium ist zu hypothetisch, als daß sie Anerkennung finden könnte, solange über die Hormonabsonderung in den akuten Stadien der Encephalitis nichts Bestimmtes bekannt ist; wir würden im übrigen auch bei Anerkennung der Wirkung exzitoanabolischer Hormone nicht um die besondere Bedeutung der mesencephalen Erkrankung hinwegkommen.

Die Auffassungen über die Entstehung der Schlafzustände sind unnötigerweise dadurch belastet worden, daß man sie als Grundlage für die theoretischen Anschauungen über die Entstehung des Schlafes benutzen, daß man dem Begriff des Schlafzentrums dadurch näher zu kommen glaubte. Aber die Fest-

---

[1]) Es sei hier auch auf das Schlaf- und Weckzentrum hingewiesen, das Dubois im Jahre 1902 am Boden des Aquaeduktus und III. Ventrikels gefunden haben wollte.

stellung, daß unter bestimmten pathologischen Bedingungen bei Läsionen eines bestimmten Hirngebiets Schlafzustände sich einstellen, berechtigen uns noch keineswegs zu der Annahme, daß der physiologische Schlaf auf ähnliche Weise zustandekommt. Fragnito hat bereits sehr richtig darauf hingewiesen, daß die Feststellung mesencephaler Läsionen, welche schlafbegünstigend wirken, noch keineswegs beweist, daß ein Schlafzentrum im Mittelhirn liegt; dieses Zentrum wäre übrigens ein Wachzentrum, da nach seinen Läsionen Schlaf eintritt. Wenn es sich aber um ein Wachzentrum im Mittelhirn handelte, müßte man erst die problematischen Bedingungen kennen, die physiologischerweise seine Funktionshemmung bzw. Unterbrechung hervorrufen. Die chemisch-biologischen Ursachen des natürlichen Schlafes, die Frage nach der Wirkung von Ermüdungstoxinen, der Bedeutung habitueller instinktiver Vorgänge (Claparède, Pflüger, Trömner), der Wirkung aktiver sensoriell-motorischer Hemmungen (Trömner) usw. werden durch die pathologischen Befunde natürlich überhaupt nicht dem Verständnis näher gebracht, aber auch die Rätsel der beim Einschlafen und bei Erhaltung des natürlichen Schlafes in Betracht kommenden Hirngebiete werden dadurch nicht gelöst, ebensowenig wie wir noch trotz der überragenden Bedeutung etwa der Läsionen der Brocaschen Windung für das Zustandekommen der motorischen Aphasie die Sprachexpression in dieses enge Windungsgebiet einschachteln wollen. Ob in der Einleitung des natürlichen Schlafes umschriebenen Hirngebieten überhaupt eine besondere Bedeutung zukommt, dem Thalamus (Trömner) oder dem Höhlengrau (Mauthner), bleibt ebenso fraglich wie früher. Gegen die Thalamustheorie Troemners haben seinerzeit bereits Saenger und Weygandt überzeugende Einwände vorgebracht. Auch die Mauthnersche Hypothese von der Einleitung des normalen Schlafes, der in einer Unterbrechung der zentripetalen Leitung zwischen peripheren Sinnesorganen und fungierenden zentralen Nervenzellen und den zentrifugalen Leitungen im Höhlengrau (!) beruhe, mit nukleärer Ptosis und anderen nukleären Augenmuskellähmungen (infolge der Wirkung von Ermüdungsstoffen) ist in der vorgetragenen Form für den natürlichen Schlaf wohl ebenfalls unhaltbar, zumal die Hauptmasse der motorischen Willkürbahnen und die für das Wachsein vielleicht besonders wichtigen sensiblen optischen Bahnen gar nicht durch das Höhlengrau oder die Haube gehen und vor allem kein Anlaß besteht, die Wirkung von Ermüdungsstoffen gerade auf das Höhlengrau zu beschränken. Saenger hat übrigens die Schlafptose auf kortikale Einflüsse zurückgeführt.

Auch bei der Ablehnung besonderer physiologischer Schlafzentren kann die komplexe Funktion des Wachseins unter pathologischen Bedingungen natürlich sehr wohl durch herdartige Ausschaltung von Teilfunktionen, die für das Wachsein notwendig sind, geschädigt werden. Aber wir können dann nicht von einer Läsion von Wach- oder Schlafzentren sprechen, ebensowenig wie wir, wie Fragnito mit Recht betont, von der Läsion eines sensiblen Zentrums etwa sprechen können, wenn die Sensibilität durch einen Herd in der Schleifenbahn gestört ist. Welche für das Wachsein notwendigen Funktionen im Mittelhirn allerdings geschädigt sind, ist leider noch überaus unklar. Man hat bisher zu sehr das Augenmerk auf die Schädigung sensibler Erregungen gerichtet, ohne zu bedenken, daß doch nur eine sehr erhebliche Wirkung sensibler Massenausfälle allein imstande sein könnte, die Dauerschlaftendenzen herbeizuführen, während selbst der Gesamtausfall optischer Eindrücke oder der Hautsensibilität allein hierzu noch nicht imstande sein kann. Mauthner betonte besonders, wie schon erwähnt, die Unterbrechung der peripheren Reize im zentralen Höhlengrau; Fragnito will ebenfalls den verminderten Einfluß sensibler Reize zur Rinde verantwortlich machen, verweist aber außerdem auf die schlafbegünstigende Wirkung der durch die Herde bedingten Einnahme einer Haltung, die der Mensch im normalen Schlaf einnimmt: Lidschluß durch Lähmung oder Parese der Levatores palp., Unbeweglichkeit der Augen und des Kopfes durch nukleäre Herde oder Läsion der internukleären Assoziationsbündel, namentlich des fascic. longitud. posterior, der die Augenmuskelkerne mit den bulbopontinen Kernen des Vestibularis und Trigeminus garantiert, gleichzeitig aber auch die Verbindung mit den für die Kopfbewegung notwendigen Kernen des Akzessorius und I.—III. Zervikalsegments herstellt. An den wesentlichen Einfluß sensibler Ausfälle kann ich nicht glauben; die für die Sehfunktion erforderliche optische Bahn geht beim Menschen in der Hauptsache durch das corpus gen. lat. und gar nicht durch das Höhlengrau, vor allem sind auch in den akuten Stadien der Encephalitis objektiv feststellbare Ausfallserscheinungen der sensiblen Funktionen so selten und jedenfalls so gering, daß sie für die Schlafzustände gar nicht in Betracht kommen können. Es bleibt uns da nichts weiter übrig, als zu sehen, ob Störungen der Motilität für die Schlaftendenzen begünstigend wirken können, solange andere Ursachen uns weniger plausibel erscheinen.

Fragnito hat hier, wie eben erwähnt, auf die schlafbegünstigende Wirkung der Augenmuskellähmungen und reflektorischen Unbeweglichkeit des Kopfes aufmerksam gemacht. Es begegnet keinem Zweifel, daß derartige Erscheinungen mit schlafbegünstigend wirken können. Von einem suggestiven Einfluß braucht dabei natürlich keine Rede zu sein; wohl aber wäre damit zu rechnen, daß in der Hirnphysiologie und Pathologie eine reziproke Wechselwirkung zwischen kortikalen Impulsen und subkortikalen Erregungen und Einstellbewegungen wie Erregungsausfällen bestehen kann, die bisher noch nicht genügend gewürdigt wurde. Bekannt sind die geistvollen Ausführungen Hartmanns über die Wechselwirkung zwischen subkortikalen Einstellungsbewegungen und Großhirnfunktionen, wie z. B. zwischen den subkortikalen Einstellungsimpulsen des Kleinhirns auf statische Reize und der Stirnhirnrinde in dem Sinne, daß nicht nur die Großhirnimpulse einen dirigierenden Einfluß auf die Kleinhirnfunktionen ausüben, sondern auch der mangelnde zentripetale Einfluß der von den Einstellbewegungen ausgehenden sensiblen Impulse zum Großhirn Orientierungsstörungen über die Lage im Raum und damit schwere akinetische Erscheinungen infolge motorischer Ratlosigkeit herbeiführen kann. Diese Wechselwirkung kann eine noch weitergehende sein. In dem ausgeschliffenen Mechanismus der Funktionen, die zum Schlafe führen, wird vielleicht normalerweise der Ausfall zentraler, kortikaler oder vielleicht auch subkortikaler (striärer?) erregender Impulse den Erscheinungen der Erschlaffung der Glieder, dem Herabsinken der Augenlider usw. vorausgehen, aber in diesem eingeübten Mechanismus kann auch der umgekehrte Weg gangbar sein, die irgendwie subzentral bedingte Erschlaffung der Glieder, vielleicht dazu auch noch die nukleäre Lähmung der Augenmuskeln, insbesondere der Levatores palp., Ermüdungsgefühl und Schlafneigung hervorrufen. Man denkt dabei an Vorgänge, die der Diaschisis v. Monakows nahe stehen oder gleich sind. Allerdings sind die Symptome, die Fragnito anführt, sicher nicht die einzigen, die für die Schlafzustände verantwortlich gemacht werden können. Dafür besteht zwischen der Häufigkeit von Augenmuskellähmungen und Schlafzuständen, die übrigens auch die nuklearen Lähmungen häufig lange Zeit überdauern und viel weniger flüchtig sind, eine zu große klinische Dissoziation; auch wissen wir, daß doppelseitige, selbst schwere Ophthalmoplegien allein nicht imstande sind, das Symptom der Schlafsucht hervorzurufen, und Mingazzini hat darauf hingewiesen, daß der Schlaf in jeder Körperhaltung, selbst beim Stehen, den Encephalitiker überfallen kann.

Marinesco hat nun besonders zum Ausdruck gebracht, daß der Schlaf der Encephalitiker mit wirklichem Schlaf nichts zu tun hat, sondern mit Tonusstörungen supranukleären Sitzes zusammenhängt, die zur Akinese, zur Katalepsie und so zu schlafähnlichen Zuständen führen. Ich habe schon oben bei Besprechung der klinischen Erscheinungen des Schlafes ausgeführt, daß die Beschreibung der Fälle Marinescos nur auf einen kleinen Teil der encephalitischen Schlafzustände zutrifft und in vielen anderen Fällen die Bewußtseinsstörung tieferen Schlafzuständen entspricht. Der Hinweis auf die häufigen Tonusanomalien der Muskulatur während der Schlafphasen erscheint mir aber doch recht wichtig. Die vielfältigen Anomalien des Muskeltonus sind bereits früher beschrieben worden; in den akuten Stadien, in denen die Schlafzustände beobachtet werden, finden sich überraschend häufig neben dem amimischen Maskengesicht hypotonische und atonische Zustände, die zur schweren Asthenie der Bewegungen, häufig zur Katalepsie führen; und es ist gewiß nicht bedeutungslos, daß schon Gayet, Gerlier, die Beschreiber der Wernickeschen Erkrankung neben den Schlafzuständen und Augenmuskellähmungen, auch der Gesichtsmaske (Gayet), die hochgradige Muskelschwäche oder völlige Atonie der Muskulatur (Gayet) betonen. Die Ähnlichkeit der Schlafzustände mit der Atonie der Muskulatur bei Skopolaminwirkung (Meggendorfer) ist hier gleichfalls zu erwähnen.

Diese häufigen Anomalien des Muskeltonus in Verbindung mit den Schlafzuständen und Augenmuskellähmungen werden uns ja ohne weiteres plausibel, wenn wir bedenken, daß gerade in der Mittelhirnhaube die großen Sammelbecken sich befinden, in denen die tonusregulierenden Impulse verschiedener Art aufeinanderwirken können, von wo aus ihre zentrifugale Weiterleitung in die Rückenmarkskerne erfolgt; die tonisierenden Kleinhirnimpulse durch die Bindearme in den roten Kern treten in Verbindung mit den teilweise antagonistischen Impulsen aus dem Striatum. Marinesco denkt daran, daß die den „Lethargus" und Katalepsie hervorrufenden Tonusanomalien im wesentlichen supranukleär bedingt sind, daß der rote Kern weniger lädiert ist als die in seinen Fällen besonders stark veränderte Substantia nigra, der Locus coeruleus, das Corpus Luys, indem er ähnlich wie französische Forscher (Trétiakoff und Bremer) den Locus niger besonders als sympathisches Tonusregulationsgebiet betrachtet. Wahrscheinlicher ist, daß der locus niger in seiner tonusregulatorischen Wirkung mehr in Abhängigkeit vom Striatum steht, nach dessen Läsionen die hypertonischen Erscheinungen hervortreten. Wenn wir, wie gewöhnlich in den frischen Fällen der epidemischen Encephalitis, reichlich entzündliche und degenerative Veränderungen auch in der Mittelhirnhaube finden (im Gegensatz zur Brücke und Hirnschenkeln), wenn wir Grund zu der Annahme haben, daß die lokal diffundierenden Toxine im Entzündungsgebiet die gesamte Hauben-gegend zu schädigen vermögen, werden wir nicht einsehen, warum die atonisch-asthenischen und hypotonisch-kataleptischen Erscheinungen in den akuten Stadien der Encephalitis nicht auch durch die Läsion der roten Kerne und ein-strahlenden Bindearmbahnen verursacht sein sollen. Rein werden wir diese Frage histologisch niemals lösen können, da wir niemals umschriebene Herde bei der Encephalitis finden, sondern stets mehr diffuse Erkrankungszonen namentlich im Höhlengrau, Haube und den für die Tonusregulation wichtigen Gebieten des Hypothalamus und evtl. auch Linsenkernes; und wir verstehen auch ohne weiteres, warum auch in den akuten Stadien die Tonusanomalien mannigfach sein, warum neben den atonischen auch hypertonische auftreten oder miteinander alternieren können, da ein breites und zum Teil in antagonistischer Wirkung stehendes tonusregulierendes Gebiet erkrankt ist und bei der Flüchtigkeit der akuten encephalitischen Erscheinungen bald mehr die eine, bald die andere Komponente der Tonusfunktion geschädigt sein, diese Schädigung in den ein-zelnen Körperabschnitten auch wechseln kann. Erwähnen möchte ich noch, daß auch bei der Gayetschen und Wernickeschen Erkrankung Höhlengrau und Haubengegend offenbar viel stärker erkranken als die lateral davon ge-legenen subthalamischen supranukleären Gebiete, was ja auch mehr für die Ent-stehung der atonischen Zustände in der Haube selbst spricht.

Merkwürdig erscheint ja, daß bei diesen häufigen Hauben- (und auch oft Thalamus-)erkrankungen die sensiblen Schleifenbahnen so selten Schaden leiden im Sinne von Ausfallserscheinungen, und es erscheint etwes bequem, hier eine größere Resistenz der sensiblen Bahnen hinsichtlich der Erhaltung der Leit-fähigkeit verantwortlich zu machen, aber die klinischen Erscheinungen lassen eine andere Deutung vorläufig nicht zu.

Es ist nun tatsächlich nicht unwahrscheinlich, daß die starken hypotonischen Erschlaffungszustände des gesamten Muskeltonus, die wir so häufig bei den akuten Stadien der Encephalitis finden, ein schlafbegünstigendes Moment darstellen können dank der intensiven Wechselbeziehungen, die normalerweise zwischen den schlafbedingenden Hirnvorgängen und der Erschlaffung der Körpermusku-latur bzw. in der innigen Arbeitsgemeinschaft zwischen den subkortikalen Tonus-gebieten und den kortikalen Impulsen, die eine gewisse kontinuierliche Straff-heit des Muskeltonus im Wachsein regulieren, bestehen; und in der Lösung dieser Beziehungen kann auch das starke Müdigkeitsgefühl und Schlafbedürfnis der Encephalitiker mit erklärt werden. Nur scheinbar im Widerspruch mit dieser Annahme dürfte der Befund von E. C. Meyer stehen, daß bei den Schlafzustän-den der Encephalitis die Kreatininausscheidung nicht geringer als im Wachen ist, wahrscheinlich weil der Tonus der Muskulatur nicht herabgesetzt sei. Tat-sächlich bestehen auch in den Fällen Meyers Störungen des Muskeltonus, nämlich Flexibilitas cerea, also dystonische Zustände, die doch auch mit einem verminderten Zufluß der tonischen Impulse zur Rinde und Blockierung der kortikalen Verarbeitungsmöglichkeiten dieser Impulse zusammenhängen, während der direkte zerebello-rubro-spinale Mechanismus noch intakter ist. Gewiß sind ja die Vorbedingungen der Schlafzustände faktisch wahrscheinlich komplexere; keineswegs z. B. möchte ich die Mitwirksamkeit diffuser auf dem Blutwege auf das Gehirn einwirkender Toxine, die (epidemiologisch oft sehr verschieden) bald mehr lähmende, bald mehr irritative Wirkung haben, ganz außer Betracht lassen; und gerade die Wirkung dieser diffusen Toxine erklärten uns die häufig die Schlafsucht begleitenden Benommenheitszustände, subhypnischen Delirien usw. am besten. Zu dieser diffusen Giftwirkung summiert sich aber die Herdwirkung des Ausfalls der Impulse, die normalerweise durch den roten Kern zur Rinde geleitet und durch den Mittelhirnherd in verschiedener Höhe blockiert werden können. Relativ kurz dauernde Unterbrechungen dieser habituell zusammenarbeitenden Neuronenkomplexe können für längere Zeit zu der einmal intendierten Schlafneigung führen, wenn gleichzeitig die Allgemeinintoxikation des Hirns anhält oder infolge dieser Intoxikation, als deren Korrelat wir übrigens sehr diffuse alterative Veränderungen an den Ganglienzellen finden, bzw. durch Erschöpfung eine allgemeine zerebrale Hypofunktion für längere Zeit besteht. Die Verschiedenartigkeiten der tonischen Zustände während der Schlafzustände, die Möglichkeit, daß uns bei der klinischen Untersuchung die Hypotonie nicht mehr auffällt, daß auch schon hypertonische Erscheinungen und Schlafzustände miteinander gemischt sein, daß hypertonische Symptome hypotonische überlagern können, machen dann keine Schwierigkeiten; ebenso ist die Möglichkeit gegeben, daß neben den diffus wirkenden Noxen, die die Vorbedingung für Somnolenz und Benommenheit bilden, gelegentlich auch die Erschlaffung der Lidheber, die Immobilität des Kopfes schlafbegünstigende Momente darstellen. Wir verstehen die Verschiedenartigkeit der klinischen Bilder, die zwischen Benommenheit, dösiger Schläfrigkeit, tiefen langdauernden Schlafzuständen, Erschöpfungsschlafzuständen nach Chorea schwanken, und haben vor allem doch ein gewisses Verständnis für die Häufigkeit der Schlafzustände bei Mittelhirnherden, ohne voraussetzen zu müssen, daß Mittelhirnherde zwangsmäßig mit Schlafzuständen verbunden sind. Die Erklärung dürfte immer noch zwangloser sein als die Auffassung der Lethargie als eines Reizzustandes, z. B. des Thalamus (Grünewald), zumal die Annahme eines Reizzustandes in einem Krankheitsstadium, in dem die Ausfallserscheinungen (Atonie, nukleäre Lähmungen) im wesentlichen prävalieren und selbst die in diesen Zuständen auftretenden deliranten Bewußtseinsfälschungen durch ihren asthenischen Charakter ausgezeichnet sind, an sich schon gezwungen erscheint. Gerade in den irritativen Phasen der Encephalitis herrscht oft Schlaflosigkeit, soweit nicht die von den Schlafzuständen abzutrennende Benommenheit stärkere Grade erreicht. Doppelseitige Thalamusherde bedingen übrigens weder Schlafzustände noch hartnäckige Schlaflosigkeit.

Freilich würde man, in der Annahme einer irritativen Ursache der Schlafzustände eine bequeme Handhabe für die Erklärung der so häufig das akute Stadium überdauernden Zustände der Agrypnie und vielleicht sogar der Schlafverschiebung finden; die Hyperfunktion der schlafbedingenden Hirngebiete führt zur Erschöpfung, zur Lähmung, der die Schlaflosigkeit klinisch entspricht. Da nach unserer Meinung die Annahme einer irritativen Entstehung der Schlafzustände keine Grundlagen hat, stehen wir vor einer viel schwierigeren Aufgabe. Gewiß ist es nicht statthaft, die Schlaflosigkeitszustände einfach mit einer der Hypofunktion des Tonus antagonistischen Hypertonisierung in Beziehung bringen zu wollen. Theoretisch beständen Schwierigkeiten für diese Annahme schon darin, daß dem Schlaf wohl eine Muskelerschlaffung, aber dem Wachsein nicht ein Hypertonus der Muskulatur entspricht. Klinisch wäre darauf hinzuweisen, daß weder andersartige Zustände extrapyramidaler Hypertonie wie Wilsonsche Krankheit, Paralysis agitans usw. mit so hartnäckiger Schlaflosigkeit verbunden zu sein pflegen, noch innerhalb der epidemischen Encephalitis ein nur einigermaßen konstanter Parallelismus zwischen Stärke der hypertonischen Erscheinungen der Muskulatur und Schlafstörungen besteht. Gerade die hartnäckigsten Zustände chronischer Schlaflosigkeit oder abendlicher Unruhe sahen wir mehrfach bei Kranken, die in ihren motorischen Funktionen gar nicht beeinträchtigt waren oder nur etwas Maskengesicht noch boten, so daß man zur Annahme psychogener Zustände geführt werden konnte, wenn man nicht die schwere Natur der Krankheit und das völlige Fehlen charakterologisch hysterischer Erscheinungen bei dem Patienten gekannt hätte. Ebenso gibt es schwere „Parkinsonismen", in denen der Schlaf normal ist oder eine gewisse Schlaftendenz noch übrig geblieben ist. Wir werden uns aber überhaupt vielleicht mit dem Gedanken vertraut machen müssen, daß die Schlafzustände und agrypnischen Zustände gänzlich außer Beziehung zueinander stehen; so naheliegend die Verbindung auch zu sein scheint, notwendig ist ihre Annahme keineswegs. Ein enger klinischer Konnex zwischen Schlafzuständen und späterer Agrypnie besteht im Einzelfall nicht. Schwere Fälle „lethargischen" Charakters heilen — ganz oder mit Defekt — aus, ohne jemals Schlaflosigkeit zu zeigen, viele Fälle hartnäckigster Agrypnie haben die Schlafphase nur in geringem Maße oder gar nicht gezeigt, oder sie entwickeln sich direkt aus dem choreatischen Stadium heraus, in dem die Agrypnie ohne weiteres auf die Wirkung diffuser irritativer Noxen zu beziehen sein wird. Vielleicht werden wir gerade bei den agrypnischen Zuständen wie bei den Zuständen allgemeiner Nervosität nach akuter Encephalitis mit der Möglichkeit rechnen müssen, daß hierbei lokalisierte Veränderungen der Hirnsubstanz überhaupt keine Rolle mehr spielen. Es könnte die Wirkung der in physiologischer Breite dem Gehirn zugeführten Blutbestandteile und der mangelhafte Stoffwechsel eines diffus irgendwie geschädigten Nervensystems genetisch in Frage kommen. Ob hierbei die Wirkung der von Mingazzini hervorgehobenen exzitokatabolischen Hormone von Wichtigkeit ist, bleibt fraglich, da wir nicht wissen, ob diese im postencephalitischen Zustande vermehrt auftreten. Immerhin könnten wir auch mit der Möglichkeit rechnen, daß die Allgemeinstörungen, die wir im vorigen Kapitel über die Pathogenese der chronischen Krankheitszustände diskutierten, die wahrscheinlich in Störungen des gesamten Stoffwechsels des Organismus und vielleicht auch in Verschiebungen der endokrinen Funktionen bestehen, in der Genese der agrypnischen Zustände wirksam sind. Vorläufig bleibt es noch unklar, welcher Art diese Störungen sein und welche Faktoren noch gleichzeitig tätig sein müssen, je nachdem, ob eine heilbare agrypnisch-psychasthenische postencephalitische Störung oder eine progressive amyostatische Erkrankung zustande kommt. Aber so viel wissen wir heute schon, daß wir in ungezwungener Weise Schlafzustände und agrypnische Zustände in der genetischen Betrachtung auseinander halten dürfen. Economos Anschauungen über eine eigenartige Dissoziation zwischen den Gezeiten des Bewußtseins und den Gezeiten des vegetativen Organismus infolge der an sich ja plausiblen Läsion der vegetativen Zentren, infolge deren die Ermüdungsstoffe in der Nacht mangelhaft eliminiert werden — tagsüber Akinese,

Torpor, Schlaf des vegetativen Organismus bei Bewußtseinshelligkeit, gegen Abend Erwachen des vegetativen Organismus, Verdunkelung des Bewußtseins bei Wachsein des vegetativen Organismus, daher Unruhe und unvollkommener Schlaf — stützen sich, abgesehen von theoretischen Bedenken gegen die Auffassung Economos zu sehr auf Eigenbeobachtungen, die keinen Wert der Allgemeingültigkeit haben. Eine Besserung der akinetisch-dystonischen Erscheinungen am Abend kommt bei meinen Kranken kaum jemals vor, mitunter das Gegenteil. Außerdem lassen sich, wie ich eben ausführte, amyostatische und agrypnische Zustände nicht konform betrachten.

VI. Differentialdiagnose.

In der Mehrzahl der Fälle dürfte die Erkennung der epidemischen Encephalitis allein nach dem neurologischen Befunde und dem klinischen Verlauf keine Schwierigkeiten machen, soweit nicht neue Epidemien uns mit bisher unbekannten Syndromen und Verlaufsarten bekannt machen sollten. Die charakteristischen Erscheinungen der „klassischen" akuten encephalitischen lethargisch-ophthalmoplegischen Erkrankung nach grippösem Vorstadium sind so bekannt, daß auch sporadische Fälle in späterer Zeit schnell diagnostizierbar sind, und ähnlich verhält es sich mit den schweren hyperkinetischen Erkrankungen namentlich dann, wenn myorhythmische (myoklonische) Zuckungen neben den choreatischen auftreten oder überhaupt prädominieren, wenn nukleäre Lähmungserscheinungen oder echte lethargische Erscheinungen das Krankheitsbild komplizieren oder die Introduktion der Hyperkinese bilden, wenn die Liquoruntersuchung stärkere Lymphozytose ergibt und wenn dem hyperkinetischen das Stadium akinetischer Starre folgt. Auch die chronisch-progressiven Fälle sind noch leicht zu diagnostizieren, wenn die Entwicklung des amyostatischen Syndroms sich unmittelbar einer akuten „grippösen" Affektion, die durch mangelhafte katarrhalische und starke allgemein nervöse Symptome charakterisiert ist, folgt, wenn, wie das häufig genug der Fall ist, in dem Initialstadium lethargische Zustände oder flüchtige Augenmuskellähmungen usw. festgestellt wurden, wenn langanhaltende leichte subfebrile Temperaturen ohne Organbefund bemerkbar sind, wenn Reste von Fazialisparese, langdauernde zentrale Schmerzen, lokalisierte Schweiße sich finden lassen, vielleicht auch dann, wenn die amyostatischen Erscheinungen, namentlich in Form von Pseudospontanbewegungen, besondere Tendenz zur eng umschriebenen Lokalisation zeigen. Es wird sich so meist leicht die Abgrenzung gegen juvenile Parkinsonsche oder Wilsonsche Krankheit durchführen lassen. Gegenüber diesen charakteristischen Typenbildern wird es nun doch eine Reihe von Fällen geben, in denen die diagnostische Kunst des erfahrensten Arztes vor schwierige Fragen gestellt ist. Wir werden uns ebenso sehr von der von C. Hirsch betonten Gefahr, im Verlauf von Epidemien der Encephalitis als Modekrankheit zu viele Fälle zu subsumieren, die Verlegenheitsdiagnose Encephalitis zu stellen, als umgekehrt die Erkrankung zu übersehen hüten müssen. Letztere Gefahr ist für den praktischen Arzt nach unseren bisherigen Erfahrungen die bei weitem größere; die meisten Encephalitisfälle wurden uns unter einer falschen Diagnose, häufig als funktionelle Erkrankung lange Zeit vergeblich behandelt, überwiesen, nur wenige Fälle haben demgegenüber zu einer Korrektur der anfänglich hier gestellten Encephalitisdiagnose Anlaß gegeben. Der sachverständige Kenner der Encephalitis wird vor diagnostische Probleme gestellt: 1. in den Fällen, die durch atypische Syndrome oder ungewöhnlichen Verlauf ausgezeichnet sind. Hierher gehören die Fälle, die durch zahlreiche zerebellare Erscheinungen und vielleicht noch gleichzeitige Papillitis oder Stauungspapille den Verdacht des Kleinhirntumors erwecken (Naef), die Erkrankungen, die mit vagen „psychischen‘‘ Symptomen beginnen (Herzog), die Fälle mit pseudoappendizitischem Beginn (Massary), die Erkrankungen mit starker Beteiligung der Pyramidenbahn, diejenigen, in denen anamnestisch ein akutes Initialstadium vermißt wird, insbesondere die vagen grippösen Prodome fehlen usw.; 2. in den Fällen, die erst mit vagen Resterscheinungen nach Ablauf des akuten encephalitischen Schubes in die Hand des Neurologen kommen. Eine große Zahl der Fälle unseres Materials gehört in diese Gruppe, in der es oft Mühe kostete, aus der Analyse der Restsymptome, der Richtigstellung der früheren falschen Diagnosen und durch suggestiv bedingte ungenaue Angaben in ein falsches Fahrwasser geratenen anamnestischen Erhebungen die Diagnose zu verifizieren; 3. in abortiven Formen, 4. Erkrankungen, in denen im Anfang meningitische Erscheinungen das Symptomenbild beherrschen, 5. in den Fällen des Spätstadiums in denen uns das Psychogene oder Scheinpsychogene der Erscheinungen imponiert.

In allgemeindiagnostischer Beziehung haben wir uns hier die Frage vorlegen müssen, ob es pathognomonische Symptome gibt, die uns die Diagnose der epidemischen Encephalitis in ähnlicher Weise gestatten, wie etwa die positive Wassermannsche Reaktion im Liquor für luische Erkrankungen des Zentralnervensystems charakteristisch ist, d. h. mit seltenen Ausnahmen, deren nosologische Bewertung gewöhnlich keine Schwierigkeit bereitet. Wir müssen diese Frage verneinen. Positive pathognomonische Einzelsymptome neurologischer, serologischer, zytologischer Art usw. kennen wir bei der Encephalitis nicht, nachdem der Versuch eine spezifische oder wenigstens charakteristische Komplementreaktion im Serum zu schaffen, bisher erfolglos geblieben ist (Luzatto und Rietti). Das Fehlen direkt ausschlaggebender charakteristischer morphologischer Veränderungen im Blut und typischer Liquorsymptome erscheint uns besonders bedauerlich, wenn wir uns auch damit trösten wollen, daß dieser Mangel nicht auf ungenügende Untersuchungen zurückzuführen ist, sondern durch die tatsächliche Vielheit der Befunde bedingt ist. Unter den positiven Einzelreaktionen des Liquors beansprucht diagnostisch wohl noch den größten Wert die Vermehrung des Zuckergehalts, die Hyperglykorhachie, die an anderer Stelle (S. 86) behandelt worden ist. Aber auch dies Symptom ist weder pathognomonisch noch typisch genug. Es ist inkonstanter als etwa der positive Liquorwassermann bei Auswertung in Fällen von Lues des Nervensystems; es tritt auch bei anderen Krankheiten auf, die klinisch äußerst ähnlich der lethargischen Encephalitis verlaufen können, z. B. stellten es Rathéry und Bonnard bei einer Meningealblutung fest, die sich klinisch in 14 tägigem Schlaf und Augenmuskellähmungen äußerte. Bei wie vielen Fällen in anderen Krankheiten die Liquorzuckervermehrung auftritt, müßte erst eingehend untersucht werden. Die gleiche Einschränkung des Wertes seltener und eigenartiger Befunde gilt

für die Beschleunigung der Blutgerinnung, die z. B. Grünewald fand. Daß
positive Liquor- und Blutveränderungen dennoch erheblichen diagnostischen
Wert erhalten können, ist selbstverständlich, nur wollen wir die Symptome, die
wir diagnostisch verwerten, nicht als pathognomonisch bezeichnen.

Diagnostischen Wert haben übrigens nicht nur die etwaigen positiven
Liquor-Blutbefunde, sondern ebensoviel und in manchen Fragen noch mehr die
negativen, etwa die Negativität des Liquorwassermann, der Kollargolreaktion
im Liquor, der Leukopenie im Blut (letztere gegenüber Typhus). Positive Befunde im Liquor werden uns die Abgrenzung der Encephalitis gegenüber den
„funktionellen“ und nicht entzündlichen Erkrankungen, mit denen eine Verwechslung möglich ist, also vor allem psychogenen, seltenen schizophrenen Erkrankungen ermöglichen, negative (Kollargol, Wassermann) die Abgrenzung
gegen luische Erkrankungen aller Formen. Die Abgrenzung gegen multiple
Sklerose ist nach dem Liquorbefund nicht möglich, nach dem Blutbefunde
höchstens in den Fällen, in denen eine starke Monozytose oder Fehlen der Eosinophilen (beides Befunde, die meines Wissens bei der multiplen Sklerose fehlen)
feststellbar ist.

Auf neurologischem Gebiete sind rein pathognomonische Befunde ebensowenig vorhanden, zumal auch die zentralen Störungen vegetativer Funktionen,
wie etwa die eigenartige „Salbenhaut“ auch der nicht encephalitischen Parkinsonschen Krankheit nicht ganz fremd zu sein scheint (wenigstens wird „Glanz-
haut“ öfters vermerkt [Compin, Forster, Klieneberger]). Speichelfluß
tritt bei letzterer Erkrankung ja bekanntlich oft, wenn auch nicht so häufig
auf wie bei der amyostatischen Encephalitis. Immerhin wird von Einzelsym-
ptomen den etwa auffindbaren Symptomen der Salbenhaut, den langdauernden,
nicht fieberhaften Schweißen namentlich lokalisierten Charakters und dann
manchen der eigenartigen Pseudospontanbewegungen, auch wieder
vorzugsweise bei strenger Beschränkung auf Teilabschnitte des Körpers, insbesondere habituell gewordenen myorhythmischen bzw. dauerklonischen und
klonisch-tetanoiden Zuckungen, am ehesten eine charakteristische Note
subsumiert werden dürfen. Uns ist wenigstens keine organische Affektion
bekannt, bei welcher derartige lokalisierte Erscheinungen in so eigenartiger
Ausprägung kontinuierlich durch lange Zeit hindurch anhalten. Im übrigen
käme wohl nur die Abgrenzung gegen psychogene Tics oder hysterische
Imitationen in Betracht, die, im Einzelfall vielleicht mitunter nicht ganz
leicht, im Prinzip an der relativen nosologischen Eigenart der organischen
Zuckung nichts ändern würde. Daß die Zitterbewegungen einschließlich groben,
nicht lokalisierten Schütteltremors eines Armes weniger charakteristisch sind
und als Teilsymptom jedes amyostatischen Komplexes auftreten können, ist
bekannt.

Im allgemeinen wird also in den diagnostisch aus irgendeinem Grunde
zweifelhaften Fällen, sei es infolge der Atypie des Falles, sei es infolge der ver-
späteten Beobachtungsmöglichkeit, die Diagnose sich nicht auf Einzelsymptome
beschränken können, sondern auf einer oft komplizierten Denkarbeit unter Bewertung der Entwicklung, des Verlaufes, des Gesamtsyndroms und negativer
Symptome beruhen müssen. Wir haben jetzt die einzelnen Krankheiten zu besprechen, mit denen eine Verwechslung möglich ist.

An die erste Stelle setzen wir eine Krankheit, die uns die größten differential-diagnostischen Schwierigkeiten bereitet hat und auch von anderen Autoren (House, Loygue) besonders hervorgehoben wird: Die tuberkulöse Meningitis. Auch diese Erkrankung hat sich in der letzten Zeit wenigstens in unserem Gebiete, wohl infolge der Ernährungsschäden der letzten Jahre und im Zusammenhang mit der allgemeinen Vermehrung der Tuberkulose, auffallend gehäuft, sie kann klinisch vollkommen mit der „meningitischen" Form der epidemischen Encephalitis kongruieren. Ich selbst sah in Kiel eine Kranke, die nach neuralgischen Vorstadien mit hohem Fieber an Nackensteifigkeit und anderen meningitischen Symptomen, Ersatz der Schlafsucht durch fortschreitende, schnell zum Koma führender Benommenheit, fortschreitenden Augenmuskellähmungen, Pleozytose, etwas erhöhtem Liquordruck, später Versiegen des Liquorabflusses durch — autoptisch bestätigten — Verschluß des Foramen Magendii erkrankte; die Verwechslung mit tuberkulöser Meningitis war um so näherliegend, als es der erste Fall epidemischer Encephalitis war, der uns zu Gesicht kam. Gewiß sind diese Fälle, die klinisch und in der Entwicklung der Symptome rein unter dem Habitualbild der tuberkulösen Meningitis verlaufen, relativ selten und ändern nichts als Gelegenheitsfälle an der nosologischen Eigenart der Erkrankung, aber sie sind differentialdiagnostisch unerfreulich, und die Schwierigkeiten wachsen noch dadurch bedeutend, daß umgekehrt auch die tuberkulöse Meningitis der epidemischen Encephalitis außerordentlich ähnlich sein kann, wie wir zu unserem Leidwesen an mehreren autoptisch bestätigten Fällen in der letzten Zeit sahen. Wir haben mit folgenden Schwierigkeiten zu kämpfen:

1. In jedem Falle einer akut entstehenden unklaren Erkrankung mit Meningitissymptomen, klarem Liquor, Druckerhöhung, Pleozytose, Ausschließung luischer Erkrankung ist die Möglichkeit, daß die meningitische Form der epidemischen Encephalitis (und nicht tuberkulöse oder seröse Meningitis allein) vorliegt, a priori nicht auszuschließen. Weder das Fehlen initialer Liquordrucksteigerung spricht zwingend gegen tuberkulöse Meningitis, noch umgekehrt der Nachweis einer solchen gegen Encephalitis (wenn auch die Meningealerkrankung bei Encephalitis meist ohne stärkere Exsudation verläuft).

2. Die Art der Prodomalerscheinungen ist nicht beweiskräftig. Auch der tuberkulösen Meningitis kann eine leichte Grippe oder grippeartige Erkrankung vorausgehen und dieser kann unmittelbar die Entwicklung der zerebralen Erscheinungen folgen; umgekehrt kann das grippöse Vorstadium auch der Encephalitis fehlen. Selbst die initialen Schlafzustände mit transitorischer Rückbildung sind der tuberkulösen Meningitis nicht fremd (s. u.).

3. Besonderes Gewicht — und nosologisch mit Recht — wird bei der epidemischen Encephalitis auf die häufige Flüchtigkeit der neurologischen Symptome in Initialstadien gelegt. Aber gerade bei meningitischen Formen der epidemischen Encephalitis kann dieses Phänomen fehlen, umgekehrt können ähnliche Erscheinungen auch bei der tuberkulösen Meningitis beobachtet werden. Ich führe kurz im Auszug die recht eigenartige Krankengeschichte eines ganz instruktiven Falles dieser Art an, den wir in letzter Zeit beobachteten.

H. F. 9jähriges Mädchen, bisher gesund. Vor Weihnachten 1920 Grippe, erholt sich. Gegen Ende Januar 1921 unklare fieberhafte Erkrankung mit

Augenschmerzen, Appetitlosigkeit. 8 Tage lang starkes Schlafbedürfnis, dann erholt. 19. Februar plötzlich Jacksonanfall links, wiederholt sich nach 5 Tagen. Starke Kopfschmerzen. Allmählich zunehmende linksseitige Hemiparese. Aufnahme 28. Februar, linksseitige Hemiparese pyramidalen Charakters! Keine Hirnnervenstörungen. Kein Schädelklopfschmerz. Bewußtsein völlig klar. Liquordruck nicht erhöht (160 mm), Nonne positiv, starke Pleozytose (meist Ly.). Leichte Neuritis opt. (?). Anämischer Blutbefund. Zunehmende Kopfschmerzen. Innerhalb von 10 Tagen verschwindet die Pyramidenlähmung mit ihren Reflexanomalien; es tritt dafür eine Lähmung des linken Fußes (Tibialis und Peroneusgebiet) peripheren (nukleären?) Charakters auf mit Verlust des Achillesreflexes, Abschwächung des Zehenreflexes, keine deutlichen Sensibilitätsstörungen. Erst am 8. März deutlicher Okzipitaldruckschmerz und rechts etwas Lassègue. 11. März linksseitige Abduzenslähmung, die am 17. März gebessert ist! Amaurose mit amaurotischer Lichtstarre ohne entsprechenden Papillenbefund. Bei späteren Lumbalpunktionen enorme Steigerung des Liquordruckes (> 800). Vorübergehende Atonie der musc. levatores palp. Benommenheit wechselt mit richtigen tiefen Schlafzuständen, aus denen sie erweckt auffallend klar und altklug redet, auch im Zustand der Amaurose die einzelnen Ärzte prompt an der Stimme erkennt. Auch die Schlafverschiebung (tagsüber benommen, nachts wach) wird beobachtet. Gelegentlich außerordentlich heftige Kopf-Rückenschmerzen; diese schwinden wieder spontan. Blutgerinnung: Nach 9′ 40″ die ersten Fibrinfäden (also keine Beschleunigung). Pat. verfällt rasch. Temperaturen anfangs zwischen 37,2 und 38,2°. Später höheres intermittierendes Fieber. Tod an Lungenödem am 20. März. Die Autopsie wurde leider verweigert, die Diagnose tuberkulöser Meningitis erscheint gesichert, da vom Ophthalmologen (Prof. Igersheimer) anfangs ein, später mehrere Chorioidealtuberkel festgestellt werden konnten.

Die Grippeätiologie, der Nachweis eines mehrwöchentlichen Latenzstadiums zwischen Grippe und Beginn der Zerebralerscheinungen, der mehrtägige „lethargische“ Zustand im initialen Fieberzustand, die Flüchtigkeit der neurologischen Symptome, der Pyramidenerscheinungen wie der Augenmuskellähmungen und Wurzelneuralgien, konnten hier zur Annahme einer epidemischen Encephalitis verleiten, wenn auch die Stärke der kortikalen Reizerscheinungen und der Beteiligung der Pyramidenbahn von Anfang an auffallend war. Aber die richtige Diagnose konnte doch erst nach einer gewissen Beobachtung und auch dann nur aus neurologisch unspezifischen Erscheinungen, dem Nachweis der an Zahl zunehmenden Chorioidealtuberkel, der trotz dauernder Entlastungspunktionen stetig und langsam progressiven Verstärkung des meningitischen Krankheitsprozesses, vielleicht auch der Temperaturkurve, der in Wochen langsam progressiven Steigerung intermittierenden Fiebers gestellt werden; bedingten diagnostischen Wert mag dann auch die fehlende Beschleunigung der Blutgerinnung haben.

Einwandfreie diagnostische Bedeutung könnte in solchen Fällen natürlich der Nachweis der Tuberkelbazillen im Liquorsediment haben. Aber diese Prüfung hat uns (auch im Spinnwebsgerinnsel) nur zu oft in Stich gelassen, und der biologische Nachweis der Bazillen im Tierversuch, der vom hygienischen Institut hier fast stets durchgeführt wurde, brachte uns zwar immer ein positives Resultat, aber gewöhnlich erst nach dem bereits erfolgten Tode der Patienten, da die Entwicklung der Meerschweinchentuberkulose bekanntlich 3 und mehr Wochen erfordert. Wir möchten unter diesen Umständen diagnostisches Gewicht vor allem auf folgende Punkte legen:

1. Die Untersuchung auf Chorioidealtuberkel (s. o.) und wo dies angängig ist, die Röntgenuntersuchung der Lungen, da nicht selten der tuberkulösen Meningitis eine miliare Aussaat von Tuberkeln in andere Organe, vor allem die Lungen, parallel geht, die klinisch völlig latent bleiben kann. In dasselbe Gebiet gehört das plötzliche Auftreten von (tuberkulösen) Anschwellungen der Lymphdrüsen, namentlich der nuchalen, das wir ebenfalls beobachteten und das bei der epidemischen Encephalitis offenbar fehlt. Eventuell könnte der Nachweis der Tbc. in den Lymphdrüsenpunktaten geführt werden.

2. Das Auftreten des Spinnwebsgerinnsels im Liquor (im Verlaufe einiger Stunden nach der Punktion) scheint fast entscheidend für die Diagnose der tuberkulösen Meningitis zu sein, auch dann, wenn wir in der Fibrinhaut nicht die Tuberkelbac. nachweisen können. Gewiß sind leichte Spinnwebsgerinnsel auch bei der Encephalitis gesehen worden (Economo, Happ und Mason), aber das sind Ausnahmefälle; im eigenen Material fehlten sie stets, während sie bei tuberkulöser Meningitis oft außerordentlich deutlich waren.

3. Die psychischen Erscheinungen der tuberkulösen Meningitis sind zwar enorm verschieden, die Benommenheitsgrade wechselnd, echte Beschäftigungsdelirien, wie wir sie ja auch bei der Encephalitis so häufig sehen, können mit tiefen Bewußtseinstrübungen in Form mussittierender Delirien abwechseln, aber ein Punkt ist vielleicht doch in manchen Fällen diagnostisch wichtig, die wiederholt von uns beobachtete auffallende, langdauernde und stetige Klarheit des Bewußtseins auch dann, wenn schwere meningitische Symptome schon 8—14 Tage lang bestanden hatten; wir sehen diese langdauernde Integrität der psychischen Funktionen bei Erwachsenen wie bei nicht mehr ganz jungen Kindern, mitunter dabei eine gewisse Euphorie und Altklugheit des Wesens. Die völlige Bewußtseinsklarheit kann sich bemerkenswerterweise mit recht erheblicher Steigerung des Liquordruckes vertragen (starke individuelle Resistenzfähigkeit der Rinde gegen den Hirndruck). Gewiß ist bei Kindern wie bei Erwachsenen auch Benommenheit schon in den Anfangsstadien der tuberkulösen Meningitis nicht selten; aber wir glauben, daß in den Fällen, in denen Bewußtseinsklarheit lange Zeit während eines meningitischen Syndroms persistiert, ein diagnostischer Differenzpunkt gesehen werden kann gegenüber der Encephalitis, bei der so häufig Schlafzustände, delirante Erscheinungen, Unruhezustände oder evtl. auch Benommenheit schon die Einleitung der Krankheit bilden.

Beachten wir diese Punkte, bedenken wir weiter, daß meist, wenn auch nicht immer, die basalen Drucklähmungen und Herdsymptome der tuberkulösen Meningitis der Natur des Krankheitsprozesses entsprechend die Tendenz zur stetigen Progression zeigen, daß diese Progressionstendenz des Leidens auch probatorischen spezifischen oder halbspezifischen Heilversuchen gegenüber (s. u.) bemerkbar bleibt und höchstens die fortgesetzte Behandlung mit Entlastungspunktionen, vielleicht unter vorsichtigster Tuberkulinbehandlung eine langsame Wendung zum Bessern bringen wird (?), daß andererseits die Diagnose der epidemischen Encephalitis häufig genug durch extrapyramidale hyper- und akinetische Symptome erleichtert wird, daß die schwere Pleozytose (Lympho- und gemischte Leukolymphozytose) im Liquor zwar der epidemischen Encephalitis nicht fremd, aber doch ziemlich ungewöhnlich ist, daß die rein meningitische Form der epidemischen Encephalitis jedenfalls selten ist, so werden wir in der Mehrzahl der Fälle die Erkrankung schon im Leben erkennen können.

Noch schwieriger wird die Differentialdiagnose der Encephalitis gegenüber der diffusen serösen Meningitis sein, wenn wir diese Sammelbezeichnung, unter der sich ja wohl verschiedene Krankheitsprozesse verbergen, hier beibehalten und darin verschiedenartige Reizzustände der Meningen verstehen wollen, die zur vermehrten Exsudation oder Sekretion eines klaren, teils eiweiß- und zell-armen, teils auch sicher Entzündungsprodukte enthaltenden, also zellreichen (meist vorwiegend lymphozytären) und globulinhaltigen, mitunter auch bakterienhaltigen Liquors führen. Fälle dieser Art, die akut unter Fieber entstehen und das Bild des akuten erworbenen Hydrocephalus hervorrufen, müssen uns differentialdiagnostisch gegenüber der meningitischen Form der Encephalitis ebensolche Schwierigkeiten machen, wie die chronisch sich entwickelnden Fälle gegenüber dem Tumor cerebri, um so mehr darum, weil die für tuberkulöse Meningitis charakteristischen Erscheinungen miliarer Tuberkelaussaat in anderen Körpergebieten, Spinnwebsgerinnsel im Liquor und gewöhnlich stetig progressiven Verlaufs hier fehlen bzw., was den Verlauf anbetrifft, fehlen k ö n n e n. Die exogenen Auslösungsfaktoren der serösen Meningitis bestehen bekanntlich teils in Hirntraumen (wenn wir auch der von manchen Autoren angenommenen Häufigkeit der Liquordrucksteigerung als Ursache nervöser Beschwerden nach Kopfunfällen sehr skeptisch gegenüberstehen müssen), teils, und zwar wohl am häufigsten in Infektionen, sei es, daß Bakterien mit abgeschwächter Virulenz, die für gewöhnlich eitrige Hirnhautentzündungen hervorrufen, in loco wirken, sei es, daß nur Bakterientoxine wirksam sind; und offenbar scheint auch im Gefolge der Grippe die seröse Meningitis gar nicht so selten zu sein. (Ob das Grippevirus selbst dabei ätiologisch wirksam ist oder seine Symbionten, ist hier gleichgültig.) Unter diesen Gesichtspunkten muß mancher in der Literatur als Encephalitis oder Verdacht auf Encephalitis beschriebene Fall bewertet werden. Wenn z. B. U r b a n t s c h i t s c h in einem Falle im Anschluß an eine Grippe Otitis media und dann neben Allgemeinerscheinungen dreimal sich wiederholende Stauungspapille und einseitige Abduzensparese bei hohem Liquordruck sah, so erscheint die Annahme einer Meningitis serosa nach Grippe oder durch Bakterientoxine von der Mittelohreiterung aus viel plausibler und zwangloser, als die Annahme einer Encephalitis lethargica, für die Anhaltspunkte fehlen; ein wellenförmiger remittierender und exazerbierender Verlauf fehlt ja auch den chronischen, unter dem Bilde des Pseudotumor cerebri verlaufenden Formen der Meningitis serosa nicht. Ähnliche Bedenken gegenüber der Diagnose Encephalitis werden immer dann auftauchen müssen, wenn serös-meningitische Erscheinungen mit Symptomen auftreten, die bei der Encephalitis epidemica selten sind, z. B. schwere kortikale Reizerscheinungen. Aus diesen Gründen halte ich die Zurechnung der ersten beiden von B o s t r o e m in der Dtsch. Zeitschr. f. Nervheilk. Bd. 68/69 geschilderten Fälle zur epidemischen Encephalitis, namentlich den ersten, in dem sich neben epileptoiden Anfällen nur allgemeine Hirndruckerscheinungen und eine auffällige Wendung des Krankheitsverlaufes ad bonum nach einer Entlastungspunktion fand, zum mindesten für gewagt; im Zustand der schweren Benommenheit der nächsten Tage wird man die gefundene Bewegungsarmut und leicht kataleptoide Tendenz kaum als extrapyramidale Herdsymptome bewerten wollen. Wenn Bostroem die epileptischen Anfälle mit den Anfällen der Influenzaencephalitis der 90er Jahre des vorigen Jahrhunderts vergleicht, so wäre zu erwidern, daß diese Encephalitis anatomisch und klinisch von der epidemischen abzugrenzen ist; bei dem zweiten Fall, der neben dem meningitischen Syndrom und epileptoiden Erscheinungen hemiplegische und aphasische Herdsymptome zeigte, mag es sich vielleicht um eine Kombination seröser Meningitis mit einer solchen Herdencephalitis gehandelt haben. Den ersten Fall betrachtet man am besten als einfache seröse Meningitis, zumal wir ja wissen, daß es auch Formen irritativer Meningopathien gibt, in denen nur eine gesteigerte Sekretion eines zell- und eiweißarmen Liquors zustande kommt.

Wir müssen im übrigen zugeben, daß wir im Einzelfall nicht immer entscheidende Kriterien zur Abgrenzung der Erkrankungen besitzen, daß uns die Encephalitis hinter der allein feststellbaren, serösen Meningitis verborgen bleiben kann, wenn nicht vielleicht die Autopsie und histologische Untersuchung des Falles Klarheit bringt. Zu diesen Fällen gehörte auch der von mir schon erwähnte, in Kiel beobachtete Fall. Es erscheint uns noch etwas bedenklich, sich in solchen Fällen allein auf gelegentliche Hilfsmerkmale, wie Vermehrung des Liquorzuckergehalts, verlassen zu müssen. Finden wir nichts weiter als ein rein serös-meningitisches Syndrom mit allen Hilfsmitteln, die uns zu Gebote stehen, dann müssen wir uns eben damit bescheiden, daß unsere Methoden nicht exakt genug sind, alle Entzündungsherdchen der Hirnsubstanz gegenüber den meningitischen Prozessen austestieren zu können, wollen dann im Leben auch nur die Krankheit diagnostizieren, die für uns faßbar ist, und dementsprechend therapeutisch handeln, d. h. also — im Hinblick auf die seröse Meningitis — vorwiegend Entlastungspunktionen machen, neben der üblichen Medikation von Resorbentien. Wenn wir dann während einer Epidemiezeit auch noch die „spezifische“ Therapie versuchen, werden wir jedenfalls nicht schaden können. Aber diese Unzulänglichkeiten der Diagnostik gelten doch glücklicherweise nur für einen geringen Bruchteil der Fälle, da das meningitische Syndrom der epidemischen Encephalitis an sich selten ist und sich dann auch durch die übrigen Erscheinungen, etwa initiale Schlafzustände, myorhythmisch-choreatische Zuckungen, ganz flüchtige Hirnnervenlähmungen gewöhnlich verraten wird.

Leichter liegt die differentialdiagnostische Abgrenzung gegenüber allen eitrigen Meningitiden, da wir hier mittels der Lumbalpunktion leicht die eitrige Natur des Liquor cerebro-spinalis feststellen können.

Mitunter wird auch die Abgrenzung der epidemischen Encephalitis gegenüber einem Hirntumor Schwierigkeiten machen. Wir haben schon gehört, daß manche Autoren Krankheiten beobachteten, die in ihnen zuerst den Eindruck eines Kleinhirntumors erweckten, z. B. Naef. Einer der Kranken Naefs ist wegen Verdachts eines rechtsseitigen Kleinhirntumors sogar operiert worden. Es geht aus den Notizen Naefs leider nicht hervor, wie der Verlauf dieser tumorartigen Erkrankung war, ob nicht zerebellare Erscheinungen sich sehr schnell im Anschluß an eine typische akute Infektion entwickelten. Wir haben zwar gesehen, daß es doch auch Encephalitiden gibt, die ganz schleichend progressiv sind, haben aber gerade bei diesen von vornherein subchronisch verlaufenden Fällen immer nur ein amyostatisches Syndrom nachher resultieren sehen. Wichtig ist allerdings, daß auch beim Hirntumor echte Schlafzustände vorkommen und daß, wie bekannt ist, auch die Tumorsymptome mitunter akut zum Ausbruch kommen, wie etwa nach einer Blutung in den Tumor. Außerdem werden wir bei Tumorverdacht natürlich nur zögernd eine Lumbalpunktion vorzunehmen wagen, die uns vielleicht die Diagnose in etwas erleichtern könnte. Unter diesen Umständen können wir auch wieder differentialdiagnostische Angaben nur von bedingtem Wert machen. Wir erinnern daran, daß eine echte Stauungspapille bei der Encephalitis äußerst selten, beim Hirntumor häufig ist, daß wir bei der klassischen Form der Encephalitis so häufig den flüchtig transitorischen Charakter der Hirnstammsymptome finden, also Erscheinungen, die beim Hirntumor selten sind, daß auch die hyperkinetischen Erscheinungen bei der Encephalitis doch ganz andere sind, als die seltenen herdchoreatischen oder athetoiden Phänomene, die wir gelegentlich einmal beim Tumor beobachten, und daß wir weiterhin aus einer sorgfältigen Anamnese doch sehr wichtige diagnostische Anhaltspunkte gewinnen können. Die Feststellung zerebellarer Symptome allein hat natürlich keine Bedeutung. Vielleicht wird in manchen Fällen durch die neue Methode der Encephalographie von Bingel die Diagnose noch erleichtert werden können. Wir selbst haben mehrere Fälle beobachtet, in denen ziemlich akut, wenn auch weniger im Anschluß an eine fieberhafte Erkrankung, also scheinbar von selbst bzw. apoplektiform ein Zustand mit zerebellaren Erscheinungen und einer Bewußtseinsstörung aufgetreten war, der ebensowohl als „lethargische" Schläfrigkeit wie als verstärkte Benommenheit gedeutet werden konnte. Wir haben in diesen Fällen nur anfangs vorübergehend an Encephalitis mitdenken müssen, aber sehr bald mit Rücksicht auf die negative Anamnese, die Progression mit Stauungspapille sowie anderen Drucksymptomen die Diagnose auf Tumor cerebri gestellt, auch in einem Falle, wo wegen Nackensteifigkeit und heftiger Genickschmerzen die Möglichkeit einer meningitischen Verlaufsart der epidemischen Encephalitis in Frage kam. Unsere Diagnose auf Tumor cerebri ist in diesen Fällen stets bestätigt worden.

Viel schwieriger kann in manchen Fällen die Differentialdiagnose gegenüber Hirnabszeß sein, da wir auch beim Hirnabszeß die akute Entstehung, fieberhaften Verlauf und Entwicklung nach einer infektiösen Erkrankung sehen können; die Stauungspapille beim Hirnabszeß ist bekanntlich seltener als beim Tumor cerebri. Die Leukozytose des Blutes ist in diesen Fällen zur Differentialdiagnose naturgemäß nicht von Wert. Trotzdem empfehle ich eine genaue Blutuntersuchung dringend, da man in manchen Fällen bei Abszeßverdacht in Fällen von Encephalitis eine erhebliche relative Lymphozytose oder Mononukleose finden wird, welche die Diagnose erleichtert. Die Lumbalpunktion wird uns wiederum nur sehr geringen Nutzen bringen, da man einerseits bei der Encephalitis sowohl negativen Liquor als Mischung von Leukozyten und Lymphozyten im Liquor finden kann, andererseits hat der Liquor bei einem umschriebenen Hirnabszeß einen negativen Befund oder aber auch eine gemischte Leukolymphozytose. Ob die Untersuchung des Liquors auf Zuckergehalt uns hier Nutzen bringen kann, ist fraglich; es fehlen mir darüber die eigenen Erfahrungen. Ein schneller Wechsel von Hirnstammlähmungserscheinungen wie das Auftreten der typischen Hyperkinesien oder amyostatischen Erscheinungen spricht natürlich für Encephalitis, doch gibt es leider auch ebenso Encephalitiden, die nur unter dem Bilde der Somnolenz mit leichten Delirien und allgemeinen meningitischen Erscheinungen verlaufen; und dasselbe kann man auch beim Hirnabszeß beobachten. Daß ausgesprochene sensorische Aphasien, etwa infolge einer otogenen Schläfenlappenerkrankung, die Eventualdiagnose eines Abszesses fast sichern, ergibt sich aus der Seltenheit von Aphasien bei der epidemischen Encephalitis. Auch wohlumschriebene halbseitige, nicht remittierende, sondern vielmehr progressive zerebellare Erscheinungen bei Otitis media erlauben uns in den meisten Fällen einen Abszeß anzunehmen. Ich erwähne dabei, daß bei der Encephalitis begleitende Ohrenentzündungen überhaupt sehr selten zu sein scheinen. Schwieriger als die Diagnose otogener Hirnabszesse ist die Diagnose der bei grippösen Erkrankungen auftretenden Hirnerscheinungen. Bei einem Lungenabszeß, einer eitrigen Bronchitis, einem Empyem, wird man ja dann, wenn schwere Hirnerscheinungen auftreten, leicht geneigt sein, einen Abszeß anzunehmen, und wird diese Diagnose auch mit ziemlicher Wahrscheinlichkeit behaupten dürfen, wenn schwere Pyramidenlähmungserscheinungen durch die spezielle Lokalisation des Abszesses bedingt sind, namentlich solche, die nicht apoplektiformer Entstehung sind und nicht rasch wieder verschwinden. Immerhin glaube ich, daß man in allen derartigen Fällen eine sichere Diagnose auf Anhieb niemals stellen darf, sondern, wenn nicht besondere Gründe zu einem raschen chirurgischen Eingriff auffordern, lieber einige Tage warten und in dieser Zeit sehr eingehend den klinischen Verlauf des Falles beobachten soll, da auch bei der Encephalitis Pyramidenlähmungen, Jacksonanfälle usw. transitorischer Natur auftreten können. Die Temperatur kurve gibt uns bei der Mannigfaltigkeit der Kurve der Encephalitis leider keine einwandfreien diagnostischen Anhaltspunkte und dies um so weniger, wenn zufälligerweise die Gehirnerkrankung mit einer zu septischen Temperaturen führenden andersartig lokalisierten Erkrankung verbunden ist.

Die Diagnose gegenüber der sog. Grippeencephalitis, d. h. der Strümpell-Leichtensternschen Herdencephalitis ist einfach, da die Herdencephalitis meist apoplektiform mit groben, längere Zeit andauernden Herderscheinungen auftritt, gegenüber den typischen Symptomen der Encephalitis. Groß und Pappenheim meinen auch, daß man bei dieser sog. Grippeencephalitis einen negativen Liquorbefund findet, im Gegensatz zu den entzündlichen Veränderungen, die wir bei der epidemischen Encephalitis haben. Dieser Grund ist allerdings nicht in allen Fällen stichhaltig, da wir, wenn auch wohl nicht so häufig, Fälle epidemischer Encephalitis finden, in denen Eiweiß- und Zellgehalt des Liquors normal sind. Allerdings muß man wohl, um einen positiven Zellgehalt feststellen zu können, die Punktion möglichst frühzeitig vornehmen. Außerordentlich schwierig kann aber die Differentialdiagnose gegenüber der gewöhnlichen, d. h. toxisch-nervösen Form, der Grippe werden. Es ist allbekannt, daßauch diese Grippe mit schwerem Zerschlagenheitsgefühl, mit neuralgischen Schmerzen, mit Benommenheit, größerer Müdigkeit, Schlaffheit, evtl. einer gewissen Schlafsucht und hinterher mit nervösen Erscheinungen, insbesondere auch Schlafstörungen verbunden sein kann. Obwohl diese sog. nervösen

Erscheinungen genetisch zum größten Teil mit den echten encephalitischen Symptomen nichts zu tun haben, wie ich früher auseinander setzte, kann die Diagnose gegenüber den leichter abortiven Fällen der Encephalitis bis zur Unmöglichkeit erschwert sein, d. h. wir können im Einzelfall nicht wissen, ob es sich um einen noch rein toxischen Vorgang handelt oder ob schon encephalitische Veränderungen im Gehirn vorliegen. Es ist ganz zweifellos, daß es solche abortive Encephalitiden gibt, die bloß unter dem Bilde leicht fieberhafter Infektion mit vermehrter Schlaftendenz und allgemeiner Asthenie und hinterher mit einem leicht agrypnischen Zustand verlaufen. Und diese differentialdiagnostischen Schwierigkeiten sind auch aus prognostischen Gründen recht unerquicklich, da die sog. nervösen Folgeerscheinungen der Grippe zwar oft hartnäckig, aber doch schließlich reversibel sind, während wir in den Fällen, bei denen eine Encephalitis vorgelegen hat, solange der Kranke sich nicht völlig erholt hat, immer das Damoklesschwert der drohenden Amyostase über dem Kranken zu sehen fürchten. Ich glaube, daß wir bei dem heutigen Stand unserer klinischen Erkenntnis noch nicht in der Lage sein werden, ganz strikte, klinisch beweisende, differentialdiagnostische Punkte angeben zu können. Verdächtig ist es gewiß, wenn bei einer einfachen, rein toxischen Grippe das Fieber längere Zeit nicht weichen will und dann noch nach 8—14 tägiger Dauer einer anscheinend leichten Erkrankung delirante Zustände vorübergehend sich einmischen, wie ich das kürzlich gesehen habe. Ebenso verdächtig ist es, wenn nach grippeartigem Beginn die dem Schlafbedürfnis folgende Unruhe, diese eigentümliche unbegründete Angst, sich einstellt, die wir so häufig bei den agrypnischen Zuständen der Encephalitis finden. Sehr verdächtig erscheint mir in einem (meiner Statistik nicht zugehörigen, da diagnostisch noch nicht geklärtem) Falle eines hoch intellektuellen Mannes die Angabe, daß er, obwohl die mit leichtem Fieber und geringen katarrhalischen Erscheinungen sowie auffallender Schlafsucht verbundene „Grippe" bereits abgelaufen schien, und der Kranke nur unter der eben erwähnten Angst und Nachtunruhe litt, nicht imstande war, beim Lesen ganz einfache Dinge aufzufassen. Obwohl er sonst ganz klar und orientiert, auch nicht aphasisch oder agnostisch im engeren Sinne war, war es ihm, als ob er chinesisch lese. Er verstand den Text nicht, zeigte also eine auffallende Auffassungs- und Retentionsschwäche. Weiterhin soll man in diesen Fällen wiederum nicht vergessen, das Blut morphologisch genau zu untersuchen, da, wie ich früher ausführte, nach den Untersuchungen von Reicher und Schupfer evtl. eine Leukopenie für einfache Grippe, eine Leukozytose für Encephalitis sprechen könnte. Natürlich haben diese Untersuchungen auch wieder nur einen bedingten Wert. Entscheidende Bedeutung wird in der Differentialdiagnose zwischen reiner toxischer Grippe und epidemischer Encephalitis ohne Herdsymptome natürlich wiederum auch nur die Feststellung einer etwaigen entzündlichen Veränderung des Liquor cerebrospinalis besitzen, und es wäre sehr zu wünschen, wenn auch unter den praktischen Ärzten die Lumbalpunktion häufiger als bisher ausgeführt würde.

In einigen Fällen kommen diagnostische Schwierigkeiten gegenüber der Lues des Nervensystems, insbesondere den meningitischen Formen vor. Die Diagnose scheint einfach durch die Möglichkeit mittels der positiven Wassermannschen Reaktion in Liquor nach Auswertung die luetische Affektion sichern zu können. Immerhin erwähnte ich, daß auch bei der Encephalitis bei negativem

Serumwassermann mitunter ein positiver Liquorwassermann angeblich gefunden wird und daß die Kombination mit einer luischen Erkrankung in diesen Fällen nicht gesichert ist. Wir werden in diesen Fällen also — es handelt sich hier um chronische Zustandsbilder — auch bei der Diagnose den bekannten klinischen Verlauf der Encephalitis mit berücksichtigen müssen und im Zweifelsfalle, d. h. dann, wenn der Liquorwassermann positiv ist, der klinische Verlauf aber, z. B. Entwicklung eines amyostatischen Syndroms nach akutem encephalitischem Zustandsbilde für eine Encephalitis spricht, den klinischen Erscheinungen mehr Wert als den serologischen beilegen müssen. Natürlich werden wir in solchen Fällen, zumal wenn es sich um chronische Zustandsbilder handelt, bei denen wir mit der Therapie nicht viel versäumen können, eine probatorische antiluetische Therapie anschließen müssen und auch die Erfolglosigkeit dieser Behandlung mit verwerten; bleibt die antiluetische Behandlung auch dann, wenn sie intensiv ist, erfolglos, so werden wir die klinische Diagnose der epidemischen Encephalitis für noch gesicherter halten. Große Schwierigkeiten machte uns folgender Fall:

Eine Patientin von 38 Jahren, die jede Infektion strikt leugnete, mehrere gesunde Kinder hat, erkrankte im Herbst 1920 zur selben Zeit, wo Mann und Kinder typische Grippe hatten, mit heftigen Kopfschmerzen, Mattigkeit, innerer Unruhe, Schlaflosigkeit, Schwindelgefühl. Sie kann in der Nähe nicht mehr sehen und klagt darüber, in der letzten Zeit auch Schluckbeschwerden zu haben. Sie kann feste Speisen nicht mehr hinunter bekommen. Außerdem sei Speichelfluß eingetreten und starkes Schwitzen. Pat. zeigte eine eigenartige Gesichtsmaske, leichte Anisokorie, fast vollständige linksseitige Ophthalmoplegia interna bei normalem Augenhintergrund, rechtsseitige Gaumensegelparese und eine Perforation am weichen Gaumensegel links, welche von der hiesigen Hautklinik als fast sicher spezifisch luetisch angesprochen wird. Im Liquor findet sich schwach positiver Nonne, mäßige Pleozytose, positiver Liquorwassermann von 0,4 ab, bei höheren Graden stark, und stark positiver Serumwassermann. Eine kräftige antiluetische Behandlung beseitigte die Gaumensegelparese, aber die subjektiven Beschwerden werden nur wenig gebessert, obwohl keine hysteropathischen Erscheinungen zu bestehen scheinen. Ebenso werden auch die Erscheinungen der Ophthalmoplegia interna sinistra nur mangelhaft zurückgebildet, leichtes Festtgesicht wird noch längere Zeit beobachtet. Leider haben wir die Kranke zu einer erneuten Aufnahme und erneuten Lumbalpunktion nicht bewegen können. Es bestanden in diesem Falle also encephalitisverdächtige Erscheinungen, mit Rücksicht auf die Anamnese (Entstehung anscheinend akut nach Grippe), die Nachtunruhe, das Maskengesicht. Andererseits erscheint eine luische Infektion gesichert durch den Nachweis des mehrfach geprüften positiven Blutwassermanns, der Gaumensegelperforation.

In diesem Falle wird man ja vielleicht die zufällige Kombination einer luischen Affektion mit epidemischer Encephalitis annehmen müssen, jedenfalls neigen wir immer mehr zu der Annahme, daß auch eine leichte amyostatische Encephalitis bei der Pat. mit wirksam ist.

Bostroem hat Fälle mitgeteilt, die unter dem einheitlichen Bilde einer akuten multiplen Sklerose zu verlaufen scheinen. Es handelte sich um zwei Kranke, die im gleichen Haushalt erkrankt waren mit Taumeln, Nystagmus, Adiadochokinesis, skandierender Sprache, Doppelbildern sowie auch fehlenden

Bauchdeckenreflexen und den bei der epidemischen Encephalitis ja so seltenen sensiblen Störungen in ausgesprochenem Maße; allerdings ist nicht recht feststellbar, ob es sich bei diesen sensiblen Störungen nicht doch um psychogene Auflagerungen handelte.

Daß solche Fälle im Anfang große differentialdiagnostische Schwierigkeiten machen, ist ohne weiteres zuzugeben; wenn man aber einige Tage wartet, wird man durch den weiteren Verlauf, wie auch Bostroem feststellen konnte, die richtige Diagnose, z. B. durch den raschen Rückgang der auf multiple Sklerose verdächtigen Erscheinungen sehr bald stellen können. Es sind auch von Rémond und Lannelongue Fälle mitgeteilt worden, die in ihrem chronischen Zustandsbild der multiplen Sklerose ähneln sollen. Derartige Fälle sind aber sicher sehr selten, da, wie wir gesehen haben, schwere ataktische Erscheinungen, Pyramidenläsionssymptome usw. in dem chronischen Zustandsbilde selten sind und völlig gegenüber den amyostatischen Erscheinungen zurücktreten. Daß gelegentlich vorläufig unüberwindliche Schwierigkeiten des Erkennens bestehen können, ist selbstverständlich. Wir beobachteten erst kürzlich einen sehr eigenartigen Fall, bei dem der Verdacht der Kombination einer multiplen Sklerose mit epidemischer Encephalitis vielleicht am naheliegendsten erschien.

Es handelte sich um ein junges Mädchen, das im Alter von 16 Jahren zum erstenmal in der hiesigen Augenklinik wegen Sehstörungen untersucht wurde. Es wurde damals eine retrobulbäre Neuritis und bei der Nachuntersuchung in der hiesigen Klinik starke Herabsetzung der Bauchdeckenreflexe und geringfügige Ataxie der Hände festgestellt. Diese damals noch arbeitsfähige Pat. erkrankte im November 1918 an einer sehr heftigen „Grippe" mit Fieber, später Schlafzuständen und Augenmuskellähmungen sowie sehr heftigen scheinbar rheumatischen Schmerzen. Im Anschluß an diese schwere akute Infektion bildet sich rasch ein progressiver Siechtumzustand heraus, der sich jetzt äußert in Nystagmus, leichtem Kopfschütteln, schwerster Anarthrie und anderen pseudobulbären Erscheinungen, choreiformen Bewegungen der Arme, die sich bei jedem Versuch einer aktiven Bewegung sowie bei Aufregungen zu schwerstem Hemiballismus steigern mit starker Ataxie und Greifunfähigkeit der Extremitäten sowie in einer spastischen Parese aller Gliedmaßen mit doppelseitigem positivem Babinski.

Wir müssen in diesem leider rein klinisch beobachteten Falle trotz der Seltenheit, mit der echte spastische Paresen mit Pyramidenerscheinungen als Dauersymptom der Encephalitis beobachtet werden, einen Zusammenhang des jetzigen Zustandes mit der epidemischen Encephalitis doch annehmen, sei es, daß infolge der im November 1918 offenbar durchgemachten Encephalitis der Krankheitsprozeß der multiplen Sklerose stark verschlimmert aufgeflammt ist, sei es, daß die Encephalitis infolge der bereits bestehenden Schädigung des Nervengewebes einen abnormen Verlauf genommen hat.

Mehrfach ist z. B. von Bonhöffer auf die Schwierigkeit der diagnostischen Erkennung jener Fälle, welche unter dem Bilde der schweren Jaktation oder dissoziierter Verwirrtheit und deliranten Erscheinungen in die Klinik gebracht wurden, hingewiesen. Es genügt, in diesen Fällen nur daran zu denken, daß solche schweren, anscheinend rein psychotischen Erkrankungen auch einmal auf einem encephalitischen Krankheitsprozeß beruhen können. Man wird durch diese Erwägungen doch dazu veranlaßt werden, sich durch die Lumbalpunktion, durch genauere Prüfung des Augenmuskelapparates, soweit dieses bei dem schweren Krankheitsprozeß möglich ist, usw. von der Möglichkeit einer mitwirkenden Encephalitis zu überzeugen, was nicht ohne therapeutische Bedeutung ist, da man vielleicht doch veranlaßt werden wird, rasch große Einspritzungen von Rekonvaleszentenserum zu versuchen.

Auch die Möglichkeit einer Verwechslung mit verschiedenen inneren Erkrankungen und anderen Infektionskrankheiten ist von mehreren Autoren z. B. Herzog und Umber erwähnt worden. Insbesondere ist mir aufgefallen, wie oft die Encephalitis mit einem Typhus abdominalis verwechselt worden ist. Tatsächlich kann auch die eigenartige dösige Benommenheit bei fieberhaftem Verlauf ja leicht zu der Möglichkeit einer solchen Verwechslung Veranlassung geben, namentlich dann, wenn stärkere zerebrale Herderscheinungen, die für Encephalitis charakteristisch sind, fehlen. In den mir bekannt gewordenen Fällen war die Diagnose allerdings im akuten Stadium zum Teil leichter gewesen, da in einem dieser Fälle eine schwere typische encephalitische Chorea, wie sie beim Typhus doch wohl kaum jemals vorkommt, im Vordergrund der akuten Erkrankung stand. In einem anderen Falle mit subakutem Beginn, heftigen Kopfschmerzen, allgemeiner Erschlaffung, anfangs mehr Benommenheit und erst später richtiger Schlafsucht sowie einer langsam ansteigenden Fieberkurve, mußten auch wir für lange Zeit eine typhöse Erkrankung annehmen, bis typisch amyostatische Erscheinungen und auch transitorischer Babinski die Diagnose klärten. Milztumor, selbst gelegentlich Roseola sind auch der epidemischen Encephalitis nicht fremd, ebenso gelegentliche positive Diazoreaktion (Bostroem). Natürlich hat Schupfer recht, daß in einem solchen Falle bakteriologische und biologische Untersuchungen die Typhusdiagnose sichern können und häufig werden, nur darf nicht vergessen werden, daß bei den gegen Typhus geimpften Personen, insbesondere allen Feldzugsteilnehmern, die Widalreaktion sehr lange Zeit positiv bleiben kann, ohne daß Typhus vorliegt. In einem mir bekannt gewordenen Falle mit choreatischer Encephalitis war die Fehldiagnose hauptsächlich auf die falsche Einschätzung der Widalblutreaktion zurückzuführen. Auch in solchen Fällen empfiehlt sich sehr die Untersuchung des Lumbalpunktates.

Daß man auch bei einfachen Fazialislähmungen peripherer Natur an die Möglichkeit einer encephalitischen Grundlage denken muß, ist bereits früher (E. Müller) erwähnt worden.

Die Häufigkeit der schweren amyostatischen Erscheinungen, die in der letzten Zeit überall beobachtet worden ist, läßt eine exakte Differentialdiagnose gegenüber den anderen chronischen Erkrankungen mit amyostatischen Erscheinungen, insbesondere Paralysis agitans und Wilsonscher Krankheit besonders wünschenswert erscheinen. Es ist uns leider noch nicht möglich, beweiskräftige klinische Merkmale in dieser Frage anzugeben. Hierdurch wird übrigens, wie vorweg genommen sei, generell die Richtigkeit unserer Diagnose der von uns in der Symptombeschreibung benutzten Krankheitsfälle nicht berührt, denn erstens konnten wir in den meisten Fällen die Parkinsonerscheinungen aus der akuten Encephalitis heraus sich entwickeln sehen, zweitens haben wir in der Massenansammlung der charakteristischen Fälle in der letzten Zeit ein sehr wichtiges Zeichen dafür, daß es sich nicht um eine Paralysis agitans handeln kann, um eine Erkrankung, die wir nur ab zu sonst klinisch beobachten können, und erst recht natürlich nicht um die seltene Wilsonsche Krankheit, die ja sonst nur in Jahren einmal beobachtet wird. Die gegenüber der echten Paralysis agitans angegebenen charakteristischen Züge des encephalitischen Parkinsonismus haben nur sehr bedingten Wert. Nach Barré und Reys spricht für encephalitischen Parkinsonismus die frühzeitige, besonders starke Affektion des Rigors in der Zervikofazialisregion. Hierin möchte ich ihnen nach eigenen Erfahrungen insofern recht geben, als auch ich mehrere Fälle mit besonders starker Entwicklung der amyostatischen Erscheinungen des Nackens, des Gesichts und der Kaumuskulatur sah. Aber pathognomonisch sind diese differentiellen Merkmale leider keineswegs. Sehr beachtenswert ist wohl die Häufigkeit, mit der die Parkinsonerscheinungen bei der Encephalitis ohne den echten Schütteltremor der Paralysis agitans auftreten.

Es handelt sich hierbei natürlich auch nur um ein relatives Merkmal, da wir einerseits ja auch die echte Paralysis agitans sine agitatione, andererseits Encephalitisfälle mit typischem Tremor finden. Tatsächlich ist aber die Zahl der encephalitischen Amyostasen ohne jeden Tremor eine so auffallend häufige, daß dieses Symptom etwas diagnostisch mit ins Gewicht fallen muß, namentlich dann, wenn wir eine einigermaßen suspekte Encephalitisanamnese gleichzeitig feststellen. Die vegetativen Störungen, die wir bei der amyostatischen Encephalitis finden, sind leider nicht geeignet, brauchbare differentialdiagnostische Anhaltspunkte zu geben, da wir ja bei der Paralysis agitans häufig Speichelfluß, Schweiße, Vergrößerung der Talgdrüsen (Frenkel) und vielleicht auch Salbengesicht finden. Sehr encephalitisverdächtig sind sicherlich lokalisierte Schweißausbrüche, die wir ja auch gelegentlich gefunden haben. Das Mißverhältnis zwischen Aspontaneität, Bradykinese und Hypertonie in dem Sinne, daß die Hypertonie gering, während die ersteren Erscheinungen stark sind, scheint bei der amyostatischen Encephalitis erheblich häufiger deutlich zu sein als bei der Paralysis agitans. Ebenso treten bei der Encephalitis häufig pseudokataleptische und echte kataleptische Symptome erheblich stärker hervor. Die Eigenart der propulsiven und retropulsiven Erscheinungen, des Schiebegangs und der Flexionshaltung ergeben zwischen Encephalitis und Paralysis agitans keine brauchbaren Differenzen. Ob die manchmal ausgesprochene tetanieartige elektrische Übererregbarkeit bei Encephalitis auch bei der Paralysis agitans häufiger vorkommt, müßte erst noch genauer geprüft werden. Ebenso werden wir vorläufig aus den Veränderungen des Liquor cerebrospinalis noch keine sehr erheblichen differentialdiagnostischen Schlüsse erwarten können, da auch bei der chronischen Encephalitis die üblichen Eiweißzelluntersuchungen ein negatives Resultat ergeben. Über den Zuckergehalt bei diesen chronischen Fällen können erst weitere Untersuchungen uns Aufschluß geben, ebenso über feinere chemische Veränderungen. Mit Vorsicht wird man auch das psychische Verhalten etwas diagnostisch mit verwerten wollen, wenn auch natürlich nicht in allen Fällen, da man natürlich ganz charakteristische psychische Begleitsyndrome weder bei der Paralysis agitans noch bei der amyostatischen Encephalitis findet. Immerhin ist es in gewisser Beziehung beachtenswert, daß sich die eigenartigen hypochondrischen Verstimmungen, Nörgelsucht und gelegentlich paranoide Einstellung, die man nicht selten bei der Paralysis agitans findet, von der häufigen Apathie, der Sorglosigkeit, ja sogar auffallender Euphorie vieler amyostatischer Encephalitiskranker unterscheiden, wenn man auch gelegentlich bei der Paralysis agitans Euphorie findet. Sehr erleichtert wird die Diagnose der Encephalitis natürlich dann, wenn Resterscheinungen lokalisierter pseudospontaner Bewegungen, insbesondere lokalisierter myofibrillärer oder galvanoider oder tetanoider Zuckungen bestehen oder leichte hemichoreatische Erscheinungen die Amyostase begleiten, wie wir das öfters bei der Encephalitis beobachteten. Ferner verdienen auch die subjektiven Mißempfindungen Beachtung. Bei der Paralysis agitans finden wir bekanntlich nur selten erhebliche Schmerzen, öfters dagegen eigenartige Paraesthesien, so Hitzegefühl, Hautbrennen, Jucken und Kribbeln. Dagegen können wir bei manchen amyostatischen Encephalitikern Jahre hindurch anhaltende, äußerst quälende, streng lokalisierte Schmerzen zentraler Natur beobachten, welche die Diagnose wohl sichern dürften. Akzidentelle Bedeutung hat die Beachtung des Alters der Kranken, die Feststellung gleichzeitiger seniler, arteriosklerotischer Erscheinungen usw.

Das hauptdiagnostische Moment in der Differentialdiagnose zwischen amyostatischer Encephalitis und Paralysis agitans gibt demnach die charakteristische Anamnese, in zweiter Linie steht die etwaige Feststellung encephalitisverdächtiger Erscheinungen, wie lokalisierter Pseudospontanbewegungen, lokalisierter Schmerzen, Resterscheinungen akuter Hirnstammlähmungen; in dritter Linie die Feststellung des besonders Ergriffenseins der Kopfgesichtsmuskeln, das Fehlen des typischen Tremors, in letzter Beziehung vielleicht auch die Beachtung des Blutes und des Liquors, sowie des Alters des Patienten. Auf Grund der letzten drei Punkte haben wir auch in den Fällen, in denen der Erkrankungsbeginn bei jugendlichen Personen ein schleichender war, die Diagnose einer encephalitischen Störung mit Wahrscheinlichkeit stellen können.

Gegenüber der Wilsonschen Krankheit gelten zum Teil dieselben Differentialpunkte wie gegenüber der Paralysis agitans, mit Ausnahme natürlich vor allen Dingen des Lebensalters. Holzer hat kürzlich einen Fall veröffentlicht, welcher der Wilsonschen Krankheit dadurch noch ähnelte, daß ein typischer Pigmentring um die Cornea, Lebervergrößerung und Urobilinurie bestanden, aber solche Fälle sind sicher äußerst selten[1]). Ich habe z. B. in allen meinen Fällen, in denen ich besonders darauf geachtet habe, niemals den braun-grünen Hornhautring gefunden. Die negative Feststellung des Hornhautringes wird also an sich schon ein relativ brauchbares differentialdiagnostisches Merkmal bilden dürfen. Weitere differentialdiagnostische Punkte hat E. Schultze bereits angeführt: Es fehlen bei unseren Encephalitiskranken vor allem meist die Bewegungsstörungen in Form des rhythmischen Tremors, die psychischen Störungen, die allerdings auch bei der Wilsonschen Krankheit sehr verschieden sein können; vor allem fehlt meist die emotionelle Übererregbarkeit oder der Wechsel zwischen schwachsinniger Freundlichkeit und blinder Widerspenstigkeit. Eine so hochgradige Steigerung der Kontrakturen, wie sie z. B. Wilson in seinem Artikel im Handbuch der Neurologie beschreibt, habe ich bei meinen schwersten Encephalitiskranken nicht gesehen. Auch ist die Sprachstörung gewöhnlich eine andere, da, an Stelle der bis zur Anarthrie

---

[1]) Abgesehen von der Urobilinurie.

gehenden Dysarthrie, bei der Encephalitis die Tonlosigkeit, die Erhöhung der
Stimme besonders häufig sind. Man kann auch hinzufügen, daß bei der Encephalitis die Progression im allgemeinen wohl kaum so schnell als wie bei der
Wilsonschen Krankheit sein wird; doch sehen wir auch bei letzter Affektion
mitunter einen sehr langsamen Verlauf (Stertz), umgekehrt bei der Encephalitis mitunter raschere Progression bis zum Tode. Unsere Diagnose aus klinischen
Gesichtspunkten wird natürlich auch dadurch erschwert, daß die Wilsonsche
Krankheit und Pseudosklerose nicht klinisch einheitlich verläuft, sondern recht
verschiedene Bilder dabei vorkommen können. Infolgedessen bleibt auch hier
wieder das wichtigste diagnostische Moment die genaue Beachtung der Anamnese
und die Feststellung etwaiger Resterscheinungen einer akuten Encephalitis.
Diejenigen Syndrome, die unter dem Namen des Torsionsspasmus, der dystonia
musculorum deformans bekannt geworden sind, wurden bei der chronischen
Encephalitis bisher anscheinend noch nicht beobachtet; ohne Zweifel besteht
aber die Möglichkeit, daß ähnliche Syndrome auch einmal auf dem Boden einer
amyostatischen Encephalitis erwachsen. Die Schwierigkeiten der Bewertung
chronischer athetotischer Syndrome sind bereits im symptomatologischen Teil
gewürdigt worden.

Leichter ist im allgemeinen die Differentialdiagnose gegenüber den choreatischen Erkrankungen. In dem akuten Stadium kann bei reiner Bewertung der
neurologischen Phänomene die chorea minor Schwierigkeiten machen, da zwar,
wie früher ausgeführt wurde, die Chorea bei epidemischer Encephalitis mitunter
symptomatologisch von der Chorea minor etwas verschieden ist, aber zweifellos
auch hinsichtlich des choreatischen Syndroms ganz identische Bilder bei der
Encephalitis beobachtet werden. In diesen Fällen ist die Forderung der Liquor-
kontrolle besonders angezeigt, außerdem kommt differentialdiagnostisch die
Beachtung des heftigen neuralgischen Vorstadiums, die Bewertung gleichzeitiger
Pupillenstörungen und anderer Hirnstammläsionserscheinungen, die Kombination
mit myoklonischen Erscheinungen in Betracht. Herzog meint, daß schnelles
Heilen des Veitstanzes besonders encephalitisverdächtig ist. Mit einer chronisch
progressiven Chorea dürfte die encephalitische Chorea oder vielmehr die choreatischen Restphänomene, die evtl. nach einer akuten Encephalitis restieren,
kaum verwechselt werden, da wir gerade in diesen Fällen recht typische Anomalien und sehr merkwürdige choreiforme Resterscheinungen wie die von
P. Marie und Lévy erwähnte chorée salutante oder Kombination von choreatischen Erscheinungen mit amyostatischen Symptomen usw. finden.

Die Unterscheidung von chronischen Psychosen, Schizophrenie und evtl.
progressiver Paralyse hat uns unter den chronischen Verlaufsformen der
Encephalitis nur im Anfang Schwierigkeiten gemacht. Es ist an sich unschwer
zu verstehen, daß bei den Kranken, die anfangs nur eine Wesensveränderung,
eine zunehmende Apathisierung oder evtl. eine Verstimmung bei gleichzeitiger
Verlangsamung der Bewegungen zeigen, die häufig katatonische Erscheinungen
bieten, an eine Depression oder eine beginnende Katatonie gedacht werden konnte.
Herzog erwähnt auch das katatonische Verhalten solcher Patienten. Die Erkenntnis, daß solche Erscheinungen auch im Initialstadium einer chronischen
Encephalitis vorkommen können, genügt eigentlich schon, um eine Verwechslung
mit Katatonie oder ähnlichen Psychosen auszuschalten, da wir entweder bei

näherem Befragen die typische Encephalitisanamnese stellen können oder aber eine typische amyostatische Bradykinese, Hypertonie und andere Erscheinungen bei fehlenden schizophrenen Störungen der Psyche zu erkennen in der Lage sein werden. Trotzdem erscheint es besonders wichtig, den praktischen Arzt auf die häufige äu ß e r l i c h e Ähnlichkeit zwischen Katatonie und Encephalitis hinzuweisen, um Verwechslungen seltener zu machen.

Häufig sind uns auch Kranke mit der Diagnose einer H y s t e r i e überwiesen worden. Wir finden in unserem Material allein 9 Fälle, die uns mit dieser Fehldiagnose zugeschickt wurden. Besonders hysterieverdächtig erscheinen die Fälle, welche die eigenartigen dyspnoischen Erscheinungen mit dem affektiert aussehenden Schnaufen und Krächzen zeigen. Daß bei diesen Symptomen psychogene Auflagerungen irgendwelcher Art mitwirksam sein können, wurde bereits erwähnt, ohne daß wir darum gezwungen wären, die Syndrome für rein psychogen zu halten. Wir haben in diesen Fällen nicht das Symptom an sich zu beachten, sondern den gesamten psychischen und neurologischen Zustand, welcher uns bisher immer deutlich entweder das Fehlen aller hysteropathischer Charakterveränderungen, das Prädominieren einer eigenartigen, übergeduldigen, stumpfen Stimmungslage, eine Automatisierung des ganzen Wesens für Monate hindurch oder (bzw. gleichzeitig damit) sichere encephalitische Störungen, namentlich amyostatische oder spastisch athetotische Erscheinungen zeigte; oder aber wir fanden die Symptome als Resterscheinungen nach eineranamnestisch gesicherten Encephalitis.

Sehr wichtig erscheint die Häufigkeit, mit der im Anschluß an akute Encephalitiden im Stadium der Agrypnie Angstaffekte vorherrschen, welche leicht zur Annahme einer reinen A n g s t n e u r o s e führen können. Wir haben einen derartigen Kranken beobachtet, welcher deshalb einer langdauernden psychoanalytischen Behandlung unterzogen wurde und auf diese Behandlung eingeschworen war, wiewohl sie nicht den geringsten Erfolg gebracht hatte. Die Behandlung wäre wohl unterblieben, wenn von dem behandelnden Arzt darauf Rücksicht genommen wäre, daß die Angst nach einem akuten Krankheitsschube mit hohem Fieber und Augenmuskellähmungen sich entwickelt hatte und daß psychotraumatische Faktoren solange völlig fehlten, bis sie ihm durch die eingehende Psychoanalyse selbst wahrscheinlich gemacht worden waren; es stellte sich bei dem Kranken allmählich eine fortschreitende schwere Amyostase ein, welche den Kranken, bei dem die Angstzustände und agrypnischen Erscheinungen geblieben waren, schließlich zu einem ernsthaft gemeinten Suizidversuch veranlaßte. Auch die automatischen Unruhezustände, die wir bei den amyostatischen Kranken mitunter finden, können sehr leicht mit hysterischen Erscheinungen verwechselt werden, da sie einen grotesken und demonstrativen Eindruck machen können. Zu solchen eigenartigen Erscheinungen gehört z. B. das taktmäßige leichte Erheben vom Stuhl, welches die Kranken anfangs gar nicht, später, ohne sich selbst eine Erklärung zu geben, auf Befragen als Ausdruck eines inneren Zwanges zu erklären suchen. Ich möchte auch weiter darauf hinweisen, daß der schlürfende und schlaffe Gang, den wir bei manchen Amyostatikern finden, für hysterisch gehalten werden könnte, namentlich dann, wenn äußere Gründe die Annahme einer Hysterie nahelegen. In allen diesen Fällen wird uns die genaue Untersuchung und genaue Beachtung der Anamnese wohl meist jetzt vor Fehldiagnosen schützen können. Die Kenntnis dieser Störungen auf organischem Boden ist besonders wichtig darum, weil wir unter dem Eindruck der vielen Kriegshysterien vielfach jetzt etwas zu leicht eine psychogene Affektion konstatieren. Gerade die genaue Kenntnis der merkwürdigen Erscheinungen bei der Encephalitis wird unsere gesamte Aufmerksamkeit vielleicht wieder etwas anders orientieren können, d. h. wir werden mehr als früher bei zunächst funktionell erscheinenden Erkrankungen, insbesondere bei Erkrankungen, die sich zunächst nur in subjektiven psychischen Erscheinungen, Angst, Unruhe, Schlaflosigkeit äußern oder bei Zittererscheinungen und anderen auffälligen Bewegungsstörungen nach organischen Grundlagen forschen müssen. Ich brauche hier nicht wieder erneut zu erwähnen, welche Merkmale für die Möglichkeit einer Encephalitisdiagnose zu verwerten sind, ich möchte nur darauf hinweisen, daß mir in einem derartigen Fall mit keinen ausgesprochen organisch-neurologischen Erscheinungen neben der Bewertung der Anamnese auch die Untersuchung des Blutes eine wertvolle Stütze dadurch gab, daß ich eine ausgesprochene Leukozytose von 16 500 Zellen fand, obwohl irgendeine sonstige Ursache für eine Leukozytose völlig fehlte. In der Differentialdiagnose zwischen encephalitischen Erkrankungen einerseits, psychogenneurotischen andererseits kann also auch die einfache morphologische Blutuntersuchung mitunter recht großen Wert haben.

Über die klinische Differentialdiagnose zwischen der epidemischen Encephalitis und der akuten Poliomyelitis haben wir bereits früher bei Besprechung der pathologischen Sonderstellung der verschiedenen Erkrankungen einige Bemerkungen machen können. Wir geben ohne weiteres zu, daß es Einzelfälle gibt, in denen die Differentialdiagnose nicht möglich sein kann, sei es, daß eine spinale Form der Encephalitis, sei es, daß eine bulbo-mesencephale Form der Heine-Medinschen Krankheit vorliegt. Gewiß sind die Lähmungserscheinungen bei der Poliomyelitis prinzipiell viel dauerhafter und irreversibler als bei der Encephalitis, aber im Einzelfall kann auch ein atypischer Verlauf sich geltend machen. Allerdings ist mir nicht bekannt, daß bei einer epidemischen Encephalitis eine so eigenartige, auf fleckweisen Ganglienzellausfällen der Vorderhörner beruhende Verteilung schwerer restlicher Atrophien vorkommt wie sehr häufig bei der spinalen Kinderlähmung. Die ursprüngliche Annahme (Wilson, Vaidya), daß der Liquorbefund bei beiden Krankheiten verschieden ist, läßt sich nicht aufrecht erhalten. Innerhalb geschlossener Epidemien macht die Differentialdiagnose natürlich keine Schwierigkeiten; außerdem werden wir wohl auch niemals Bedenken haben, ausgesprochen choreatische, hypersomnischophthalmoplegische und amyostatische Erscheinungen der Encephalitis im Zweifelsfall zu subsummieren. Vor allem spricht der mehr chronische Verlauf stets für die epidemische Encephalitis. Über Fleckfieberencephalitis brauchen wir hier kein Wort zu verlieren, da die Diagnose dieser Erkrankung sich aus den internen Erscheinungen und aus dem Exantheme sich ergibt.

VII. Therapie.

Es kann nicht die Aufgabe dieser Arbeit sein, alle die verschiedenen Mittel, welche zur Heilung der epidemischen Encephalitis angegeben worden sind, hier zu wiederholen. Es ist bekannt, daß sich die meisten Autoren ziemlich skeptisch über die Möglichkeit, die Encephalitis kausal zu behandeln, aussprechen. Ich kann diese Skepsis nicht ganz teilen, da die von uns gemachten Erfahrungen doch dafür sprechen, daß durch Einspritzung von Rekonvaleszentenserum im akuten Stadium der Encephalitis Erfolge erzielt worden sind, die wir nicht anders als kausale Erfolge bezeichnen können. Schon in früheren Stadien ist das Rekonvaleszentenserum von Netter endolumbal versucht worden, jedoch ohne Erfolg, und zwar wie Netter meint, darum, weil das Virus bei der Encephalitis stärker als bei anderen Krankheiten z. B. Poliomyelitis im Nervensystem fixiert ist. Auch Lévy und Sicard haben keine Erfolge gesehen. Später sind diese Seruminjektionen wieder von Giugni und Grünewald aufgenommen worden und diesmal von durchaus günstigem Erfolge begleitet, namentlich Grünewald berichtet über gute Erfolge der Serumbehandlung bei 10 Kranken. Alle diese Kranken kamen zur Heilung mit geringen Resterscheinungen. Wir haben in der hiesigen Klinik ca. 20 Fälle der Behandlung mit Rekonvaleszentenserum unterworfen und haben danach in akuten Fällen Heilvorgänge gesehen, die nicht wohl als akzidentelle Besserungen aufgefaßt werden können. Diese Ansicht stützt sich nicht nur darauf, daß wir auch bei schweren Encephalitisfällen nach der Einspritzung gute und schnelle Heilungen gesehen haben, sondern vor allen Dingen darauf, daß es evtl. gelingt, im Anschluß an intramuskuläre Injektionen von etwa 20—50 ccm Serum schlagartig im Verlauf von Stunden eine Änderung des Gesamtzustandes zu beobachten, die um so weniger als reine Zufälle darum gedeutet werden kann, weil wir im Wiederholungsfall, d. h. dann, wenn der Erfolg der Injektionen zunächst nicht anhielt, sondern der Zustand sich erneut verschlimmerte und eine Erneuerung der Injektionen erforderlich machte, genau die gleiche Aufklärung des Bewußtseins, die überraschende Besserung des subjektiven Befindens feststellen konnten.

Unter diesen Umständen können auch wenige Fälle, welche so überraschende Wirkung zeigen, eine gewisse Garantie für die tatsächlich kausale Wirkung abgeben. Ich lasse eine Krankengeschichte folgen, welche die Wirkung der Seruminjektion besonders charakteristisch zeigt.

W. R. 31 Jahre, hereditär nicht belastet. Während der Militärzeit Suizidversuch [infolge psychogener Depression] durch Schuß in die linke Schädelhälfte. Das Geschoß soll noch nach Angabe des Kranken im Schädel stecken. Es hat sich aber bei Röntgenuntersuchungen später nicht feststellen lassen. Während des Krieges und nachher Behandlung wegen Leberschmerzen, angeblich Gallensteine oder Nierensteine. Nicht operiert, fühlte sich vor der Erkrankung wohl.

Am 13. Januar 1921 erkrankt, ohne daß eine Grippe vorgelegen haben soll. Die Krankheit begann mit heftigen linksseitigen Kopfschmerzen, die immer mehr zunahmen. Kein Erbrechen, kein Schwindel, starke Schlaflosigkeit, Appetitlosigkeit. Aufnahme am 19. Januar 1921 in die Klinik. Befund: Temperatur 39,2°. Schlechtes Allgemeinbefinden. Keine Schlafsucht. Keine Benommenheit. Stöhnt über unerträgliche Kopfschmerzen. Taumelnder Gang. Allgemeine Kraftlosigkeit. Das linke Auge wird zugekniffen gehalten. Es werden weder Pupillenstörungen noch Augenmuskellähmungen gefunden. Auch sonst sind die Hirnnerven frei. Augenhintergrund ist frei. Trigeminus etwas druckempfindlich. Keine Störung der Reflexe. Keine Tonusstörung. Schwäche der Gliedmaßen. Keine Lähmungserscheinungen. Keine Sensibilitätsstörungen. Matte

Sprache. Das Wesen des Patienten erscheint etwas affektiert. Liquorbefund: Druck 110 mm, Liquor klar, Zellen 5 : 3. Nonne negativ. Wassermann im Liquor und Blut negativ.

Hiernach erschien das Krankheitsbild zunächst außerordentlich unklar. Sichere encephalitische Erscheinungen fehlten. Temperatur sinkt anfangs auf 36,8° herab, steigt am 23. vorübergehend auf 39° (Temperaturkontrolle), sinkt dann wieder auf 37° und steigt dann von Tag zu Tag treppenförmig an bis 39,2°. Puls anfangs 70—80, steigt entsprechend der Temperatur allmählich auf 120 an. Blut: 12 800 Leukozyten, bakteriologisch und serologisch negativ. Kein Exanthem. Keine Störung der inneren Organe. Keine Milzschwellung. Widal negativ. Allmählicher Verfall des Allgemeinbefindens. Fauliger Geruch aus dem Mund, dick belegte Zunge, elendes Aussehen. Dauernde Kopfschmerzen. Keine neurologischen Phänomene. Wegen der Unklarheit der klinischen Erscheinungen erfolgte Verlegung in die medizinische Klinik, wo uns freundlichst gestattet wurde, den Kranken weiter zu beobachten und auch auf unseren Rat das von uns gelieferte Rekonvaleszentenserum später injiziert wurde. Erst nach der Verlegung in die medizinische Klinik stellten sich die encephalitischen Erscheinungen ein: Ausgesprochene Schlafsucht, die ca. 12 Tage anhielt. Kernig, zeitweilig Andeutung von Babinski und Oppenheim. Vom 8. Februar ab ausgesprochen starrer, maskenhafter Blick. Keine Augenmuskellähmungen. Der Liquorbefund auch dort negativ. Die Bauchdeckenreflexe fehlen (10. Februar). Babinski anfangs positiv, am 10. Februar negativ, hochgradige allgemeine Muskelschwäche. Wogen und Wallen der gesamten Muskulatur. Unwillkürliche langsame, athetoide Bewegungen der Hände. Zeitweilige Hypertonie der Beine. Am 17. Februar starke allgemeine Verschlechterung des Allgemeinbefindens eingetreten. Dauernde Somnolenz. Keine Besserung nach Dispargeninjektionen. Starres Gesicht. Leichter Kernig. Mangelhafte Nahrungsaufnahme. 17. Februar 40 ccm Rekonvaleszentenserum intramuskulär. Temperatur fällt nach 2 Stunden von 39 auf 36° schlagartig. Plötzliche Aufhellung der Somnolenz, die fast 2 Wochen gedauert hatte. Die Nackensteifigkeit verschwindet. Patient gibt selbst an, seine Glieder besser bewegen zu können. Allmählich steigt die Temperatur wieder an. Es entwickelt sich rechts hinten unten eine Bronchopneumonie. Am 20. Februar und 4. März werden die Injektionen mit Rekonvaleszentenserum wiederholt. Jedesmal fällt nach der Injektion die Temperatur prompt auf die Norm ab. Ganz auffallend ist außerdem die prompte und starke Besserung des Allgemeinbefindens namentlich der Schlafzustände nach jeder Injektion. Die Pneumonie rechts hinten unten heilt ab. Am 12. März wird er in stark gebessertem Zustande entlassen. Die Besserung hat zu Hause angehalten. Patient hat sich unterdes mehrfach wieder vorgestellt. Es bestehen anfangs für lange Zeit hindurch starke Genick- und Kopfschmerzen. Die Steifigkeit des Körpers, die R. eine Zeitlang fühlte, geht allmählich ganz zurück. Das Gedächtnis ist gut. R. sieht blühend und frisch aus, zeigt keine hysteropathischen Erscheinungen, keine Pupillenstörungen, keine Reflexstörungen. Er bietet nur noch dauerhafte Resterscheinungen und zwar erstens eine rechtsseitige Serratuslähmung und zweitens ein ticartiges Zucken der rechten Gesichtshälfte, namentlich beim Sprechen. Er geht seinem Berufe jetzt wieder völlig nach.

Wir haben außer bei diesem Falle mit Serumbehandlung noch 3 akute Fälle ausheilen sehen und in allen diesen Fällen die unmittelbare Wirkung der Behandlung auf den Zustand feststellen können. In den meisten Fällen hatten wir leider bisher nur die Möglichkeit, das Mittel bei Resterscheinungen nach akuten Encephalitiden oder bei chronisch amyostatischen Erkrankungen zu beobachten. Es ist klar, daß wir hier niemals so stürmische Erfolge sehen können und daß wir dann, auch wenn eine Besserung eintritt, nicht in der Lage sind, das post und propter voneinander zu trennen. Tatsächlich haben wir auch gesehen, daß z. B. bei einem Kranken mit schweren myorhythmischen Zuckungen nach akuter Encephalitis, die Zuckungen nach wenigen Injektionen verschwanden, daß gelegentlich die amyostatischen Erscheinungen sich besserten und daß wir insbesondere auch bei einer an noch subchronischer amyostatischer Encephalitis leidenden Kranken, die mit Rekonvaleszentenserum behandelt war, eine weitgehende Besserung der Erscheinungen beobachteten, welche jetzt ca. $^3/_4$ Jahre nach der Behandlung noch anhält. Wir schließen aus diesen Beobachtungen natürlich nicht auf eine sichere Heilwirkung bei chronischen Erkrankungen, und in vielen Fällen bei chronisch-amyostatischen Erscheinungen haben wir auch bisher keine Heilwirkung gesehen, haben freilich auch aus äußeren Gründen nicht die Möglichkeit gehabt, zu versuchen, mit forcierten großen, lange Zeit hindurch wiederholten Serumdosen einen Einfluß auch bei solchen Fällen zu erzwingen. In akuten Fällen scheint uns aber die therapeutische Wirkung des Rekonvaleszentenserums gesichert. Eine noch nicht völlig gelöste Frage ist es freilich, ob die Serumwirkung eine spezifische ist. Bingel hat auch nach gewöhnlichem Pferdeserum eine Besserung beobachtet, deren Zusammenhang mit der Seruminjektion nicht ausgeschlossen werden konnte. Fendel sah nach endolumbaler Einspritzung von Grippeserum einmal prompte Entfieberung und Besserung der übrigen Krankheitserscheinungen. Cruchet will auch mit intraspinalen Injektionen mit anderen Heilseris Erfolge gesehen haben. Wir stehen also vor der Frage, ob nicht auch die Wirkung des Rekonvaleszentenserums eine unspezifische Proteinkörperwirkung darstellt. Diese Frage könnte natürlich nur dadurch entschieden werden, daß in einem großen Material Parallelgruppen mit ungefähr gleichen Krankheitserscheinungen auf der einen Seite mit Rekonvaleszentenserum, auf der anderen Seite mit anderen Seris oder anderen Proteinkörpern behandelt werden. Bisher hat nur Grünewald einige Parallelbeobachtungen gemacht, die für die spezifische Wirkung des Rekonvaleszentenserums im Sinne der aktiven Immunisation sprechen sollen. Ich habe bisher dazu noch keine Gelegenheit gehabt, da ich nach den Erfolgen mit Rekonvaleszentenserum in den wenigen akuten Fällen, die ich nachher beobachtet hatte, wegen der Gefährlichkeit der Erkrankung nicht wagte, ein unspezifisches Serum anzuwenden, dessen Wirksamkeit mir nicht so gesichert erschien, wie die des Rekonvaleszentenserums. Immerhin erlauben uns auch die bei anderen Krankheiten gemachten Erfahrungen, die Möglichkeit der spezifischen Wirkung des Rekonvaleszentenserums anzunehmen. So hat z. B. Stoll gezeigt, daß man bei der Influenzapneumonie mit Serum von Patienten, die an der gleichen Krankheit gelitten hatten, Erfolge erzielt, aber nicht mit normalem Blut oder mit normalem Serum. Auf jeden Fall muß das Rekonvaleszentenserum in akuten Fällen versucht werden, da es, wenn nicht spezifisch, so doch kausale Heilwirkung hat.

Neuerdings hat auch Marinesco und Draganesco mit intraspinalen Seruminjektionen Heilung erzielt.

Injektionen von 50 ccm, die beliebig oft wiederholt werden können, werden offenbar gut vertragen. Es wird natürlich manchmal schwierig sein, Rekonvaleszentenserum zu erlangen, und es erscheint mir als selbstverständliche Vorbedingung, daß man nicht Kranken mit chronisch amyostatischen Erscheinungen, sondern nur wirklich in Rekonvaleszenz begriffenen Kranken Blut zu Injektionen entnimmt. Es wird dabei berücksichtigt werden dürfen, daß die angeblichen Immunstoffe wahrscheinlich für viele Monate hindurch vorhanden sind.

Leider haben wir allerdings bisher nicht die Möglichkeit, vor der etwa erzielten Heilwirkung zu wissen, welche Rekonvaleszenten die besten Immunstoffe besitzen oder gar einen Test der Immunstoffe zu bestimmen. Daß nur wassermannegative Sera benutzt werden dürfen, ist selbstverständlich.

Neben der Serumbehandlung spielt die Behandlung mit chemischen Medikamenten, denen man bakterizide Wirkung zuspricht, vorläufig eine sekundäre Rolle, solange man nicht virustrope oder für die Krankheit besonders wirksame Mittel nach Art des Salvarsans bei der Lues kennt. Besonders empfohlen werden die kolloidalen Silber- und Jodpräparate, z. B. Aurochrom, Elektrokollargol, und ich gebe zu, daß ich in Kiel, z. B. nach Dispargeninjektionen (täglich 5—10 ccm intravenös) auffallende Besserungen selbst in einem Falle mit Vaguslähmung sah. Dattner und Economo empfehlen neuerdings besonders große Injektionen von Preglscher Jodlösung. Selbstverständlich wird auch Urotropin als eines der wenigen Medikamente, die in den Liquor übergehen, empfohlen, z. B. von Netter, Economo u. a. Ob es wirklich wirksam ist, möchte ich mit Umber bezweifeln. Eukupin und Vuzin werden von Alexander und Bonhöffer empfohlen. Alle diese Mittel mögen neben der symptomatischen Behandlung angewandt werden, vielleicht wird in einigen Fällen wirklich ein kausaler Erfolg zu konstatieren sein.

Mehrfach ist die Lumbalpunktion als Heilmittel empfohlen worden (Ely). So selbstverständlich es ist, daß wir die Lumbalpunktion aus diagnostischen Gründen empfehlen, so verkehrt scheint es mir, wahllos dem Kranken große Mengen Liquor abzunehmen, ohne vorher durch geringe Liquorentnahme sich darüber orientiert zu haben, wie die Kranken die Punktion vertragen. Keineswegs ist die Punktion in allen akuten Fällen von günstiger Wirkung auf den Verlauf; ja, wir müssen uns sogar fragen, ob, abgesehen von den Fällen, wo stärkere meningitische Begleiterscheinungen mit Liquorvermehrung bestehen, eine gewisse Besserung nach der Lumbalpunktion nicht ein zufälliges Zusammentreffen darstellt. Bei vielen Kranken habe ich nach vorsichtiger Punktion erhebliche Beschwerden auftreten sehen, ähnlich denjenigen bei Kranken, die an multipler Sklerose leiden. Auch in den chronisch encephalitischen Fällen wird die Punktion oft gar nicht gut vertragen, so daß man auch in diesen Fällen nicht von der oft falschen Hypothese ausgehen darf, daß eine Meningitis serosa als chronische Resterscheinung der Encephalitis zugrunde liegt, daß man vielmehr bei der ersten Lumbalpunktion sehr vorsichtig sein soll und nur dann, wenn einmal wirklich der Punktion eine Besserung des subjektiven Befindens folgte, eine zweite Punktion mit einer etwas größeren Liquorentnahme folgen lassen darf. Netter beschreibt sogar einen Fall, in welchem der Punktion am nächsten Tage eine Hemiplegie folgte, ohne daß freilich bewiesen ist, daß die Punktion die Schädigung, welche die Hemiplegie veranlaßte, herbeigeführt hat; die Möglichkeit eines schädigenden Zusammenhanges können wir darum vielleicht für nicht ganz ausgeschlossen erklären, weil Hemiplegien, wie früher ausgeführt wurde, bei der Encephalitis sonst ein ziemlich ungewöhnliches Symptom darstellen. Ich selbst habe sichere Dauerschädigungen von der Punktion bei der Encephalitis nicht gesehen.

Über die Form der symptomatischen Behandlung bei der akuten Encephalitis brauche ich hier nicht näher einzugehen, da sich die Therapie in keiner Weise von der Behandlung anderer schwerer Infektionskrankheiten unterscheidet. Schwitzkuren wirken im akuten Stadium mitunter recht günstig; es kann dann auch das von Netter empfohlene Pilokarpin angewandt werden, ohne daß man mit Netter zu hoffen braucht, damit das Virus aus den infizierten Speicheldrüsen herauszuschaffen.

Es ist notwendig, darauf hinzuweisen, daß gerade die Encephalitiskranken besonderer Aufsicht bedürfen, da sie in den mitunter plötzlich eintretenden deliranten Verwirrtheitszuständen zu Verkehrtheiten neigen. In unserer Klinik war ein bis dahin nicht verwirrt erscheinender Patient in einem plötzlichen Delirium aus dem Fenster gesprungen, hatte sich dabei einen Fußbruch zugezogen und erlag wenige Tage darauf einer Pneumonie, die mit der Schädigung durch das Trauma und die dazu kommende Erkältung zusammenhängen konnte. Selbstverständlich ist es auch, daß wir im allgemeinen eine roborierende Therapie zur Behandlung der postencephalitischen nervösen und asthenischen Folgeerscheinungen anwenden. Der Versuch von Adam und Lust, die postencephalitische Agrypnie durch Milchinjektionen oder durch andere temperaturerhöhende Mittel zu bekämpfen, erscheint der Nachprüfung wert.

Ganz hoffnungslos stehen wir vorläufig der Behandlung der schweren chronischen Amyostasen gegenüber. Das Skopolamin ist ja ein Medikament, dessen Wirkung bei Amyostasen bekannt ist; auch wir waren es gewohnt, bei anderen amyostatischen Erkrankungen, ebenso wie das verwandte Duboisin, seit vielen Jahren zu verabfolgen. Wir gaben es ebenso unseren amyostatischen Encephalitiskranken, und zweifellos hat es einen lindernden Einfluß auf die Muskelspannung, den Speichelfluß, wenn auch oft nur in geringem Maße, da, wie ich früher ausführte, die Kranken relativ wenig empfindlich für das Skopolamin sind. Aber mehr als eine palliative Bedeutung hat das Skopolamin natürlich auch nicht. Sobald man das Skopolamin absetzt, tritt prompt immer wieder eine Verschlechterung des Zustandes ein und auch unter Skopolaminbehandlung können wir die etwaige Progression des Zustandes in keiner Weise verhindern. Infolgedessen betrachten wir das Skopolamin ähnlich wie das verwandte Atropin, das von französischen Autoren empfohlene Coniin, nur als einen recht mageren Ersatztrost für die fehlende Beeinflußbarkeit des amyostatischen Krankheitsprozesses. Das Coniin erscheint uns übrigens nach eigenen Versuchen noch weniger günstig als das Skopolamin zu wirken. Rodriguez empfiehlt bei Parkinsonzuständen Arsen in Form von Natrium cacodylicum; daß eine roborierende Therapie bei den abgemagerten Amyostatikern erforderlich ist, gebe ich zu. Von einer wirklichen Beeinflussung des Krankheitsprozesses durch Arsen sahen wir in solchen

Fällen nichts. Wir haben in diesen Fällen in reichlichem Maße die unspezifische Proteinkörpertherapie mit einer großen Menge der bekannten Präparate bei den einzelnen Patienten lange Zeit hindurch durchzuführen versucht, namentlich Milchinjektionen, Kaseosan, Xiphalmilch. Mitunter trat während der Behandlung eine leichtere Besserung ein, mitunter auch nicht. Ein kausaler Einfluß läßt sich leider nirgends beweisen. Auch die von französischen Autoren (Pic, Cheinisse u. a.) empfohlene Therapie von Terpentininjektionen hat bei chronischen encephalitischen Amyostasen keinen sicheren Einfluß. Mit Rücksicht auf die früher erwähnte Möglichkeit einer Mitwirkung von Leberfunktionsstörungen auf die Entstehung der Amyostase habe ich bei manchen Kranken bisher, ebenfalls ohne Erfolg, eine rein vegetabile Kost durchzuführen versucht.

Über neuere Präparate, die zur Zeit verwandt werden, kann ich noch keinen definitiven Bescheid geben. Erst nach genauer Durchforschung der Pathogenese dieser Krankheitszustände werden wir auch hier vielleicht den bei der Häufigkeit und Trostlosigkeit des Leidens dringend erwünschten Nutzen bringen können.

Solange unsere Therapie so machtlos ist und der spezifischen Heilmittel ermangelt, müssen wir uns freilich behelfen, durch allgemeine Roborierung, durch lange Zeit hindurch intermittierend fortgesetzte Skopolaminkuren, durch physikalische Übungen den Zustand des Leidenden so erträglich wie möglich zu machen. Ein Versuch mit sehr massiven, schnell wiederholten Dosen von Rekonvaleszentenserum würde daneben vielleicht am ehesten empfohlen werden können.

Literatur. [1]

1. Abrahamson, Isador, Motor disturbances in lethargic encephalitis. Arch. of neur. and psych. 1921, S. 33.
2. — — Mental disturbances in lethargic encephalitis. Journ. of nerv. a. ment. dis. **52**, 193. Sept. 1920.
3. Adler, Edmund, Zur Encephalitis epidemica. Med. Klin. 1921, Nr. 1—3.
4. Adolf, Mona u. Spiegel, E., Zur Pathologie der epidemischen Encephalitis. Arb. des neur. Inst. an der Wien. Univ. **23**, 36. Ref. Zeitschr. f. d. ges. Neurol. u. Psychiatr. Ref. **23**, 282.
5. Alexander, A., Über Encephalomyelitis epidemica, ihre formes frustes und ihre Behandlung. Dtsch. med. Wochenschr. 1921, Nr. 51, S. 1547.
6. — u. Allen, Lethargic encephalitis. A report of four cases and analysis of one hundred cases reported in the literature. Arch. of neurol. a. psychiatry 1920. Bd. III, H. 5, S. 485.
7. D'Antona, Contributa alla sintomatologia della oncefalite epidemica. Ann. de neurol. Jg. 38, S. 1—64, Ref. Zeitschr. f. d. ges. Neurol. u. Psychiatr. **26**, 45 u. 340.
8. Arlt, Ernst, Ein Fall von Hemianopsie bei Encephalitis lethargica. Berl. klin. Wochenschr. 1921, Nr. 50.
9. Bandiera, Un caso singolare d'encephalite letargica a forma di paralisi alterna tipo Millard-Gubler. Policlinico, sez. prat. 1920, Nr. 16.
10. Banister and Sophianopoulos, A case of encephalitis lethargica complicating pregnancy. Lancet 1921. March. 5, S. 481.
11. Bard, L., Paralysie segmentaire de la main et de l'avant-bras. Contribution à l'étude de la metamerie spinale. Cpt. rend des séances de la soc. de biol. **84**, Nr. 7. Ref. Zeitschr. f. d. ges. Neurol. u. Psychiatr. **26**, 114.
12. Barré, J. A. et Reys, Le syndrome parkinsonien postencéphalitique. Bull. méd. 1921. Nr. 18.
13. — — L'encéphalite épid. à Strasbourg. La forme labyrinthique. Bull. méd. 1921, Nr. 18.
14. — — Le liquide cephalo rachidien dans l'encéphalite léthargique. Bull. méd. 1921, Nr. 18.
15. Bartels, Über Augenerscheinungen bei der Encephalitis leth. Wandervers. südwestdtsch. Neurol. u. Psychiat. Sitzungsber. Neurol. Zentralbl. 1920, S. 765.
16. Bassoe, Peter, The delirious and meningo-radicular types of epidemic encephalitis. Journ. of the Amer. med. assoc. **74**, Nr. 15, S. 1009, 1920.
17. — — Epidemic encephalitis (Nona). Journ. of the Americ. med assoc. 1919, 5. IV.
18. — — Report of two cases of encephalomyelitis with predominating cord symtoms. Arch. of neurol. a. psychiatry 1921, II, S. 215. Chicago neurol. soc.
19. — and Hassin, Histopathologic of epidemic encephalitis. Arch. of neurol. a. psychiatry 1919, 1, VII, S. 24.
20. Bastai, Richerche batteriologiche esperimentali sull'etiologia dell encefalite epidemica. Sitzungsber. Policlinico, sez. prat. 1920, S. 798.
21. Beck, D. J., Een geval van Encephalitis lethargica. Nederlandsch. Tijdschr. v. Geneesk. 1919, I, 4, S. 1914.
22. Bergel, Die Lymphozytose. Berlin, Verlag von Julius Springer. 1921.

[1] Nur die vom Verfasser im Original gelesenen Arbeiten und Referate, soweit sie in der Arbeit verwandt werden mußten (letztere als Referat gekennzeichnet), sind hier angeführt. Abschluß der Literaturdurchsicht Mitte Dezember 1921.

23. Bender, Willy, Meningitis durch Influenzabacillen. Zentralbl. f. Bakteriol. usw. 87 H. 3, S. 175.

24. Berger, Hans, Über einen unter dem Bilde des Tetanus verlaufenden Fall von Influenzaencephalitis. Med. Klinik 1908, Nr. 23.

25. Berichte der Soc. méd. des hopitaux vom 27. II., 5. III., 12. III. 1920 (Presse méd.):
Sicard, Algies brachio-intercostales monosymptomatiques d'encéphalite epidem.
Claude, Forme myotonique de l'enceph. epid.
Galliard, Un cas d'encéph. léth.
Salmont, Encéphalite léthargique à début douloureux neuralgiforme.
Rathery et Bonnard, Hémorrhagie méningée à type léthargique.
Sicard, Type paraplégique de l'encéphalite épid.
Harvier et Levaditi, Lésions nerveuses dans l'encéphalite myoclonique.
Vincent, Encéphalite léthargique avec amaurose et surdité.
Brouardel, Levaditi et Forestier, Encéph. aigu. myocl.
Dumolard et Aubry, Cas d'encéph. aigue avec predominance de manifestations convulsives, augmentation des taux du sucre dans le liquide céph.-rach. Rapports avec l'encéph. léth.
Lereboullet et Mouzon, Deux cas de syndromes choréiques vrais dans l'encéph. aigu, epid.
Courby, Encéphalite consécutive à une grippe.
Sicard, Statistique sue l'encéph. epidém.
Sicard et Kudelski, Encéphalite hémi-myoclon. de type alterne.
Entlebach et Belêtre, Encéph. aigue myoclon.
Marie, P. et Trétiakoff, Hypophyse et encéphal. léth.

26. Bernhardt, Georg u. Simons, Zur Encephalitis lethargica. Neurol. Zentralbl. 1919, Nr. 22.

27. Beretta, E., Due casi di encefalite letargica. Policlinico, sez. prat. 1920, H. 8.

28. Bieling u. Weichbrodt, Serologische Untersuchungen bei Grippe und Encephalitis epidemica. Dtsch. med. Wochenschr. 1920, Nr. 43.

29. Biermer, Influenza. Handb. der. spez. Pathologie und Terapie. Herausgegeben von R. Virchow, Erlangen 1865.

30. Bing, Zur Frage des Parkinsonismus als Folgezustand der Encephalitis lethargica. Schweiz. med. Wochenschr. 1921, Nr. 1.

31. Bingel, Über Encephalitis epidemica. Dtsch. Zeitschr. f. Nervenheilk. 70, 320.

32. Böhme, A., Myelo-Encephalititis epidemica. Dtsch. med. Wochenschr. 1921, Nr. 12.

33. Bonhöffer, Die Encephalitis epidemica. Dtsch. med. Wochenschr. 1921, Nr. 9.

34. Bosmann, J. F. M., Een geval van encephalitis lethargica. Nederlandsch.. Tijdschr. v. Geneesk. 1919, I. Teil, S. 186.

35. Boström, A., Ungewöhnliche Formen der epidemischen Encephalitis unter besonderer Berücksichtigung hyperkinetischer Erscheinungen. Dtsch. Zeitschr. f. Nervenheilk. 68/69, 64.

36. Boveri, Two different types of epidemic encephalitis lethargica and myoclonic. Journ. of nerv. a. ment. dis. 51, Nr. 5. 1920.

37. — Le liquide cephalo-rachidien dans l'encéphalite epidém. Sitzungsber. La presse méd. 1920, S. 469.

38. Bregazzi, Werner, Über Encephalitis epidemica. (Encephalomyelitis epidem.) 10 F. Dtsch. Zeitschr. f. Nervenheilk. 72, H. 1—2, S. 15.

39. Bremer, Formes mentales de l'encéph. epidém. L'Encéphale 15, 517, Aug. 1920.

40. Bret et Jourdanet, Un cas d'encéphalite léthargica Soc. des sc. méd. Lyon méd. 1920, Nr. 6.

41. Browning, Alexander, Cases resembling encephalitis lethargica occurring during the influenza epidemic. Brit. Journ. med. 28. VI. 19.

42. Brownley, J. L. A., Case of cerebral toxaemia. Botulism? Brit. med. Journ. 1. VI. S. 617. 1919.

43. Bungart, Zur Frage des Auftretens und der Behandlung akut entzündlicher Erweichungen im Gehirn nach Scharlach. Dtsch. med. Wochenschr. 1920, Nr. 45.

44. **Burckhardt**, Jean Louis, Neue Untersuchungen über die Ätiologie der Influenza und der Encephalitis epidemica (lethargica). Schweiz. med. Wochenschr. 1921, Nr. 33 (Sammelreferat!).

45. **Bychowski**, Z., Über den Verlauf und die Prognose der Encephalitis lethargica. Neurol. Centralbl. **40** (Erg.-H.), 46‘ 1921.

46. **Cadwalader**, William, B., Occurrence of bilateral sympathetic opthalmoplegia. Its significance in lethargic encephalitis. Journ. of the Americ. med. assoc. **74**, 19.

47. **Cantani**, A., Wirkung der Influenzabacillen auf das Nervensystem. Zeitschr. f. Hyg. u. Infektionskrankh. **23**, 265.

48. **Castelli**, C., Sopra alcuni casi di encefalite letargica. Policlinico, sez. prat. 1920. Nr. 8.

49. **Chartier**, M., A propos de l'encephalite lethargique. Presse méd. 1918, Nr. 71. Ref. N. C. 1919, S. 286.

50. **Claude**, A propos de l'encéphalite léthargique. La presse méd. 1918, S. 230 (Soc. méd. des hopitaux).

51. — et **Bourgignon**, La forme de la contraction musculaire aux courants elec triques et la chronaxie dans deux cas d'encéph. léth. Soc. de neurol. de Paris. Rev. neurol. 1921, Nr. 1, S. 85.

53. **Cleland and Campbell**, The Australian epidemic of acute encephalomyelitis. A consideration of the lesion. Journ. of nerv. a. ment. dis. **51**, S. 137.

54. **Cohn**, Toby, Encephalitis ohne Lethargie während der Grippeepidemie. Neurol. Centralbl. 1920, Nr. 8.

55. — W. u. **Lauber**, Ilse, Zur Frage der Encephalitis epidemica. Münch. med. Wochenschr. 1920, Nr. 24.

56. **Cords**, Richard, Die Augensymptome bei der Encephalitis epidemica. Zentralbl. f. d. ges. Ophthalmol. Bd. V, H. 5. Sammelreferat (**Literatur**).

57. **Cramer**, Au sujet de l'encéphalite léthargique. Rev. méd. de la suisse Rom. 1919, Nr. 5.

58. — A., Les formes somnolentes et insomniques de l'encéph. epidém. Rev. méd. de la Suisse Rom. 1920, Nr. 5.

59. — et **Gilbert**, R., Un cas d'encéphalite epidém. ambulatoire avec mort rapide. Rev. méd. de la Suisse Rom. 1920, Nr. 5.

60. **Creutzfeld**, Bericht über 12 histologisch untersuchte Fälle von Encephalitis epidemica. Sitzungsber. d. Dtsch. Forschungsanstalt f. Psychiatr. Zeitschr. f. d. ges. Neur. u. Psychiatr. Ref. **21**, 366.

61. **Crookshank**, Epidemic Encephalitis. Lancet 1918.

62. **Cruchet, Anglade, Ginestous, Galtier, Verger**, H., L'encephalomyelite épidemique à Bordeaux et dans la region du Sud-Ouest. Journ. de med. de Bordeaux. Jg. 92, Nr. 1, S. 20—28. 1921.

63. **Dagnini**, G., Osservazioni cliniche su alcuni casi di encefalite. Soc. med. chir. di Bologna. Sitzungsber. Policinico. sez. prat. 1920, H. 21—22.

64. — Cloni multipli simultanei nell' encefalo - mielite epidemica. Giorn. di clin. med. 1920. Jg. 1, H. 7 u. 8.

65. **Danadschiieff**, Zur Klinik der Folgezustände der Encephalitis lethargica. Zeitschr. f. d. ges. Neurol. u. Psychiatr. **68**, S. 1.

66. **Dattner**, Über Behandlung der Enceph. lethargica mit Preglscher Jodlösung und Mirion. Wien. klin. Wochenschr. 1921, Nr. 29, S. 351.

67. **Davy**, Henry, An address on some war diseases. Brit. med. Journ. 1919, 27 XII, S. 837.

68. **Delthail**, A., Encéphalite léthargique, observée à Algier. Presse méd. 1918, S. 334.

69. **Dieckmann**, H., Zur Pathogenese der Encephalitis lethargica und ihre Beziehungen zur Grippe. Virchows Arch. f. pathol. Anat. u. Physiol. **233**, 52.

70. **Dietrich**, Sitzungsber. d. Rhein.-westf. Gesellsch. f. inn. Med. usw. Münch. med. Wochenschr. 1920, Nr. 45 (Diskussion Huisman, Dinkler).

71. **Dimitz**, Ludwig, Über das plötzliche gehäufte Auftreten schwerer choreiformer Erkrankungen in Wien (Encephalitis choreiformis epidemica). Wien. klin. Wochenschr. 1920, Nr. 8 u. 11.

72. **Dimitz**, Ludwig, u. **Schilder**, Paul, Über die psychischen Störungen bei der Enceph. epidem. des Jahres 1920. Zeitschr. f. d. ges. Neurol. u. Psychiatr. **68**, 299.

73. **Dörr**, R. u. **Schnabel**, A., Das Virus des Herpes febrilis und seine Beziehungen zum Virus der Encephalitis epidemica (leth.) Schweiz. med. Wochenschr. 1921, Nr. 20, S. 469.

74. **Dörr**, R. u. **Schnabel**, A., Das Virus des Herpes febril. usw. Zeitschr. f. Hyg. u. Infektionskrankh. **94**, H. 1, S. 29. 1921.

75. **Dreyfuß**, Die gegenwärtige Encephalitisepidemie. Münch. med. Wochenschr. 1920, Nr. 19.

76. **Dürck**, Die pathologische Anatomie der Malaria. Münch. med. Wochenschr. 1921, Nr. 2.

77. **Duverger et Barré**, Étude sur les troubles oculaires dans l'encéphalite epid. en général et le syndrome parkinsonien postencéphalitique en particulier. Bull. méd. 1921, Nr. 18.

78. **Ebstein**, W., Einige Bemerkungen über die sogenannte Nona. Berl. klin. Wochenschr. 1891, Nr. 41, S. 1005.

79. **Economo**, C., Die Encephalitis lethargica. Jahrb. f. Psychiatr. u. Neurol. **38**, 253.

80. — Neue Beiträge zur Encephalitis lethargica. Neurol. Centralbl. 1917, S. 866.

81. — Ein Fall von chronischer, schubweise verlaufender Encephalitis lethargica. Münch. med. Wochenschr. 1919, Nr. 46.

82. — Grippeencephalitis und Encephalitis lethargica. Wien. klin. Wochenschr. 1919, Nr. 15.

83. — Die Encephalitis lethargica-Epidemie von 1920 (Hyperkinetisch-myelitische Form), 1920, Nr. 17. Wiener klin. Woch.

84. — Considérations sur l'epidémiologie de l'encéphalite léthargique et sur ses differentes formes. Schweiz. Arch. f. Neurol. u. Psychiatr. Bd. VI, H. 2, S. 276 (mit Zusatzbemerkungen von C. v. Monakow).

85. — Über Encephalitis lethargica epidemica, ihre Behandlung und ihre Nachkrankheiten. Wien. med. Wochenschr. 1921, Nr. 38, S. 1130.

86. **Edinger**, Gibt es zentral entstehende Schmerzen? Dtsch. Zeitschr. f. Nervenheilk. Bd. I, S. 262.

87. **Eichhorst**, Über den Charakter der gegenwärtigen Grippeepidemie. Schweiz. med. Wochenschr. 1920, Nr. 5.

88. **Ely**, Frank, A., Lethargic encephalitis. Journ. of the Americ. med. assoc. **72**, 985. 1919.

89. Encephalitis lethargica. A new disease? (Redaktionelle Mitteilung.) Journ. of the Americ. med. assoc. **72**, 414. 1919.

90. **da Fano**, C., The histopathologic of epidemic (lethargic) encephalitis. Brit. med. journ. 1921. 29. I.

91. **Fassbender**, Christan, Das epidemische Auftreten der Grippe und der Encephalitis lethargica in Preußen im Jahre 1920 usw. Veröff. a. d. Geb. d. Medizinalverw. **13**, H. 8, S. 3.

92. **Fendel**, Abortivverlauf eines Falles von Encephalitis lethargica nach intralumbaler Verabreichung von Grippeserum. Münch. med. Wochenschr. 1920, Nr. 12.

93. — Hypopituarismus nach Gehirngrippe. Dtsch. med. Wochenschr. 1921, Nr. 34, S. 991.

94. **Findlay and Shiskin**, Epidemic encephalitis (encephalitis lethargica in childhood, with special references to the changes in cerebrospinal fluid. Glasgow med. journ. **95**, Nr. 1. Ref. Zentralbl. f. d. ges. Neurol. u. Psychiatr. **25**, 122.

95. **Fischer**, Oskar, Ein neuer zerebraler Symptomenkomplex (isolierter Ausfall der Mimik, Phonation, Artikulation, Mastikation und Deglutition bei erhaltener willkürlicher Innervation des oralen Muskelkomplexes). Med. Klinik 1921, Nr. 1, S. 10—13.

96. **Flexner**, Lethargic encephalitis. Journ. of the Americ. med. assoc. **74**, Nr. 13.

97. **Foerster**, Otfried, Die Kontrakturen bei den Erkrankungen der Pyramidenbahn. Karger, Berlin 1906.

98. **Forster**, E., Demonstration von Fällen von Encephalitis lethargica. Sitzungsber. d. Berl. Ges. f. Psychiatr. u. Nervenkrankh. vom 8. III. 1920. Neurol. Centralbl. 1920,

Nr. 8. Aussprache Ziemann, Bonhoeffer, Löwenthal, Schuster, S. Kalischer, A. Stern, F. H. Lewy, Peritz, K. Mendel, Cassirer, A. Simons, Cohn.

99. Forster, E., Choreatischer Symptomenkomplex bei Fleckfieber. Berl. Ges. f. Psychiatr. u. Nervenkrankh. Sitzungsber. Zeitschr. f. d. ges. Neurol. u. Psychiatr. **21**, H. 5 u. 6, S. 296.

100. — Striärer Symptomenkomplex. Demonstration der Berl. Ges. f. Psychiatr. u. Nervenkrankh. Zentralbl. f. d. ges. Neurol. u. Psychiatr. **25**, S. 230. (Sitzungsber.).

101. Fraenkel, E., Über das Verhalten des Gehirns bei akuten Infektionskrankheiten. Virchows Arch. f. pathol. Anat. u. Physiol. **194**, Suppl. 1908.

102. Fragnito, O., Sull encefalite letargica, con particulare reguardo ai sintoni cerebellari e ai supposto centro ipnico. Commun. fatta alla R. accad. dei Fisiocrat in Siena 30. I. 1920. S. A.

103. Freyschlag, Bruno, Über den amyostatischen Symptomenkomplex nach Encephalitis lethargica. Dtsch med. Wochenschr. 1921, S. 1097.

104. Friedmann, M., Encephalitis und Hirnabsceß. Handb. d. pathol. Anatomie d. Nervensystems. I. Berlin 1904.

105. Fritzsche, R., Über die Ergebnisse der Lumbalpunktion bei Encephalitis lethargica (Enc. epidem.) Schweiz. med. Wochenschr. 1920, Nr. 45 u. 46.

106. Fromaget, Camille, Les symptomes oculaires de l'encéphalomyelite epidémique. Journ. de méd. de Bordeaux. Jg. 92, Nr. 1. 1921.

107. Fuchs, Schilder, Weiss, Diskussionsbemerkungen im Verein f. Psychiatr. u. Neurol. in Wien. Wien. klin. Wochenschr. 1920, Nr. 42.

108. Fuchs, Alfred, Experimentelle Encephalitis. Wien. med. Wochenschr. 1921, Nr. 16.

109. — Ludwig, Über eigenartige Folgezustände mit halbseitigen rhythmischen Zuckungen nach Encephalitis lethargica. Dtsch. Zeitschr. f. Nervenkrankh. **71**, 139.

110. Fürbringer, P., Zur Kenntnis schwerorganischer Hirnleiden im Gefolge von Influenza. Dtsch. med. Wochenschr. 1892, Nr. 3.

111. Gabri, G., Richerche batteriologiche sopra tre casi di encefalite letargica. Policlinico sez. prat. 1920, H. 4.

112. Gallavardin et Devic, Encéphalite myoclonique. Soc. méd. des hôp. de Lyon. Lyon med. 1920, Nr. 6.

113. Gautier, P., Le hoquet epidémique. Revue méd. de la Suisse Rom. 1920, Nr. 5.

114. Genzel, Zur Prognose striärer Syndrome nach Encephalitis. Münch. med. Wochenschr. 1921, S. 1111.

115. Géronne, A., Zur Klinik der Encephalitis epidemica unter besonderer Berücksichtigung der Prognose und des Blutbildes. Berl. klin. Wochenschr. 1020, Nr. 49.

116. Gerlach, Über Rückenmarksveränderungen bei Encephalitis lethargica. Berl. klin. Wochenschr. 1920, Nr. 25.

117. Gerstmann, Josef, Zur Kenntnis der klinischen Erscheinungstypen und zur Prognose der jetzigen Encephalitisepidemie. Wien. klin. Wochenschr. 1920, Nr. 8.

118. Gilpin, S. F., A patient with myoclonus following epidemic enceph. Philadelphia neur. soc. Sitzungsber. Arch. of neurol. a. psych. 1921, II, S. 222.

119. Giugni, F., Contributo allo studio della encefalite epidemica. Giorn. di clin. med. 1920. Jg. 1, H. 7 u. 8.

120. — — Corea elettrica del Dubini ed encefalite epidemica. Giorn. di clin. med. 1920, H. 6.

121. Goldflam, Ein Fall von Polioencephalitis superior, inferior und Poliomyelitis anterior nach Influenza mit tötlichem Ausgang, ein anderer aus unbekannter Ursache mit Übergang in Genesung. Neurol. Centralbl. 1891, Nr. 6 u. 7.

122. Grage, Spätfolgen nach Encephalitis epidemica. Dtsch. med. Wochenschr. 1921, S. 673.

123. Grahe, Untersuchungen des Hör- und Gleichgewichtsapparates bei Encephalitis. Münch. med. Wochenschr. 1920, Nr. 22.

124. Greeff, Influenza und Augenerkrankungen. Berl. klin. Wochenschr. 1890, Nr. 27.

125. Grinker, Report of an unusual case of lethargic encephalitis. Journ. of nerv. a. ment. dis. **52**, 323. 1920.

126. Gröbbels, Über Encephalitis lethargica. Münch. med. Wochenschr. 1920, Nr. 5, S. 131.
127. Grosman, Late results in epidemic encephalitis. Arch. of neurol. a. psychiatry. Bd. V.
　　　Nr. 5, S. 580. Ref. Zentralbl. f. d. ges. Neurol. u. Psychiatr. **26**, 212.
128. Gross, W., Über Encephalitis epidemica. Zeitschr. f. d. ges. Neurol. u. Psychiatr.
　　　63, 299.
129. —, Karl, Zur Frage der Encephalitis lethargica. Wien. klin. Wochenschr. 1920, Nr. 9.
130. — u. Pappenheim, Zur Frage der durch die Grippe verursachten Nervenschädi-
　　　gungen mit Berücksichtigung des Liquorbefundes. Wien. klin. Wochenschr. 1919,
　　　Nr. 15, S. 396.
131. Grünewald, E., Erfahrungen mit Rekonvaleszentenserum bei Encephalitis epidemica;
　　　Dtsch. med. Wochenschr. 1920, Nr. 45.
132. — Encephalitis epidemica. Sammelreferat. Zentralbl. f. d. ges. Neurol. u. Psychiatr.
　　　25, 1. V, S. 153 (Literatur!)
133. Grütter, M., Encephalitis epidemica. Vers. d. Irren- u. Nervenärzte Niedersachsens
　　　7. V. 1921. Zentralbl. f. d. ges. Neurol. u. Psychiatr. **26**, 114 (Sitzungsber.).
134. Guillain et Lechelle, La réaction de benjoin colloidale avec le liquide ceph.-rachid.
　　　dans l'encéphalite létharg. Soc. de neurol. de Paris 6. I. 1921, Sitzungsber. Rev.
　　　neurol. 1921, Nr. 1.
135. Haenel, Zur Klinik der extrapyramidalen Bewegungsstörungen. Neurol. Centralbl.
　　　1920, Nr. 21.
136. Hall, Artur J., Epidemic encephalitis. Brit. med. journ. 1918, 26. X.
137. Happ and Mason, Epidemic encephalitis. Bull. of the Johns Hopkins hosp. 1921,
　　　Mai, S. 137.
138. Hartmann, Fritz, Meningitis chronica serosa als Rest- oder Späterscheinung bei
　　　Encephalit. epidemica. Dtsch. Zeitschr. f. Nervenheilk. **71**, 132.
139. Harvier et Levaditi, Virulence des centres nerveux dans l'encéphalite 6 mois après
　　　le début de la maladie. Virus enc. atténué. Progr. méd. 1921, Nr. 1, S. 9.
140. Hassin and Wien, Case of acute Veronal poisoning simulating epidemic (lethargic)
　　　encephalitis. Journ. of the Americ. med assoc. 1920, **75**, 671. 1920.
141. Hassin, The contrast between the brain lesions produced by lead and other poisons
　　　and those caused by epidem. encephalitis. Arch. of. neurol. a. psychiatry. Bd. VI,
　　　Nr. 3, S. 268.
142. Häuptli, O., Zur Histologie der Poliomyelitis acuta und der Encephalitis epidemica
　　　(letharg.). Dtsch. Zeitschr. f. Nervenheilk. **71**, 1.
143. Heiman, Postinfluenzal encephalitis. Sitzungsber. der amerikan. Pediatr soc. Journ.
　　　of the Americ. med. assoc. 19. VII. 1919, S. 219.
144. Heiss, Ernst, W., Zur Symptomatologie der neurozerebralen Grippeformen. Münch.
　　　med. Wochenschr. 1920, Nr. 23.
145. Herxheimer, G., Über die Anatomie der Encephalitis epidemica. Berl. klin. Wochen-
　　　schr. 1920, Nr. 49.
146. Herzog, Zur pathologischen Anatomie der sog. Encephalitis epidemica. Med. Gesell-
　　　schaft zu Leipzig. Sitzungsber. Münchn. med. Wochenschr. 1921, S. 191. u. Dtsch.
　　　Zeitschr. f. Nervenheilk. **70**, H. 4—6.
147. Herzog (Mainz), Zur Differentialdiagnose der Encephalitis epidemica. Berl. klin.
　　　Wochenschr. 1921, Nr. 10.
148. Hess, F. Otto, Die Folgezustände der Encephalitis epidemica. Münchn. med. Wo-
　　　chenschr. 1921, S. 481.
149. Hilgermann, Lauxen, Shaw, Bakteriologische und klinische Untersuchungsergeb-
　　　nisse bei Encephalitis lethargica. Prozotoen als Krankheitserreger. Med. Klin.
　　　1920, Nr. 16.
150. Hirsch, C., Zur vergleichenden Pathologie der Encephalitis nebst kritischen Bemer-
　　　kungen zur Encephalitis lethargica (epidemica)-Diagnose. Berl. klin. Wochenschr.
　　　1920, Nr. 26.
151. Hirsch, Albert, Encephalitis lethargica bei einem 11 Wochen alten Säugling. Münch.
　　　med. Wochenschr. 1920, Nr. 15.
152. Högler, Franz, Grippe-Encephalitis und Encephalitis lethargica. Wien. klin. Wo-
　　　chenschr. 1920, Nr. 7, S. 144.

153. Höstermann, Zur Frage der epidemisch auftretenden Encephalitis. Dtsch. med. Wochenschr. 1920, Nr. 26.

154. Hofstädt, Über eine eigenartige Form von Schlafstörung im Kindesalter als Spätschaden nach Encephalitis epidem. Münch. med. Wochenschr. 1920, Nr. 49.

155. Hohmann, Leslie B., Epidemic encephalitis (letharg. enc.). Its psychotic manifestations with a report of 23 cases. Arch. of nerv. a. psych. Bd. VI, Nr. 3, S. 295, 1921.

156. Holthusen, Steiner, Reichert, W. Gross, Hirsch, Homburger u. Moro, Besprechung über Encephalitis lethargica im Naturhistor. medizin. Verein Heidelberg. Dtsch. med. Wochenschr. 1921, Nr. 2.

157. — u. Hopmann, Über Encephalitis lethargica mit besonderer Berücksichtigung der Spätzustände. Dtsch. Zeitschr. f. Nervenheilk. 72, H. 1—2, S. 101.

158. Homén, E. A., Experimentelle und pathologische Beiträge zur Kenntnis der infektiös.-toxischen nichteitrigen Encephalitis. Arb. aus dem Pathol. Inst. der Univers. Helsingfors. Neue Folge II. 1 u. 2, H. Fischer, Jena 1919.

159. Homma, Ehishi, Pathologische und biologische Untersuchungen über die Eosinophilzellen und die Eosinophilie. Virchows Arch. f. pathol. Anat. u. Physiol. 223, 11.

160. House, William, Epidemic (lethargic) Encephalitis. clinical review of cases in the pacific Northwest. Journ. of the Americ. med. assoc. 74, Nr. 61. 1920.

161. Hoke, Auftreten von Polyurie im Verlauf eines Falles von Encephalitis epidemica. Wien. klin. Wochenschr. 1920.

162. Holzer, P., Der amyostatische Symptomenkomplex bei Encephalitis epidemica. Berl. klin. Wochenschr. 1921, Nr. 38.

163. Horneffer, C., Encéphalite léthargique dans un enfant. Rev. méd. de la Suisse Rom. 1920, Nr. 5.

164. Hunt, J. Ramsay, Acute infectious myoclonus multiplex and epidemic myoclonus multiplex (Epidemic encephalitis). Journ. of the Americ. Med. Assoc. 75, 713. 1920.

165. Jacob et Hallez, Encéphalite léthargique, valeur et évolution des signes oculaires. La presse méd. 1918. (Soc. méd. des hop.)

166. Jaffé, R., Patholog.-anatomische Untersuchungen über die Encephalitis lethargica, mit besonderer Berücksichtigung ihrer Stellung zur Grippeencephalitis. Med. Klin. 1920, Nr. 39.

167. v. Jaksch - Wartenhorst, Über Grippe und Encephalitis. Med. Klin. 1920, Nr. 23.

168. — —, Über Encephalitis epidemica. XXXII. Kongreß f. inn. Medizin, Dresden, 20. bis 23. IV. 1920. Sitzungsber. Zeitschr. f. d. ges. Neurol. u. Psych. XXI, H. 4, S. 226, Ref. Aussprache: Leschke, C. Klieneberger, Wandel, Langendorf, Umber, Frank, Curschmann, Böhme, Spät, His, Fornet, Petren.

169. James, S. P., Lethargic encephalitis. Note on is distribution in England. Lancet, 21. XII. 1918.

170. Jones, Bertrand and Raphael, Th., The psychiatric features of so called lethargic encephalitis, case reports and a review of the literature. Arch. of neurol. a. psychiatry 1921, II. Bd. V, Nr. 2.

171. Kahlmeter, Gunnar, Zur Klinik der Encephalitis epidemica (lethargica). Münch. med. Wochenschr. 1921, S. 669.

172. Kaufmann, Ernst, Zur Kasuistik der Encephalitis lethargica. Schweiz. med. Wochchenschr. 1920, Nr. 14.

173. Kayser - Petersen, J. E., Über Encephalomyelitis bei Grippe. Berl. klin. Wochenschr. 1920, Nr. 27

174. Kayser - Petersen, Geschichtliche Betrachtungen zur Frage der Grippeencephalitis und epidemischen Encephalitis. Münch. med. Wochenschr. 1921, Nr. 36, S. 1137.

174a. Kirby and Davis, Psychiatric aspects of epidemic encephalitis. Arch. of neurol. a. psychiatry Mai 1921.

175. Kirschbaum, Persönlichkeitsveränderungen nach Encephalitis epidemica. 26. Hauptvers. d. Psych. Vereins der Rheinprovinz. Köln 25. VI. 1921. Sitzungsber. Zentralbl. f. d. ges. Neurol. u. Psychiatr. 27, H. 1, S. 29. Diskussion: Hess, Hübner, Westphal, Cords, Löwenstein.

176. **Klarfeld**, Zur Histopathologie der Encephalitis choreatica. Ostdtsch. Psychiatertag, Breslau 1920. Sitzungsber. Zeitschr. f. d. ges. Neurol. u. Psychiatr. Ref. **23**, H. 4.
177. **Klieneberger**, C., Schlafkrankheit, Grippeencephalitis, Encephalitis comatosa. Dtsch. med. Wochenschr. 1920, Nr. 24, S. 659.
178. **Koenigsdorf**, Ein neuer Fall von akuter Hämorrhagischer Encephalitis während der jetzigen Influenzaepidemie. Dtsch. med. Wochenschr. 1892, S. 182.
179. **Koopmann**, Hans, Die pathologische Anatomie der Influenza. Virchows Arch. f. pathol. Anat. u. Physiol. **228**, 319. 1918/19.
180. **Krambach**, Dauersymptome und amyostatische Krankheitszustände nach Encephalitis. Monatsschr. f. Psychiatr. u. Neurol. **50**, Nr. 4, S. 189. 1921.
181. **Krause**, Paul, Influenza. Handb. der inneren Medizin. Herausgegeben von Mohr und Staehelin. Bd. 1.
182. **Lapersonne**, de, F., Manifestations oculaires de l'encéphalite léthargique. Presse méd. 1920, Nr. 50, S. 493.
183. **Leibbrand**, Ein bemerkenswerter Fall von striärem Symptomenkomplex im Anschluß an Encephalitis epidemica. Med. Klinik 1921, Nr. 28.
184. **Leichtenstern**, Influenza. Spezielle Pathologie und Therapie. Herausgegeben von Nothnagel. IV. Bd., II. Teil, 1. Abt. Wien 1896.
185. **Leschke**, Lähmungen nach Grippe. Berl. klin. Wochenschr. 1920, Nr. 22.
186. **Levaditi et Harvier**, Soc. de biol. vom 19 III. 1920.
187. — et — Recherches expérimentales sur l'encéphalite epidém. Cpt. rend. des séances de la soc. de biol. **84**, Nr. 6, S. 300.
188. **Levaditi et Harvier et Nicolau**, Conception étiologique de l'encéphalite épidem. Cpt. rend. de séances de la soc. de biol. **85**, Nr. 24.
189. **Levaditi**, Comparaison entre les divers ultra-virus neurotropes (ectodermoses neurotropes). Cpt. rend. des séances de la soc. de biol. **85**, Nr. 27, S. 925.
190. **Lévy**, P. P., Sur la contagion de l'encephalite léthargique. Soc. méd. des hopitaux. Sitzungsber., Presse méd. 1920, Nr. 48.
191. **Lewandowsky**, Die zentralen Bewegungsstörungen. Handb. d. Neurol., Allg. Teil. Bd. II, Julius Springer, Berlin.
192. **Lhermitte**, J., Le hoquet épidémique, forme singulteuse de l'encéphalite épidém. Presse méd. 1920, Nr. 93, S. 916.
192a. **Loeb**, Singultusepidemien. Dtsch. med. Wochenschr. 1921, Nr. 9.
193. **Löper et Forestier**, Ependymite suppurée du mesocéphale simulant l'encéphalite epidémique. Bull. et mém. de la soc. méd, des hôp. de Paris, Jg. 37.
194. **Loewe**, Leo, and **Strauss**, Israel, The diagnosis of epidemic Encephalitis. Journ. of the Americ. med. assoc. **74**, 1373. 1920.
195. — et **Strauss**, Études expériment sur l'encéphalite epidém. Cpt. rend. des séances de la soc. de biol. **85**, Nr. 20, S. 7.
196. **Löwenthal**, Waldemar, Bakteriol. Befund bei Encephalitis lethargica. Dtsch. med. Wochenschr. 1920, Nr. 11.
197. **Lust**, Über die Beinflussung der postencephalitischen Schlafstörung durch temperatursteigernde Mittel. Dtsch. med. Wochenschr. 1921, Nr. 51, S. 1545.
198. **Luzzatto e Rietti**, Appunti clinici ed anatomo pathologici sull' encefalite letargica. Atti dell' academia delle sc. med. e nat di Ferrara. 1919/20. S. A.
199. — e — Contributo all anatomia patologica dell' encefalite letargica. Sperimentale 1921, H. 1—3.
200. — e — Richerche sulla deviazione del complemento nell' encefalite letargica. Giornale di clin. med. Jg. I, H. 6.
201. **Maier**, H. W., Über Encephalitis lethargica und ihr Auftreten in Zürich. Schweiz. med. Wochenschr. 1920, Nr. 12.
202. **Manteufel**, Bakteriologischer Befund bei der Leichenuntersuchung eines Falles von Encephalitis lethargica. Berl. klin. Wochenschr. 1920, Nr. 39.
203. **Mantovani**, Ricerche sull' eziologia dell' encefalite letharg. Policlinico, sez. prat. 1920, S. 121.
204. **Marcus**, H., Die Influenza und das Nervensystem. Berl. klin. Wochenschr. 1918, Nr. 48.

204a. Marcus, H., Die Influenza und das Nervensystem. Zeitschr. f. d. ges. Neurol. u. Psychiatr. **54**, 166.

205. Marie, Pierre et Trétiakoff, Examen histologique des centres nerveux dans deux cas d'encéphalite léthargica. Presse méd. 1918, S. 285 (Soc. des hop.).

206. — P., et Lévy, Gabrielle, Le syndrome excitomoteur de l'encéphalite epidém. Rev. neurol. 1920, Nr. 6.

207. Marinesco, Brit. med. journ. 2. XI. 1918.

208. — Étude du systeme nerveux dans quatre cas d'enceph. letharg. Rev. neurol. 1920, S. 156.

209. — Contribution à l'étude des formes cliniques de l'encéph. epidém. Rev. neurol. 1921, Nr. 1.

210. — u. Draganescu, Ein Fall von schwerer mit Rekonvaleszentenserum behandelter Encephalitis epidemica usw. Spitalul Jg. 41, Nr. 3 (Ref. Zentralbl. f. d. ges. Neurol. u. Psychiatr. **26**, 115).

211. Marshall, J. N., A sporadic case of Polioencephalitis. Brit. med. journ. 6. VII. 1918, S. 8.

212. Massari, C., Über Vortäuschungen chirurgischer Erkrankungen in der Bauchhöhle durch Encephalitis epidemica. Wien. klin. Wochenschr. 1920, Nr. 10.

212a. Mayer, Wilhelm, Beitrag zu den Folgezuständen der epidemischen Enzephalitis. Münch. med. Wochenschr. 1921, Nr. 18.

212b. — C. u. John, Emil, Zur Symptomatologie des Parkinsonschen Formenkreises usw. Zeitschr. f. d. ges. Neurol. u. Psychiatr. **65**, 62.

213. Medea, E., L'encefalite epidemica e la malattia di Parkinson. Atti della Soc. Lomb. di sc. med. o biol. Vol. IX. S. A.

214. — Di alcune forme atipiche della encefalite epidem. Atti della soc. Lomb. sc. med. e biol. Vol. IX, f. 5. S. A.

215. — La prognosi di alcuni esiti dell encefalite epidemica. Pensiero med. 30. XI. 1920.

216. Meggendorfer, Fall von chronischer Encephalitis lethargica. Ärztlicher Verein zu Hamburg, 23. III. 1920 Sitzungsbericht. Zeitschr. f. d. ges. Neurol. u. Psychiatr. Ref. **21**, H. 2 u. 3, S. 144.

217. — Über Encephalitis lethargica, Schlaf und Skopolaminwirkung. Dtsch. Zeitschr. f. Nervenheilk. **68**, S. 6—9.

218. Meleney, Henry E., Degeneration granules in brain cells in epidemic encephalitis. Arch. of neurol. 1921, Febr. Bd. V, S. 146.

219. Melland, H., Epidemic Polioencephalitis. Brit. med. journ. 18. u. 25. V. 1918.

220. Meyer, Erich (Dresden), Beitrag zur Encephalitis epidemica. Neurol. Centralbl. Erg.-Bd. **40**, 67. 1921.

221. — E., Über organische Nervenerkrankungen im Gefolge von Grippe. Arch. f. Psychiatrie.. **62**, H. 3, S. 598.

222. Mingazzini, G., Klinischer und pathologisch-anatomischer Beitrag zum Studium der Encephalitis epidemica. Zeitschr. f. d. ges. Neurol. u. Psych. **63**, 199. (Literatur!)

223. Misch, W., Zur Pathologie des Hirnstammes. Über Hirnstammfieber. Zeitschr. f. d. ges. Neurol. u. Psychol. **66**, 59.

224. Mittasch, Über die pathologisch-anatomischen Grundlagen der Encephalitis epidemica, lethargica und choreatica. Med. Klinik. 1921, Nr. 5.

225. Moeves, Über Encephalitis lethargica mit besonderer Berücksichtigung ihrer chronischen Verlaufsform. Berl. klin. Wochenschr. 1920, Nr. 22.

226. Morawetz, G., Ein Fall von Fleckfieberenzephalitis. Med. Klinik 1919, Nr. 26.

227. Moritz, F., Über Encephalitis epidemica (lethargica) Münch. med. Wochenschr. 1920, Nr. 25.

228. Moszeik, Encephalitis epidemica nach Fleckfieber. Med. Klinik 1920, Nr. 34.

229. Mott, F. W., Sitzungsbericht Brit. med. journ. 1918, 2. XI und Proc. of the Royal soc. of med. Bd. XII. Nr. 1, Nov. 18.

230. Müller, Eduard, „Die epidemische Kinderlähmung". Handb. d. inn. Med. von Mohr u. Staehelin. Springer, Berlin. Bd. I.

231. — — Über die epidemische Enzephalitis. Dtsch. Zeitschr. f. Nervenheilk. **70**, 347.

232. — — Epidemische Enzephalitis unter dem Bilde rheumatischer Fazialislähmung. Vers. süddtsch. Neurol. u. Irrenärzte 1921. Sitzungsbericht. Zentralbl. f. d. ges. Neurol. u. Psychiatr. Bd. XXVI, H. 1, S. 44.

233. Müller, H., Premier cas en Suisse avec autopsie de polio-encéphalite aigue (dite
     encéph. léth., epidémique). Korrespbl. f. Schweiz. Ärzte. 1919, Nr. 45.

234. Naef, Klinisches über die endemische Encephalitis. Münch. med. Wochenschr. 1919,
     S. 1019.

235. Nattrass and Sharpe, Adolescent tetany and its relations to guanidin. Brit. med.
     journ. 1921, S. 238.

236. Nauwerck,. Influenza und Encephalitis. Dtsch. med. Wochenschr. 1895, Nr. 25.

237. Netter, Sur quelques cas d'encéphalite léthargique observé récemment à Paris. Presse
     méd. 1918, S. 195 (Soc. méd. des hopitaux).

238. — Encéphalite léthargique epidémique. Presse méd. 1918, S. 240. Acad. de méd.

239. — L'encéphalite léthargique. Presse méd. 1920, Nr. 20, S. 193.

240. Neal, Josephine B., Meningeal conditions noted during the epidemic of influenza.
     Journ. of the Americ. med. assoc. 72, 714.

241. Nonne, Zur Pathologie der nichteitrigen Enzephalitis. Dtsch. Zeitschr. f. Nervenheilk.
     Bd. XVIII, S. 1.

242. — Zum Kapitel der epidemisch entstehenden Bulbärmyelitis und Encephalitis des
     Hirnstamms. Dtsch. Zeitschr. f. Nervenheilk. 64, H. 1.

243. Oberndorfer, Über die Encephalitis lethargica und ihre Ätiologie. Münch. med.
     Wochenschr. 1919, Nr. 36.

244. Oehmig, Ossian, Encephalitis epidemica choreatica. Münch. med. Wochenschr.
     1920, Nr. 23.

245. Oggero, C. F., Di quattro ammalati di „encefalite letargica“. Il Policlinico sez. prat.
     1920, H. 4.

246. Oppenheim, H., Beitrag zur Prognose der Gehirnkrankheiten im Kindesalter. Berl.
     klin. Wochenschr. 1901, Nr. 12 u. 13.

247. — — Die Encephalitis. Aus „Nothnagels spez. Pathol. u. Therap“. Wien 1896, Hölder.
     II. Aufl. (zus. mit Cassirer). Wien 1907.

248. Palitzsch, F., Encephalitis epidemica. Dtsch. Arch. f. klin. Med. 135, H. 1 u. 2.

249. Pansera, Giuseppe, Contributo allo studio clinico ed anatomo-patologico dell' ence-
     falite letargica. Il Policlinico sez. prat. 1920, Nr. 9, S. 263.

250. Paterson and Spence, The after-effects of epidemic encephalitis in children. Lancet
     1921, 3. IX.

251. Pecori, L'encefalite letargica a Roma. Dati epidemiologici e considerazione. Ann.
     d'ig. 1921, Nr. 1.

252. Pergher, L., La comparsa della encefalite letargica epidemica non suppurativa nel
     Trentino. Il Policlinico sez. prat. 1920, Nr. 4.

253. Petit, Les formes mentales prolongées de l'encéph. epid. Bull. et mém. de la soc.
     méd. des hôp. de Paris. Jg. 37, S. 550. Ref.: Zentralbl. f. d. ges. Neurol. u.
     Psychiatr. 26, 420.

254. Pfaundler, Demonstration in der Münch. Gesellschaft für Kinderheilkunde. Münch.
     med. Wochenschr. 1920, Nr. 30, S. 885.

255. Pfeiffer, R., Influenza. Referat auf der VIII. Tagung der freien Vereinigung f. Mikro-
     biologie in Jena am 9. IX. 1920. Zentralbl. f. Bakteriol., Parasitenk. u. Infektions-
     krankh. 85, H. 6 u. 7, S. 43.

256. Pfuhl, A., Bakteriologischer Befund bei schweren Erkrankungen des Zentralnerven-
     systems im Verlauf von Influenza. Berl. klin. Wochenschr. 1892, Nr. 39.

257. Pic, A propos de l'encéph. léthargique. Soc. méd. des hôp. à Lyon. Lyon méd. 1920,
     Nr. 6.

258. Pilcz, A., Zur Klinik der epidemischen Enzephalitis. Neurol. Centralbl. 1920, Nr. 12.

259. — — Beiträge zur Symptomatologie der Encephalitis epidemica. Wien. med. Wochenschr.
     1921, Nr. 22.

260. Piotrowski, G., L'encéphalite epidémique à Génève 1920. Schweiz. med. Wo-
     chenschr. 1921, S. 132.

261. Pollak, Jacob, Boström, Der amyostatische Symptomenkomplex und verwandte
     Zustände. Referate auf der XI. Jahresvers. der Gesellschaft Dtsch. Nervenärzte
     am 16. u. 17. IX. 1921. Sitzungsbericht Zentralbl. f. d. ges. Neurol. u. Psychiatr. 26,
     S. 478. Diskussion: Goldstein, O. Foerster, Strümpell, Economo (und andere).

262. Ponticaccia, Luigi, Reperti-anatomo-patologiche dell' encefalite epidemica. Giornale di clin. med. 1920. H. 6.

263. Pothier, O. L., Lethargic encephalitis. Journ. of the Americ. med. assoc. **72**, 715. 1919.

264. Pribram, Über Enzephalitis. Dtsch. Arch. f. klin. Med. **125**, 160.

265. Progulski u. Gröber, Über eine eigentümliche nyktambulische Verlaufsform der epidemischen Enzephalitis bei Kindern. Münch. med. Wochenschr. 1921, S. 451.

266. Quensel, Ein eigenartiger Fall von Enzephalomyelitis. Münch. med. Wochenschr. 1920, S. 319.

267. Quest, Robert, Zur Frage der Pathogenese der Polioencephalitis epidemica. Jahrb. f. Kinderheilk. **96**, 3. T., **46**, H. 6, S. 324.

268. Rapport sur l'étiologie et la prophyplaxie de l'enc. léth., sa déclaration obligatoire au nom d'une commission composée de Chauffard, Widal, Achard, P. Marie, de Lapersonne, Léon Bernard et Netter. Bericht von Netter. Bull. de l'acad. de méd. 1921, Nr. 10, 8. IV.

269. Reder, Josef, Das Fleckfieber. Deuticke, Wien 1918.

270. Reich, Über die Schlafkrankheit (Encephalitis lethargica). Schweiz. med. Wochenschr. 1920, S. 166.

271. Reicher, Eleonore, Blutbefunde bei Influenza. Schweiz. med. Wochenschr. 1921, Nr. 17.

272. Reichert, Zur Ätiologie der Encephalitis lethargica. Zentralbl. f. Bakteriol. usw. Abt. 1, Orig. **85**, H. 4.

273. Reilly, Hitherto undescribed sign in diagnosis of lethargic encephalitis. Journ. of the Americ. med. assoc. 1920, 13. XI.

274. Reinhart, A., Über Encephalitis non purulenta (lethargica). Dtsch. med. Wochenschr. 1919, Nr. 19.

275. Reinhold, Bemerkungen zu dem in dem Aufsatze von Pilcz usw. beschriebenen Pupillenphänomen. Neurol. Zentralbl. **40**, 79. 1921.

276. Rémond et Lannelongue, Les séquelles de l'encéphalite létharg. Acad. de méd. de Paris. Sitzungsbericht. Presse méd. 1920, Nr. 77, S. 762.

277. Repond, Grossesse à terme compliquée d'encéph. epidém. Rev. méd. de la suisse Rom. 1920, Nr. 5.

278. Rietti, F., Paralisi del muscolo grande dentato consecutiva ad encefalite letargica. Riv. di clin. med. 1921, Nr. 7.

279. Riley, H. A., The spinal forms of epidemic encephalitis. Arch. of neurol. a. psychiatry. 1921, Nr. 4, S. 408.

280. Rindfleisch, Über epidemische Enzephalitis. Dtsch. Zeitschr. f. Nervenheilk. **70**, S. 243.

281. Rizzi, S., Contributo allo studio anatomo-pathologico della encefalite letargica. Giorn, di clin. med. 1920, H. 4.

282. Roch, Chorée électrique de Dubini. Rev. méd. de la suisse Rom. 1920, Nr. 5.

283. Rodriguez, Belarmino, Sur le traitement des syndrômes parkinsoniens postencéphalitiques par le cacodylate de soud. Rev. neurol. 1921, S. 111. Refer. Zentralbl. f. d. ges. Neurol. u. Psychiatr. **25**, 404.

284. Roger, H., Les petits signes de l'encéphalite léthargique. Presse méd. 1920, S. 302.

285. Rohde, Über einen Fall von Polioencephalitis haemorrhagica sup. mit anschließendem postinfektiösem Schwächezustand bei Influenza. Monatsschr. f. Psychiatr. u. Neurol. **47**, 1920.

286. Ronchetti, V., Forme cliniche diverse dell encefalite letargica. Il Policlinico, sez. prat. 1920, H. 25.

287. Rosenblath, Zur Pathologie der Encephalitis acuta. Dtsch. Zeitschr. f. Nervenheilk. **50**, S. 342.

288. Rosenfeld, M., Zur Kasuistik der akuten hämorrhag. Enzephalitis. Dtsch. Zeitschr. f. Nervenheilk. **24**, S. 415.

289. Rosenhain, E., Zur Symptomatologie und Therapie der Encephalitis epidemica. Zeitschr. f. d. ges. Neurol. u. Psychiatr. **68**, 214.

290. Rottky, Über Grippemeningitis (Enzephalitis). Med. Klinik 1920, Nr. 13.

291. Rütimeyer, W., Über postencephalitische Schlafstörungen. Schweiz. med. Wochenschr. 1921, Nr. 1.

292. Runge, W., Eigenartige epidemisch auftretende Krankheit des Zentralnervensystems. Sitzungsbericht. Med. Klinik 1919, Nr. 14.

293. — — Encephalitis epidemica. Jahresvers. d. Dtsch. Vereins f. Psychiatr. Sitzungsber. Neurol. Centralbl. 1920, Nr. 22, S. 741.

294. Sabatini, G., Sull encefalite epidemica. Sintomatologia e forme cliniche. Il Policlinico sez. prat. 1920, Nr. 4.

295. Sainton, P., L'encéphalite léthargique. Presse méd. 1918, Nr. 53.

296. Sala, Guido, Sopra un reperto istopatologico relativo al ganglio ciliare in casi di cosidetta „encefalite lethargica“. Bull. di soc. med.-chirurg. di Pavia. 32, H. 1—2.

297. v. Sarbo, A., Ein Fall von diagnostizierter und durch die Sektion bestätigter Enzephalitis der Linsenkerne. Neurol. Centralbl. 1920, S. 498.

298. Schlesinger, Hermann, Die jetzt in Wien herrschende Nervengrippe. (Encephalitis, Polyneuritis und andere Formen.) Wien. klin. Wochenschr. 1920, Nr. 17.

299. Schlichting, Walter, Ein Beitrag zur Frage der Encephalitis epidemica lethargica. Monatsschr. f. Psychiatr. u. Neurol. 48, H. 4.

300. Schmidt, Julius, Akute primäre hämorrhagische Enzephalitis. Dtsch. med. Wochenschr. 1892, S. 703.

301. Schmorl, Pathologisch-anatomische Beobachtungen bei der jetzt herrschenden Influenzaepidemie. Dtsch. med. Wochenschr. 1918, Nr. 34.

302. Schröder, P., Encephalitis und Myelitis; zur Histologie der kleinzelligen Infiltration im Nervensystem. Monatschr. f. Psychiatr. u. Neurol. 43, 146.

303. — — Über Encephalitis lethargica. Greifswald. Med. Verein. 21. V. 1920. Ref. Med. Klinik 1920, Nr. 34.

304. — — u. Pophal, R., Encephalitis epidemica und Grippe. Med. Klin. 1921, S. 863.

305. Schultze, Ernst, Paralysis-agitans-ähnliche Krankheitsbilder (Linsenkernsyndrom) durch Encephalitis epidemica. Berl. klin. Wochenschr. 1921, Nr. 11.

306. Schupfer, Ferruccio, Sull encefalite epidemica. Riv. ospedaliera 1920, S. 1.

307. Scott, William, Notes on case of acute myoclonic Encephalitis presenting some unusual features. Glasgow med. journ. 95, Nr. 2, S. 126.

308. Sicard, J. A., L'encéphalite myoclonique. Presse méd. 1920, Nr. 22.

309. — et Paraf, Parkinsonnisme et Parkinson, reliquats d'encéph. épidem. Soc. de neur. de Paris, 6. V. 1920. Rev. neur. 1920, S. 465.

309a. — et Paraf, Hémi-myoclonie epidém. ambulatoire. Ebenda.

310. Siegenbeck, v. Heukelom, J., Encephalitis lethargica. Nederlandsch. Tijdschr. v. Geneesk. 1, 2199, 1919.

311. Siegmund, Zur pathologischen Anatomie der herrschenden Encephalitis epidemica. Berl. klin. Wochenschr. 1920, Nr. 22.

312. Siemerling, Über eine Enzephalitisepidemie. Berl. klin. Wochenschr. 1919, Nr. 22.

313. v. Sohlern jun., Über eine eigenartige fieberhafte Erkrankung mit Doppelsehen (zerebrale Lokalisation der Grippe? Grippeenzephalitis?) Med. Klinik 1919, Nr. 22.

314. — Zur Frage der Grippeenzephalitis. Münch. med. Wochenschr. 1919, Nr. 37/38.

315. Souques, Un cas de maladie de Parkinson consécutif à l'encéph. létharg. usw. Soc. de neur. de Paris. 6. V. 1920. Rev. neur. 27, 463. 1920.

316. — Des syndromes parkinsonniens consécutifs à l'encéphalite dite létharg. ou epidémique. Rev. neurol. 1921, S. 178.

317. Spät, W., Über die Schicksale der „geheilten“ Enzephalitisfälle. Wien. klin. Wochenschr. 1921, Nr. 32.

318. Spatz, H., Zur Anatomie der Zentren des Streifenhügels. Münch. med. Wochenschr. 1921, Nr. 45.

319. Speidel, Enzephalitis, Schlafsucht und Starre bei Grippe. Münch. med. Wochenschr. 1919, Nr. 34.

320. — Spätfolgen der Enzephalitis nach Grippe. Münch. med. Wochenschr. 1920, Nr. 22.

321. Spiegel, Ernst, Myelitis nach Grippe. Wien. klin. Wochenschr. 1919, Nr. 10.

322. — — Die zentrale Lokalisation der autonomen Funktionen. Sammelreferat. Zeitschr. f. d. ges. Neurol. u. Psychiatr. Ref. 22, H. 5 u. 6.

323. **Spielmeyer**, W., Die zentralen Veränderungen beim Fleckfieber usw. Zeitschr. f. d. ges. Neurol. u. Psychiatr. **47**, I.

324. **Stähelin**, Über Encephalitis epidemica (Encephalitis lethargica). Schweiz. med. Wochenschr. 1920, Nr. 11.

325. **Stähelin**, Zur Frage der Encephalitis lethargica und verwandter Erkrankungen. 18. Vers. d. Schweiz. neur. Gesellsch. in Basel. 20. bis 21. XII. 1920. Sitzungsbericht. Schweiz. Arch. f. Neurol. u. Psychiatr. **8**, 143.

326. **Stanojevics**, Zur Kenntnis der Schädigung des Zentralnervensystems durch die Grippe. Zeitschr. f. d. ges. Neurol. u. Psychiatr. **63**, 250.

327. **Stern**, Felix, Die Pathologie der sogenannten Encephalitis lethargica. Arch. f. Psychiatr. u. Nervenheilk. **61**, H. 3.

328. — — Über das Salbengesicht bei epidemischer Enzephalitis. Neurol. Zentralbl. Erg.-Bd. **40**, 64.

329. — — Die klinische Eigenart der epidemischen Enzephalitis. Vortrag vom 7. V. 1921 (Niedersächs. Irren- und Nervenärzte). Sitzungsbericht. Zentralbl— f. d. ges. Neurol. u. Psychiatr. **26**, 112.

330. **Stertz**, G., Über eine Enzephalitisepidemie vom klinischen Charakter einer schweren Chorea minor. Encephalitis epidemica (choreatica). Sitzungsbericht. Münch. med. Wochenschr. 1920, Nr. 8.

331a. — — Zur Encephalitis epidemica. Sitzungsbericht d. Dtsch. Forsch.-Anst. f. Psych. Zeitschr. f. d. ges. Neurol. u. Psychiatr. Ref. **21**, 357.

331b. — — Sitzungsbericht. Münch. med. Wochenschr. 1920, Nr. 16 (Diskussion: **Dürck, Sittmann**).

332. — — Typhus und Nervensystem. Abhdlg. aus der Neurologie, Psychiatrie u. Psychologie u. Grenzgebieten. H. 1, S. Karger, Berlin 1917.

333. — — Der extrapyramidale Symptomenkomplex. Abhdlg. aus dem Gebiete der Neurol. usw. S. Karger, Berlin 1921.

334. **Steward**, Sydney T., Basal lepto-meningitis resembling botulism. Brit. med. journ. 4. VIII. 1918.

335. **Stiefler**, G., Über hypophysäre Fettsucht als Restzustand eines Falles von Encephalitis lethargica. Monatsschr. f. Psychiatr. u. Neurol. **50**, H. 2.

336. — — Zur Klinik der Encephalitis lethargica. Wien. klin. Wochenschr. 1920, Nr. 33.

337. **Stradiotti** u. **Monti**, L'encefalite letargica. Soc. Lomb. di sc. med. e biol. in Milano. Sitzungsbericht. Poliniclio, 1920, S. 365.

338. **Strauss and Wechsler**, Epidemic encephalitis (Encephalitis lethargica). Internat. journ. of public health. **2**, Nr. 5, S. 449, 1921.

339. **Strümpell**, Über Encephalitis epidemica. Dtsch. med. Wochenschr. 1920, Nr. 26.

340. — Über primäre akute Encephalitis. Dtsch. Arch. f. klin. Med. **47**, H. 1 u. 2, S. 53.

341. — — Über die akute Enzephalitis der Kinder. (Poliencephalitis acuta, zerebrale Kinderlähmung.) Jahrb. f. Kinderheilk. **22**, 173. 1885.

342. — — Zur Kenntnis der sogenannten Pseudosklerose, der Wilsonschen Krankheit und verwandter Krankheitszustände. Dtsch. Zeitschr. f. Nervenheilk. **54**, 207 ff.

343. **Thalhimer**, William, Epidemic (lethargic) encephalitis. Cultural and experimental-studies. Prelim. commun. Arch. of neur. a. psychiatry 1921, Nr. 2.

344. **Thomas**, Erwin, Rhythmische Muskelzuckungen im Schlaf nach Encephalitis lethargica. Münch. med. Wochenschr. 1921, Nr. 32.

345. **Tiling**, Zur Kasuistik der Encephalomyelitis disseminata. Dtsch. med. Wochenschr. 1921, Nr. 4.

346. **Tobler**, Pathologische Beiträge zur Kenntnis der akuten herdförmigen, disseminierten nichteitrigen, vorwiegend lymphozytären infektiös toxischen epidemischen Polioencephalitis. Schweiz. med. Wochenschr. 1920, Nr. 24.

347. **Tornatola**, Sulla Poliencefalite da infeziona e da autointoxicazione gastro-enterica. R. acad. Peloritana. Policlinico, sez. prat. 1920, Nr. 27.

348. **Trétiakoff** et **Bremer**, Encéphalite léthargique avec syndrome parkinsonienne et catatonie. Rechute tardive. Vérification anatomique. Soc. de neur. Sitzungsbericht. Presse méd. 1920, S. 469.

349. **Tucker**, Epidemic encephalitis. Journ. of the Americ. med. assoc. 1919, 17. V.

350. Turettini et Piotrowsky, La ponction lombaire dans l'encéphalite epid. Rev.
     méd. de la Suisse Rom. 1920, Nr. 5.
351. Ulrich, M., Ein Fall von Encephalitis acuta haemorrhagica. Med. Klinik 1911, Nr. 37.
352. Umber, Über Mesencephalitis epidemica (Encephalitis lethargica). Dtsch. med.
     Wochenschr. 1921, Nr. 10.
353. Urbantschitsch, Wiederholtes Auftreten und Verschwinden einer doppelseitigen
     Stauungspapille und einseitigen Abduzensparese im Anschluß an Grippe oder Ence-
     phalitis lethargica. Wien. klin. Wochenschr. 1920, S. 166.
354. Urechia, C. J., Dix cas d'encéphalite epidém. avec autopsie. Arch. intern. de neur.
     1921, Bd. II, Sept./Okt., S. 65.
355. Vaidya, Obscure epidemic encephalitis. Lancet 1, 1918.
356. Villinger, Konstitutionelle Disposition zur Encephalitis epidemica. Münch. med.
     Wochenschr. 1921, S. 913.
357. Vogt, C. u. O., Zur Lehre der Erkrankungen des striären Systems. Journ. f. Psychol.
     u. Neurol. 25, Erg.-H. 3.
358. — H., Encephalitis non purulenta. Lewandowskys Handb. der Neurologie. Spez.-
     T. Bd. II.
359. Wallgren, Arvid, Über abortive Fälle von Encephalitis epidemica. Dtsch. med.
     Wochenschr. 1921, Nr. 36.
360. Wartenberg, R., Zur Kasuistik der Enzephalomyelitis nach Grippe. Med. Klinik
     1920, Nr. 48.
361. Wegeforth and Ayer, Encephalitis lethargica. Journ. of the Americ. med. assoc. 73,
     Nr. 1, S. 5.
362. Westphal, A., Über Pupillenphänomene bei Encephalitis epidemica nebst Bemer-
     kungen über Entstehung der wechselnden absoluten Pupillenstarre. Zeitschr. f. d.
     ges. Neurol. u. Psychiatr. 68, 226.
363. Wexberg, Erwin, Über Kau- und Schluckstörungen bei Encephalitis. Zeitschr. f. d.
     ges. Neurol. u. Psychiatr. 71, 210.
364. Weyl, B., Klinische und anatomische Befunde bei akuter, nichteitriger Enzephalitis
     eines Kindes. Jahrb. f. Kinderheilk. 63, 232.
365. Wieland, E., Über sporadische und epidemische Enzephalitis. Schweiz. med. Wo-
     chenschr. 1920, Nr. 28, S. 561.
366. Wiesner, v., Die Ätiologie der Encephalitis lethargica. Wien. klin. Wochenschr.
     1917, S. 953.
367. v. Wijhe, Encephalitis lethargica of Grippeencephalitis. Nederlandsch. Tijdschr. v.
     Geneesk. 1, 1073, 1919.
368. Wilson, Kinnier, Epidemic encephalitis. Lancet 1918, July 6, S. 7.
369. — — Progressive lentikulare Degeneration. Lewandowskys Handb. der Neurologie.
     Bd. V, S. 951.
370. — J. A., Bacteriology of certain „filter-passing" organism. Brit. med. journ. 1919,
     17. V. Ebenda: Bradford (Filter-passing virus in Polyneuritis, encephalitis,
     trench fever and nephritis).
371. Zoja, Monti, Veratti, Gasbarrini, Gradi, Rigobello, Sull Encefalite letargica.
     Sitzungsbericht der med. Gesellsch. Pavia. Policlinico, sez. prat. 1920, S. 538.
372. Meyer, S. E., Über Kreatin- und Kreatininausscheidung bei Krankheiten. Dtsch.
     Arch. f. klin. Med. 134, 919.

Histopathologie des Nervensystems. Von Dr. **W. Spielmeyer,** Professor an der Universität München. Erster Band: Allgemeiner Teil. Mit 316 zum großen Teil farbigen Abbildungen. 1922. Preis M. 900.—; gebunden M. 960.—

Technik der mikroskopischen Untersuchung des Nervensystems. Von Dr. **W. Spielmeyer,** Professor an der Universität München. Zweite, vermehrte Auflage. 1914. Gebunden Preis M. 4.80

Chirurgische Anatomie und Operationstechnik des Zentralnervensystems. Von Dr. **J. Tandler,** o. ö. Professor der Anatomie an der Universität Wien, und Dr. **E. Ranzi,** a. o. Professor an der Universität Wien. Mit 94 zum großen Teil farbigen Figuren. 1920. Gebunden Preis M. 56.—

Beiträge zur Frage nach der Beziehung zwischen klinischem Verlauf und anatomischem Befund bei Nerven- und Geisteskrankheiten. Von Professor Dr. **Franz Nissl-**Heidelberg.

I. Band: Heft 1. Mit 34 Textfiguren. 1913. Preis M. 2.40
I. Band: Heft 2. **Zwei Fälle von Katatonie mit Hirnschwellung.** Mit 48 Figuren. 1914. Preis M. 2.80
I. Band: Heft 3. **Ein Fall von Paralyse mit dem klinischen Verlauf einer Dementia praecox. Zwei Fälle mit akuter Erkrankung der Nervenzellen.** Mit 59 Figuren. 1915. Preis M. 460
II. Band: Heft 1. Erscheint Ende 1922

Die Syphilis des Zentralnervensystems. Ihre Ursachen und Behandlung. Von Professor Dr. **Wilhelm Gennerich-**Kiel. Zweite, vermehrte und verbesserte Auflage. Mit 4 Textabbildungen. In Vorbereitung

Das vegetative Nervensystem. In Gemeinschaft mit bekannten Fachgelehrten herausgegeben von Professor **L. R. Müller,** Vorstand der Medizinischen Poliklinik in Würzburg. Zweite, neubearbeitete Auflage. Mit etwa 168 teils farbigen Abbildungen. In Vorbereitung

Klinik und Atlas der chronischen Krankheiten des Zentralnervensystems. Von Professor Dr. **August Knoblauch,** Direktor des Städtischen Siechenhauses Frankfurt a. M. Mit 350 zum Teil mehrfarbigen Textfiguren. 1909. Gebunden Preis M. 28.—

Zeitschrift für die gesamte Neurologie und Psychiatrie, begründet von **A. Alzheimer** und **M. Lewandowsky,** herausgegeben von **O. Bumke-**Leipzig, **O. Foerster-**Breslau, **R. Gaupp-**Tübingen, **H. Liepmann-**Berlin, **M. Nonne-**Hamburg, **F. Plaut-**München, **W. Spielmeyer-**München, **K. Wilmanns-**Heidelberg. Schriftleitung: **O. Foerster-**Breslau, **R. Gaupp-**Tübingen, **W. Spielmeyer-**München. Erscheint in zwanglosen, einzeln berechneten Heften von etwa 8 Bogen; 5 Hefte bilden einen Band. Bis Sommer 1922 erschienen 77 Bände.

Zentralblatt für die gesamte Neurologie und Psychiatrie. Referatenteil der Zeitschrift für die gesamte Neurologie und Psychiatrie und Fortsetzung des von **E. Mendel** begründeten Neurologischen Centralblattes. Zugleich Referatenblatt der Gesellschaft Deutscher Nervenärzte. Offizielles Organ der Berliner Gesellschaft für Psychiatrie und Nervenkrankheiten. Redigiert von **K. Mendel-**Berlin und **W. Spielmeyer-**München. Schriftleitung: **R. Hirschfeld.** Erscheint monatlich zweimal. Jährlich erscheinen etwa 3 Bände. Jeder Band Preis M. 480.—
Für Mitglieder der Gesellschaft bei direktem Bezug vom Verlag M. 360.—

Hierzu Teuerungszuschläge